名老中医陈权
临证辨治验案荟萃

主编◎苗德光　李　玲　袁　泉

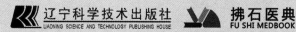
辽宁科学技术出版社
LIAONING SCIENCE AND TECHNOLOGY PUBLISHING HOUSE

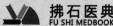
拂石医典
FU SHI MEDBOOK

图书在版编目（CIP）数据

名老中医陈权临证辨治验案荟萃 / 苗德光，李玲，袁泉
主编 . — 沈阳 : 辽宁科学技术出版社，2022.1
ISBN 978-7-5591-2246-9

Ⅰ . ①名… Ⅱ . ①苗… ②李… ③袁… Ⅲ . ①中医学
—临床医学—经验—中国—现代 Ⅳ . ① R249.1

中国版本图书馆 CIP 数据核字（2021）第 185968 号

出版发行：辽宁科学技术出版社
　　　　　北京拂石医典图书有限公司
地　　址：北京海淀区车公庄西路华通大厦 B 座 15 层
联系电话：010-57262361/024-23284376
E-mail：fushimedbook@163.com
印 刷 者：河北环京美印刷有限公司
经 销 者：各地新华书店

幅面尺寸：145mm×210mm
字　　数：328 千字　　　　印　　张：12.75
出版时间：2022 年 1 月第 1 版　印刷时间：2022 年 1 月第 1 次印刷

责任编辑：李俊卿　　　　　　责任校对：梁晓洁
封面设计：君和传媒　　　　　封面制作：王东坡
版式设计：天地鹏博　　　　　责任印制：丁 艾

如有质量问题，请速与印务部联系　联系电话：010-57262361

定　　价：59.00 元

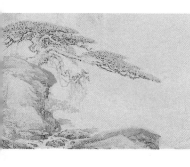

本书编委会

名誉主编　陈　权

主　　编　苗德光　李　玲　袁　泉

副主编　陈则润　姚　军　张宝华　雷　威

编　　委　高超群　姚景元　商雯敏　孙钦琰
　　　　　　周一鸣　张　焱　谢　飞

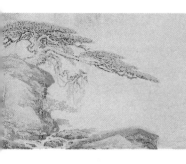

陈权医师简介

陈权，男，1955年4月生，主任中医师。山东省临沂市人民医院首席中医专家，临沂市十大名医，山东省名中医，山东省高层次优秀临床人才——肾脏病学科带头人，第四批、第五批全国老中医药专家学术经验继承工作指导老师。曾兼任中华中医药学会肾脏病分会委员、中华中医药学会继续教育分会委员、山东省中医药学会肾病专业委员会副主任委员、山东省中西医结合学会肾脏病专业委员会副主任委员、山东省中医药学会仲景学说委员会委员、临沂市中医药学会常务理事、临沂市中医药学会肾脏病专业委员会主任委员。从医40余年，早年曾师从袁正瑶和姚子扬两位全国名中医，为首批全国老中医药专家学术经验继承工作指导老师姚子扬的学术继承人，擅长肾病、脾胃病、外感热病及妇科等疑难杂病的辨证论治。应用中医、中西医结合诊治各类肾脏病经验丰富，尤其擅长中医辨证治疗难治性肾病，慢性肾衰竭早、中期和急慢性胃炎，溃疡病，结肠炎等；在肿瘤和风湿病的中医药治疗方面也进行了深入研究。先后完成省地级科研课题10余项，曾获省科技进步奖三等奖1

项，市科技进步奖二等奖 4 项、三等奖 2 项。发表学术论文 30 余篇，主编、副主编著作 3 部。

陈权主任工于辨证论治，尤以肾病的辨证论治经验见长。治疗慢性肾脏病强调在早、中期以前脾肾尚未衰败之时，及早扶土健脾，培补肾元，通瘀利湿，复气化、畅水道，升清降浊。其自拟方"化浊固肾汤""风毒清解汤"及所创制的中药制剂"肾力康颗粒""延衰肾宝胶囊"在临床治疗各类急慢性肾炎、慢性肾衰竭等取得了良好的疗效。

陈权主任涉猎丰富，学术上孜孜以求，知识广博，学验俱丰，尤其注意总结前人经验并在临床有所发挥。年半百之岁，又先后拜师国医大师朱良春教授和龙砂医学流派代表性传承人顾植山教授，运用虫类药及结合五运六气思想，运用三因司天方等治疗各类疾病，取得了良好的临床效果。陈权主任素以振兴及发扬中医为己任，在生活中对学生关心爱护，在教学中严格要求，言传身教，倾囊相授。在日常诊疗工作中，陈权主任临证仔细，遣方用药一丝不苟，每天门诊量高达百余人，仍旧耐心临诊，受到患者一致好评。近年来，陈权主任先后获得"全国优秀科技工作者""振兴沂蒙劳动奖章"等光荣称号。

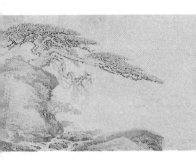

目 录

第一章

陈权慢性肾脏病学术思想及治疗经验

第一节 陈权治疗慢性肾脏病学术思想渊源

一、历代医家论述奠定了陈权治疗肾病的理论基础

（一）慢性肾脏病的理论基础根于《黄帝内经》

《黄帝内经》为中医学之宗，为中医理论的奠基之作和中医各科的基础。陈权认为，穷究《黄帝内经》之学术思想，对于我们认识疾病及指导临床诊疗都有很好的价值，凡治学者，皆不可悖《黄帝内经》之旨。

《黄帝内经》对肾脏的生理功能，肾病水肿的症状、病机及治疗都有较为明确的论述。如《素问·逆调论》："肾者水脏，主津液。"《素问·水热穴论》："故其本在肾，其标在肺，皆积水也。"《素问·至真要大论》："诸湿肿满，皆属于脾。"《灵枢·水肿》："水之起也，目窠上微肿，如新卧

起之状……足胫肿，腹乃大，其水乃成矣。以手按其腹，随手而起，如裹水之状，此其候也。"除了这些论述，还有"平治于权衡……去菀陈莝，开鬼门、洁净府"的治疗原则。陈权认为，这些论述对于我们认识肾脏病的病机及指导临床治疗有着积极的意义。

（二）《伤寒杂病论》奠定了肾脏病的辨证模式

张仲景《伤寒杂病论》为方书之祖，其开中医辨证论治之先河，陈权的学术思想及临床辨证治疗也深受张仲景学术思想的影响。《金匮要略》将水肿按五脏分为心水、肝水、肺水、脾水、肾水，同时又按临床表现不同，分为风水、皮水、正水、石水、黄汗等，并提出了"诸有水者，腰以下肿，当利小便，腰以上肿，当发汗乃愈"的治疗原则。对于其他常见慢性肾脏病，尽管《伤寒论》及《金匮要略》没有进行明确论述，但在临床应用中，陈权认为，只要抓对了病机，可以发挥中医异病同治的特点进行治疗，从而取得良好的效果。如陈权根据《伤寒论》54条"伤寒瘀热在里，身必发黄，麻黄连轺赤小豆汤主之"之论述，临证中常运用麻黄连翘赤小豆汤治疗证属风湿毒邪伤及肾络所导致的紫癜性肾炎顽固性血尿，取得了良好的临床效果。

（三）后世各家丰富了肾脏病的治疗方法

张仲景之后的诸医家对慢性肾脏病进行了更进一步的阐述及发挥。隋代巢元方认为："水病者，由脾肾俱虚故也。"唐朝孙思邈多以发汗或利水法配合益气固表、淡渗利湿、化痰理肺、健脾补肾等治疗水肿，并提出了水肿限盐的饮食原则。宋代陈无择认为水肿的病因在于"冒逢寒暑湿属外，喜怒忧思属内，饮食劳逸背于常经"，并以五加皮汤治疗肾劳。严用和以阳水、阴水对水肿进行分类，并提出阴水宜用温暖之剂、阳水宜用清平之药的治疗方法。《仁斋直指方》提出以活血利水法治疗瘀血水肿；《太平惠民和剂局方》中以八正散、五淋散、石韦散等治疗淋证，以参苓白术散治疗水肿；《济生方》中以小蓟饮子治疗血尿等。明代李梴《医学入门》提出"阳水热渴二便闭，汗下分消要得宜""阴水身凉大便利，补中行湿或升提"的水肿治疗方法，并提出疮毒导致水肿的病因学说。对于便浊的病因，李用粹认为乃"肥人多湿热，瘦人多肾虚"，治疗上，"赤者当清心泻火，白者当滋阴补肾，使水火既济，阴阳叶和，精气自固"。

综上所述，中医对肾系疾病的认识及诊治历史悠久，形成了较为系统、完善的认识。在治疗慢性肾脏病的认识及治疗上，陈权熟读经典，博采历代众医家之长并得其精华，成为其学术思想形成的重要途径。

二、现代研究丰富了陈权治疗肾病的方法

针对本病的病因病机，本虚标实、虚实夹杂已成为目前大部分学者的共识，虚以脾肾亏虚为主，标实多为血瘀、水湿、痰浊、湿热、湿毒等，但每个医家对标实认识之侧重并不同。针对本病虚实夹杂的病机特点，多数医家在治疗上多在培补脾

肾或益气养血等的基础上，采用祛湿、化瘀、清热、泄浊、解毒等方法进行治疗。同时，目前大量经典方剂如真武汤、猪苓汤、六味地黄丸等，以及黄葵胶囊、海昆肾喜胶囊、百令胶囊、肾炎康复片、尿毒清颗粒等中成药被广泛应用于临床，实验证实它们在改善临床症状、改善糖代谢及肾小球高滤过、降低血脂、减少尿蛋白、减轻肾间质纤维化、改善肾功能等方面都有明显的药理作用。

对于近年来中医药治疗慢性肾脏病从临床及基础研究中取得的进展，陈权认为要认真对待，取其精华为我所用，在辨证论治的基础上加用一些具有改善肾脏功能的单味中药或中成药，对于提高临床疗效具有较好的效果，可以进一步丰富我们对于慢性肾脏病的认识及治疗方法。

三、师承学习促进了陈权学术思想的成熟

陈权先后师承全国名医姚子扬、朱良春等，近年来又拜师顾植山门下，通过对其老师经验的学习及总结，大大缩短了成才的时间，也对其学术思想的成熟起到了极大的促进作用。

陈权为全国首批老中医药专家学术经验继承工作继承人，师承姚子扬。姚老"中和"的学术思想极大地影响了他。在对病因病机的认识上，姚老认为要根据疾病不同阶段的病情特点，抓主证进行治疗；对于慢性疾病，治疗上以平和为期，根据病情不同阶段主证的不同，及时调整治疗方案，最终达到机体"阴平阳秘"的状态。在治法上，避免大破大立；具体的临床用药

上，以平和药物为主，避免大苦大寒，大辛大热。

2008 年，陈权拜国医大师朱良春为师，在南通系统跟师学习半年，系统学习了朱老辨治风湿病、肾病、肿瘤等的经验，尤其在运用虫类药物治疗慢性肾病方面，结合自己的临床经验，形成了自己的特色。虫类药物性攻逐走窜，可通经达络，搜剔疏利而无所不至，对于慢性肾病缠绵不愈，病久入络者，利用虫类药物的这种特性达到搜剔攻逐湿热瘀血之胶结的目的；同时，虫类药物与人体体质接近，较易吸收及利用，在慢性肾脏病后期出现脾肾衰败，气血大亏时，利用虫类药物血肉有情之品的特点，可以达到培补脾肾、补益精血的目的。

《黄帝内经》："人以天地之气生，四时之法成""人与天地相参，与日月相应"等论述说明了人是自然界的产物，人体生理病理活动受自然的影响，且必须顺应天地四时运行的规律方可保持健康。天人相应规律对陈权学术思想的形成有较为明显的影响。尤其在 2015 年，陈权拜师顾植山教授门下，系统学习五运六气相关知识，在临证中充分考虑到天、地对人体的影响，广泛应用三因司天方治疗各种疾病取得了良好效果。同时，在冬至后对于虚损性患者给予膏方调治，以顺应人体冬季闭藏之规律，也为"天人相应"思想的体现。

陈权勤求古训，博览群书，集学院教育与师承教育于一体，其治疗慢性肾脏病的学术思想及诊疗经验是建立在认真总结历代医家对于慢性肾病的认识，并结合多年的师承学习及自身 40 余年临床经验总结并不断创新的基础之上的，认真总结其学术思想对于后学者提高临证水平具有重要的现实意义。

第二节　慢性肾脏病中医诊疗概述

慢性肾脏病（chronic kidney disease, CKD）临床上包括慢性肾小球肾炎、IgA 肾病、慢性间质性肾炎、原发性肾病综合征、无症状性蛋白尿、血尿等原发性肾小球疾病，和糖尿病肾病、紫癜性肾炎、狼疮性肾炎、痛风性肾病、乙型肝炎相关性肾炎、高血压肾病等继发性肾病，以及慢性肾衰竭、肾移植状态等。2012 年国际肾脏病组织"肾脏病：改善全球预后"（Kidney Disease：Improving Global Outcomes, KDIGO）颁布了新的 CKD 评估及管理临床实践指南（表 1-2-1 和表 1-2-2），除了仍将 CKD 定义为肾脏结构或功能异常超过 3 个月外，增加了"肾移植病史"这一新的肾损伤的标志。

表 1-2-1　CKD 诊断标准[1]

肾脏损伤标志[2]	（1）血蛋白尿（AER ≥ 30mg/24h），ACR ≥ 3mg/mmol；（2）尿沉渣异常；（3）肾小管相关病变；（4）组织学异常；（5）影像学所见结构异常；（6）肾移植病史
GFR 下降	GFR ≤ 60ml/（min·1.73m^2）（GFR 分期：G3a～G5 期）

注：1）以上任意一项指标持续超过 3 个月；2）至少满足 1 项。GFR，肾小球滤过率；AER，尿白蛋白排泄率；ACR，尿白蛋白肌酐比值

表 1-2-2　CKD 的 GFR 分期

GFR 分期	GFR[ml/（min·1.73m^2）]	表述
G1	≥ 90	正常或增高
G2	60 ～ 89	轻度下降 [a]
G3a	45 ～ 59	轻到中度下降
G3b	30 ～ 44	中到重度下降
G4	15 ～ 29	重度下降
G5	<15	肾衰竭

注：在缺少肾损伤证据时，G1、G2 期不能诊断 CKD。a：相对于年轻成人水平

　　我国慢性肾脏病（CKD）患者呈逐年增高趋势，CKD 发展至终末期肾病是不可逆的、进行性的。各种 CKD 目前尚无特效疗法，最终将发展成终末期肾病（end stage renal disease, ESRD），需要依靠肾移植或透析治疗以维持生命，造成沉重的社会和经济负担。多年的实践及研究已显示出中医药治疗 CKD 的优势，中西医结合已成为我国 CKD 治疗的特色及重要组成部分。其治疗目的主要在于积极修复、保护残存肾单位，保护肾功能，阻止或延缓 CKD 进展，提高患者生存质量，达到已病防变的目的，也是中医"治未病"思想的具体体现。

　　中医对肾脏生理及病理的认识可追溯至《内经》。《内经》明确记载了肾脏的生理功能，如《素问·逆调论》"肾者水脏，主津液"，即肾脏对体内水液之代谢有明显的影响，肾之为病，水液代谢不利，故浮肿为其常见症状之一。《灵枢·水肿》"水之起也，目窠上微肿，如新卧起之状……足胫肿，腹乃大，其

水乃成矣。以手按其腹，随手而起，如裹水之状，此其候也"较明确地论述了水肿之症状，同时，《内经》提出了"平治于权衡……去菀陈莝，开鬼门、洁净府"的治疗原则，并一直指导临床应用至今，为后世医家认识及治疗肾脏病奠定了理论基础。

根据不同的临床表现，多数医家皆认为慢性肾脏病可分属于中医之水肿、虚劳、腰痛、尿血、肾劳等范畴。目前，中医在慢性肾脏病的防治方面，从病因病机、治疗到预防等都有了长足的进展，取得了明显的治疗效果，亦受到越来越多的重视。认真总结中医药治疗 CKD 的经验，必将使我们进一步加深对本病的认识，取得更好的临床效果，从而造福于广大 CKD 患者。

一、流行病学

随着诊断技术的提高及各种普查，尤其针对高危人群的筛查工作的有力开展，我国 CKD 检出率正呈逐年上升趋势，但与此相对应的则是公众对本病的知晓率、干预率和控制率尚处在较低的水平。相当一部分 CKD 患者在出现明显的临床症状、肾功能受损或发展到终末期肾病时才被发现，从而错过了最佳治疗时机。因此，在开展各种普查及高危人群筛查的同时，如何扩大公众的知晓率，仍有大量的工作需要完成。

最近的一项横断面调查显示，中国成年人群 CKD 的患病率为 10.8%，知晓率为 12.5%。由于存在"高患病率，低知晓率"的状态，20% ～ 30% 的患者首诊时肾功能已经达到不可逆的阶段。但 CKD 之发病，不同地区之间的差异仍较明显。调查显示，上海崇明 CKD 患病率为 13.2%，公众知晓率为 17.3%；其中高血压、糖尿病、高尿酸血症、性别、年龄为 CKD 的独立影响因素。淮安地区老年人群的 CKD 患病率与之相近，为 13.8%，对 CKD 知晓率、治疗率分别为 12.92%、8.12%，其中城市人群 CKD 知晓率、治疗率均明显高于农村地区。广东汕头 CKD 发病率为 18.2%，其中血尿发病率为 8.8%，蛋白尿发病率为 2.4%，肾功能下降发生率为 2.7%，肾脏结构异常率为 8.8%，相关知识知晓率为 5.7%。而河南杞县社区居民 CKD 发病率仅为 4.42%，呈现出较明显的地区差异。有针对 CKD 住院患儿的调查显示，其父母的尿检异常率明显增高，其中孤立性血尿患儿父母的尿检异常明显高于其他肾脏疾病和对照组，提示对 CKD 患儿父母进行尿常规筛查有助于早期发现肾脏病。

　　肾活检显示，CKD 发病中，肾小球疾病仍占绝大多数，其中又以 IgA 肾病和系膜增生性肾小球肾炎为代表的原发性肾小球疾病最常见；继发性肾小球疾病的检出中以狼疮性肾炎多见，而肝炎病毒相关性肾炎的检出率正呈逐渐增高的趋势。

二、病因病机

　　《素问·逆调论》："肾者水脏，主津液。"《素问·水热穴论》："故其本在肾，其标在肺，皆积水也。"《素问·至真要大论》："诸湿肿满，皆属于脾。"这些论述表明了肾脏的生理功能及病理机制，即肾脏对体内水液之代谢有明显的影响，肾之为病，水液代谢不利，故浮肿为其常见症状之一，其发病在肾，但与肺、脾有密切关系。另外，《内经》尚认为，外受寒湿及劳倦伤肾、外受风邪等也可导致水肿，如《素问·六元正经大论》云"感于寒湿，则民病身重胕肿"；《素问·水热穴论》云"勇而劳甚则肾汗出，肾汗出，逢于风，内不得入于脏腑，外不得越于皮肤，客于玄府，行于皮里，传为胕肿，本之于肾，名曰风水。"

《金匮要略·水气病脉证并治》根据水肿病机之不同将水肿按五脏分类："心水者，其身重而少气，不得卧，烦而躁，其人阴肿；肝水者，其腹大，不能自转侧，胁下腹痛，时时津液微生，小便续通；肺水者，其身肿，小便难，时时鸭溏；脾水者，其腹大，四肢苦重，津液不生，但苦少气，小便难；肾水者，其腹大，脐肿腰痛，不得溺，阴下湿如牛鼻上汗，其足逆冷，面反瘦。"又按临床表现不同，将水肿分为风水、皮水、正水、石水、黄汗等："病有风水、有皮水、有正水、有石水、有黄汗。风水，其脉自浮，外证骨节疼痛，恶风；皮水，其脉亦浮，外证胕肿，按之没指，不恶风，其腹如鼓，不渴，当发其汗；正水，其脉沉迟，外证自喘；石水，其脉自沉，外证腹满不喘；黄汗，其脉沉迟，身发热，胸满，四肢头面肿，久不愈，必致痈脓。"这些有助于我们更好地去认识水肿的病因病机。隋代巢元方《诸病源候论》将各种水病总称之为"水肿"并作为一个独立的病名提出："水病者，由脾肾俱虚故也。肾虚不能宣通水气，脾虚又不能制水，故水气盈溢，渗液皮肤，流遍四肢，所以通身肿也。令人上气体重，小便黄涩，肿处按之，随手而起是也。"

宋代陈无择《三因极一病证方论·水肿叙论》对水肿的成因进行了分析："原其所因，则冒逢寒暑湿属外，喜怒忧思属内，饮食劳逸背于常经，属不内外，皆致此疾。治之当究其所因，及诸禁忌而为治也。"严用和创立了以阳水、阴水对水肿进行分类的方法，并提出其治则，其在《严氏济生方·水肿门》曰："然肿满最慎于下，当辨其阴阳。阴水为病，脉来沉迟，色多青白，不烦不渴，小便涩小而清，大腑多泄，此阴水也，则宜温暖之剂……阳水为病，脉来沉数，色多黄赤，或烦或渴，小便赤涩，大腑多闭，此阳水也，则宜用清平之药。"

明清时代对肾系病的病因病机等有了进一步的认识。明代李梴《医学入门》对水肿针对不同病机分肺、脾、肾三脏论述，如"水肿上下阴阳微""湿热变化总属脾""下注肾经阴蹶肿""上升气喘肺孤危"；对阳水、阴水的治疗提出"阳水热渴二便闭，汗下分消要得宜""阴水身凉大便利，补中行湿或升提"的方法，并提出疮毒导致水肿的病因学说。对于溺血，《证治汇补》提出了"或肺气有伤，妄行之血，随气化而下降；胞中或脾经湿热内陷之邪，乘所胜而下传水府，或肝伤血枯，或肾虚火动，或思虑劳心，或劳力伤脾，或小肠结热，或心胞伏暑，俱使热乘下焦，血随火溢"的病因。对于便浊，李用粹认为其病机乃"肥人多湿热，瘦人多肾虚"。

现代医家目前对于CKD之病机认识趋同一致，皆认为本病属于本虚标实之证，本虚为脾肾亏虚，标实则为血瘀、痰浊、湿毒等。张琪认为 CKD 的发生是在脾肾虚损之本虚的基础上，逐渐出现湿浊毒瘀的标实之象。在 CKD 发病中，其标实的表现主要有水湿、湿热、湿浊、血瘀，其中以湿邪最为常见，在发病的不同阶段，标实分别以水湿、湿浊、湿热、痰湿、湿毒等不同形式存在。湿浊之邪既是病理产物，也是导致病情反复发作、缠绵难愈的致病因素。在 CKD 早、中期，陈明认为其主要病机是脏腑亏虚，湿浊瘀血内阻，清浊相干，而出现以"虚、瘀、湿、逆"等为病理特点的证候群。黄文政认为本病基本病机乃肾虚湿瘀，且湿毒瘀血贯穿病程的始终，其病机关键在于作为慢性病，本病病久及肾，致脾肾亏虚，气血阴阳化生不足，气虚不能充养推动，血虚不能滋荣，阴虚络脉滞涩，阳虚失于温运，终致血行缓慢，脉络瘀阻，湿毒内蕴。童少伯在认识本病时，则较多地考虑外因的作用，外因多由于感受风寒、风热、寒湿等；内因多考虑饮食所伤、情志内伤及房事劳损等。周静媛认为本病呈动态的变化过程，脾胃气虚、血瘀水停、湿毒胶结是慢性肾衰竭病情从轻到重的根本，虚、瘀、毒胶结是疾病难愈的主因。赵纪生更注重从虚的角度来认识慢性肾衰竭的病因病机，认为其总的病机为脾肾亏虚、血瘀浊毒，但在不同的阶段则表现不尽相同，早期多见脾气亏虚、脾肾气虚、脾肾阳虚兼有血虚；中期多见气阴不足；晚期多为气血亏损，阴阳俱虚。

三、中医治疗概述

《内经》对于水肿的治疗提出了"平治于权衡……去菀陈莝，

开鬼门、洁净府"的治疗原则，并一直指导临床应用至今。《金匮要略》进一步提出了"诸有水者，腰以下肿，当利小便，腰以上肿，当发汗乃愈"的治疗原则，具体而言，即对风水、皮水等以上半身浮肿明显者，以发散解表为主，结合利水，选方如越婢汤、越婢加术汤、防己茯苓汤、防己黄芪汤等；对于正水，以温散之麻黄附子汤，石水则以大黄甘遂汤下之以"利小便"。《金匮要略》同时对"淋证"进行了论述，其症状"淋之为病，小便如粟状，小腹弦急，痛引脐中"，并提出其治疗禁忌"淋家不可发汗，发汗必便血"。

　　唐朝孙思邈的《千金要方》继承了《内经》"开鬼门、洁净府、去菀陈莝"的理论与张仲景治疗水肿病的经验，多采用发汗或利水法治疗水肿，发汗常以麻黄、防风、独活、生姜等解表发汗药配合益气固表、淡渗利湿、化痰理肺、健脾补肾等药物以表里同治或上下分消；利水法中，他创立了猪苓散、麝香散、中军候黑丸、麻子煎、茯苓丸等泻下消肿方剂在临床辨证应用；并提出了水肿限盐的饮食调理原则："莫恣意咸物""大凡水病难治，瘥后特须慎于口味。又复病水人多嗜食不廉，所以此病难愈也"。

　　宋代编制的方书中创立了多种治肾的方法及方剂，也包含了许多治肾病良方，如《仁斋直指方》以活血利水法治疗瘀血水肿；《太平惠民和剂局方》中以八正散、五淋散、石韦散等治疗淋证，以参苓白术散治疗水肿；《济生方》中以小蓟饮子治疗血尿等。清代李用粹全面总结了中医治疗水肿的方法，其在《证治汇补·水肿》提出"调中健脾，脾气实，自能升降运行，则水湿自除，此治其本也"的治疗大法及"治水之法，行其所无事。随表里寒热上下，因其势而利导之，故宜汗、宜下、宜渗、宜清、宜燥、宜温，六者之中，变化莫拘"的分治六法。对于溺血，《证治汇补》提出了"暴热实火，宜甘寒清火；房劳虚损，宜滋阴补肾。此病日久中枯，非清心静养，不可治也"的治法。对于便浊的治疗，李用粹根据"肥人多湿热，瘦人多肾虚"的病机，认为"赤者当清心泻火，白者当滋阴补肾，使水火既济，阴阳叶和，精气自固"。

现代医家在治疗本病时，针对本病虚实夹杂的病机特点，在治疗上仍分虚实两端进行论治，治虚在于益气、养阴、温阳，以脾肾为主，兼顾心肺肝；治实在于针对不同病理产物而采用的祛湿、化瘀、清热、泄浊等方法。如张琪总结的以"健脾益胃、升阳益气、健脾消满、益胃养阴、益气养阴、化浊泄热"为主的调脾六法，以及以"温肾助阳、滋阴固肾、阴阳并补"为主的补肾三法。陈明治疗慢性肾衰竭的"三养""三导"，即以"益气、养阴、养脏"为主以扶正固本，以"清利湿热、解毒、消滞"以治其标，以"化瘀、消痰、化结"以除其病理产物。占永立等对CKD常见兼证如水湿、湿热、痰湿、血瘀、浊毒等进行了系统总结及阐述，更加倾向于从祛邪的角度来治疗CKD。黄文政也多从祛邪角度来治疗本病，根据本病肾虚湿瘀，湿毒瘀血贯穿发病始终的病机，多用活血化瘀及搜剔之虫类药物进行治疗。

本病病机复杂，表现多端，按其不同的发病阶段或病理特点，目前中医多分别按照"水肿""虚劳""腰痛""尿血""肾劳""溺浊"等进行辨证论治，大量的名方验方至今仍被广泛应用于临床，如真武汤、六味地黄丸、血府逐瘀汤等，并且很多学者目前已经通过试验证实了它们在改善临床症状、改善糖代谢及肾小球高滤过、降低血脂、减少尿蛋白、减轻肾间质纤维化及改善肾功能等方面都有明显的药理作用效果，因此目前正被广泛应用于糖尿病肾病、慢性肾炎、肾病综合征、高血压肾病、膜性肾病及慢性肾功能不全的治疗。

除此之外，临床常用的中成药如黄葵胶囊、海昆肾喜胶囊、百令胶囊、肾炎康复片、尿毒清颗粒等治疗 CKD 的效果也已被临床所充分证实。多年的临床试验都证实了以上中药具有明显的调节 CKD 患者脂质代谢紊乱，降低蛋白尿及血尿，降低血肌酐及尿素氮，改善患者症状及体征，保护肾功能的作用。

除了大量应用中药口服或静脉途径用药之外，很多学者目前探讨通过其他途径如药浴、熏蒸、灌肠、脐疗等多途径给药的方式治疗本病，疗效满意。

《内经·阴阳应象大论》"其有邪者，渍形为汗"奠定了通过中药药浴途径给药的基础，其属于中医祛邪法的范畴，特点在于以皮肤为透析膜直接进行物质交换，排出毒素，吸收营养。中药灌肠疗法起源于张仲景的蜜煎导法，使药物直接作用于直肠黏膜，促进吸收；又可加速排泄，抑制肠道菌群生长，减少肠腔内蛋白分解，使肠源性氮质减少，促进体内毒素随肠道分泌而排除。邵治国认为，中药熏洗疗法配合中药保留灌肠治疗慢性肾衰竭疗效确切，能够明显改善慢性肾衰竭患者的临床症状及肾功能，延缓慢性肾衰竭的进展，提高患者生存质量。实验证实，中药药浴可以降低血清肌酐水平，改善血液循环，调节 CKD 的免疫性炎症。关欣等以生大黄、煅牡蛎、黄芪、附子、丹参、红花等为组方对 CKD 3～4 期患者进行中药高位结肠透析，认为其可明显改善 CKD 3～4 期患者临床症状，改善肾功能，降低血尿酸水平，尚可以调节免疫，改善细胞免疫功能。实验研究证实，以酒大黄、制附子、煅龙骨、煅牡蛎、丹参、蒲公英为成分的涤毒灌肠方可降低慢性肾衰竭大鼠血肌酐、尿素氮水平，升高红细胞及血红蛋白含量而改善肾性贫血，改善大鼠肾脏病理学形态，且具有一定的量效依赖关系。

（一）血尿

张法荣认为肾小球性血尿的病机根本在于脾肾虚损，其缠绵不愈的关键在于瘀血阻络，而外邪侵袭则是病情加重且反复的重要诱因，在治疗上，以益气滋阴、健脾补肾治其本，以凉血活血化瘀法贯穿治疗始终。邵朝弟从标本关系论治本证，其认为血尿发生本在脾肾亏虚，标乃风、热、湿邪等的侵袭。急性发作期以祛邪为主，方选银翘散、玄麦甘桔汤、小蓟饮子等；如实证不明显则滋阴益肾，方选六味地黄汤、二至丸等，同时配合补益脾气，使先后天相互资助；如血尿缠绵反复，则加重利湿与化瘀治疗。车树强从肾虚血瘀的角度论治血尿，认为在本病发病中肾虚兼有血瘀，而血瘀又加重肾虚，使得病情迁延难治,临证多从气虚血瘀、阴虚致瘀、寒凝致瘀等方面进行治疗。

(二)蛋白尿

程丑夫认为,蛋白尿形成的机制与血尿类似,病位皆在脾肾,以脾肾亏虚为本,外感邪气、水湿、湿热、痰瘀等为标,治疗以补益脾肾主,兼祛外邪。雷根平也从虚实夹杂的角度治疗蛋白尿,治疗上以宣肺、健脾、补肾、固精微、化湿邪、通络为主。占永立治疗本证多从肺、脾、肾三脏着手,若以肺系表现为主者,则从肺论治,根据虚实之不同分别采用益气固表或清热解毒法;若患者胃肠症状表现明显者,则多从脾胃辨治入手,以半夏泻心汤加减;肾气不足为主者则从肾论治,临床采用地黄汤类加减治疗。

(三)贫血

叶景华认为肾性贫血病理基础在于脾肾亏虚,而气血亏虚是病情加重的主要因素,在此基础上容易产生湿浊瘀血等病理产物,治疗上多选用人参、黄芪、当归、熟地黄、制何首乌、桑葚子、制黄精、杜仲、茯苓、白术、砂仁、鸡内金等健脾补肾,黄芪、当归、白芍、川芎、仙鹤草、三七等益气养血活血,土茯苓、王不留行、陈皮、半夏、苏叶、六月雪、半枝莲等解毒利湿泄浊。钱卫明等以温肾通络补血方治疗脾肾阳虚、血虚夹瘀型肾性贫血取得了良好的临床疗效(主要组成如附子、肉桂、黄芪、肉苁蓉、熟地黄、当归、川芎、鸡血藤、砂仁、穿山甲、大黄、甘草等),临床研究证实本方可以明显改善患者临床证候及血常规等。

四、实验研究

大量的实验研究已经证实，具有补脾肾、泄湿浊作用的中药复方可以明显降低患者血清肌酐、尿素氮水平，改善贫血状态，从病理上改善肾脏微循环，抑制肾脏纤维化等。如武伟丽等对具有健脾补肾、祛瘀化湿、通腑泄浊功效的扶正化瘀泄浊方（基本组成炒白术、生黄芪、茯苓、玄参、熟地黄、山药、山茱萸、当归、丹参、牡丹皮、牛膝、麦冬、陈皮、生大黄、炒神曲、藿香、佩兰、甘草等）进行的实验研究显示，本方可明显降低慢性肾衰大鼠 Scr、BUN 及 Leptin、IL-6 水平，提高血 ALB、Hb 水平，且与重组人红细胞生成素具有等效性。杨彦裕等通过实验证实，具有益气养血活血作用的加味当归补血汤有降低尿蛋白和保护足细胞及抑制肾脏纤维化的作用，其可能的作用机制在于过调节 TGF-β1/Smad/ILK 信号传导通路，进而上调 nephrin 和 podocin 蛋白的表达。

近年来中医药治疗 CKD 无论从临床还是基础研究都取得了长足的进展，有关中医治疗慢性肾脏病的报道也较多，但绝大部分都停留在专家个人的经验和小样本的临床观察，缺乏多中心大样本随机双盲对照临床试验，其疗效的客观性很难确定；同时，尽管目前很多学者进行了大量关于中药复方或者单味药对肾脏病理和功能的改善作用，以及对细胞因子和基因的调节作用的研究，但由于中药成分复杂，对其有效成分的判断较为困难，加之其代谢途径不甚清楚，对其疗效机理也有待于进一步的研究。因此，进一步筛选具有对 CKD 良好治疗作用的药物，对其有效成分进行进一步的研究，并加强其药理毒理、作用机制等方面的研究显得尤为必要。在临床试验方面，制定 CKD 治疗的优化方案，进行多中心、大样本、随机盲法对照临床试验，以客观评价中医药治疗本病的疗效和安全性也将是摆在我们面前的一项亟待解决的任务。

第三节　陈权治疗慢性肾脏病学术思想及临床经验

在肾脏疾病的临床研究中，陈权勤求古训，博采众长，结合自己 40 余年临床经验，形成了独特的学术思想及诊疗经验。

一、陈权治疗慢性肾脏病学术思想

（一）力畅中和，平调阴阳

陈权继承了姚子扬"中和"之学术思想，认为人乃有机整体，"阴平阳秘，精神乃治"，阴阳失调，诸病由生，确立平调阴阳为诸疾病的治疗大法。在临床上主张根据疾病不同阶段，分层次，抓重点，灵活施治，对常见病要讲求速效，对疑难病要找出主要矛盾。在实际运用中，中和之法，变化多端，但其目的则一，即通过平调阴阳，恢复机体达到阴平阳秘的状态，如《医学心悟》所云："有清而和者，有温而和者，有消而和者，有补而和者，有燥而和者，有润而和者，有兼表而和者，有兼攻而和者，和之义则一，而和之法变化无穷焉。"常用之治法如调和营卫、和解少阳、疏肝和胃、调和肝脾、调和肠胃、分消上下等皆中和之范畴。对于慢性肾脏病，陈权主张通过培补脾肾，或清热利湿通瘀等方法恢复肾脏气化功能，使肾之阴阳调和，五脏安和、各司其职以达到阴平阳秘的状态，具体用药上以平和为期，应避免大苦大寒、大辛大热。

（二）法遵仲景，擅用经方

陈权遵姚老、袁老、朱老等名医熟读经典之训，临床辨证用药上多循仲景之法而行，善用经方治病，且在此基础上多有发挥。他认为仲景之《伤寒杂病论》融理、法、方、药为一体，不论对外感热病还是内伤杂病的辨证论治，均有重要的指导价值。面对复杂性疾病或疑难重证时，如能正确灵活地运用经方，即便无桴鼓相应之效，也往往可以迅速改善症状，缓解病情，或缩短病期。如陈权根据《伤寒论》第54条"伤寒瘀热在里，身必发黄，麻黄连轺赤小豆汤主之"之论述，运用"外发其表，内逐其湿"的麻黄连翘赤小豆汤治疗紫癜性肾炎顽固性血尿，根据《伤寒论》第35条"太阳病不解，热结膀胱，其人如狂，血自下，下者愈，其外不解者，尚未可攻，当先解其外，外解已，但少腹急结者，乃可攻之，宜桃核承气汤"的论述，以桃核承气汤治疗丝虫性乳糜血尿等，皆为运用经方治疗肾脏病的典型应用。

（三）未雨绸缪，善治未病

治未病思想是中医的特色与优势，历代医家均遵之为治疗疾病之最高境界。如孙思邈认为"上医医未病，中医医预起之病，下医医已病之病"；袁班在《证治心传》中亦认为"欲求最上之道，莫妙于治其未病"。陈权认为"不治已病治未病"之思想贯穿于张仲景《伤寒杂病论》始终，具体而言，"治未病"之思想可概括为未病先防，预知疾病传变、先安未受邪之地，已病早治、防传，未盛防盛、已盛防逆，新瘥防复等方面。如针对心脑血管高危人群，陈权以其自制"延寿茶"（组成：灵芝、黄精、草决明、制红曲、生山楂、丹参、菊花、绿茶）长期代茶饮，通过大样本疗效观察，发现其对糖尿病、高血压、冠心病、中风及肾衰竭等有较好的预防作用，上述疾病发病率明显低于阿司匹林对照组，此即为陈权运用治未病思想进行未病先防的典型例子。对于已病者，陈权认为要提前治疗，避免其进一步发展、加重或蔓延至他脏，如《金匮要略》所云之"适中经络，未流传脏腑，即医治之。四肢才觉重滞，即导引、吐纳、针灸、膏摩，勿令九窍闭塞"、"见肝之病，知肝传脾，当先实脾"等。对于新愈之疾病，陈权主张采取各种措施如注重饮食，勿强力劳作等，防止疾病的复发。此时虽然患者临床症状消失，但邪气未尽，元气尚未完全恢复，如饮食不慎加重脾胃负担，或强力劳伤等伤及正气，必然导致邪气复来而疾病复发，《伤寒论·辨阴阳易差后劳复病脉证并治》篇即这种思想的具体体现。

（四）天人相应，因时而变

《内经》"人以天地之气生，四时之法成""人与天地相参，与日月相应""天有四时五行以生长化收藏，人有五脏化五气以生喜怒悲忧恐""天有六气，人以三阴三阳而上奉之"等论述皆说明了人是自然界的产物，人体生理病理活动与自然界保持一致，并且受到自然的影响。人的生理活动必须顺应天地四时运行的规律方可保持健康，如《素问·四气调神大论》云"阴阳四时者，万物之始终，死生之本也。逆之则灾害生，从之则苛疾不起"。陈权在临床中十分重视天人相应规律，认为无论养生治疗都需要顺应四时气候变化规律，具体到临床用药上，遵从《素问·六元正纪大论》"司气以热，用热无犯；司气以寒，用寒无犯；司气以凉，用凉无犯；司气以温，用温无犯"的原则。近年来，陈权仍嗜学不厌，2017年再次拜师顾植山教授门下，系统学习五运六气相关知识，临证中充分考虑到天、地对人体的影响，广泛应用三因司天方治疗各种疾病取得了良好效果。同时，顺应人体冬季闭藏之规律，冬至后对于虚损性或慢性病患者给予膏方调治，均为"天人相应"思想在临床中的具体体现。

（五）善用虫药，屡起沉疴

虫类药物乃血肉有情之品，性攻逐走窜，可通经达络，搜剔疏利而无所不至。陈权曾师从国医大师朱良春教授多年，深得朱老运用虫类药治疗疑难及顽固性疾病的真谛，在多种慢性疾病及慢性肾脏病的治疗中广泛应用虫类药治疗。与草木及矿石药物相比，虫类药与人体体质比较接近，容易吸收及利用，故其效用可靠。在慢性肾脏病的治疗中，陈权认识到，该病缠绵不愈，病情容易反复或加重，病久入络，湿热瘀血胶结，非虫类药搜剔以攻逐邪结不可，而到后期出现脾肾衰败，气血大亏的表现，则非血肉有情之品不可补。陈权的经验方延衰肾宝胶囊已被证实为治疗轻、中度慢性肾衰竭行之有效的药物，方中以具有搜剔作用的虫类药物为主，配合清利通瘀的药物，达到培补脾肾、通经达络的功效（主要组成：蛤蚧、鹿茸、肉苁蓉、菟丝子、熟地、黄芪、人参、白术、积雪草、黄柏、制大黄、川芎、水蛭、地龙、车前子）。实验证实，延衰肾宝胶囊能降脂、抗凝、抗血小板聚集，扩张血管，增加肾血流量，可改善肾脏血循环，减轻肾脏高灌注、高代谢状态，有效地保护残存肾单位，延缓慢性肾衰竭病程进展。

（六）重视外感，扶正祛邪

陈权在慢性肾脏病的治疗中认识到，尽管本病之病机在于脾肾亏虚，湿浊瘀阻，但湿浊瘀血之产生除内生外，外感邪气也在其发病中起了重要作用。而外邪之中，又以风邪为先导，如《素问·金匮真言论》云"天有八风，经有五风……八风发邪，以为经风，触五脏，邪气发病"。《素问·水热穴论》"勇而劳甚则肾汗出，肾汗出逢于风，内不得入于脏腑，外不得越于皮肤，客于玄腑，行于皮里，传为胕肿，本之于肾，名曰风水"更是确切地论述了风水发病的机理。风邪除可单独致病外，其"百病之长"的特点决定了其也可兼夹他邪致病，《灵枢·经脉》云"肾足少阴之脉，从肾上贯肝膈，入肺中，循喉咙，挟舌本"。外感风湿热诸邪，多从上受，咽喉为肺之门户，外邪侵入多循经侵犯肾脏，导致肾脏气机失调而发为慢性肾脏病。

随着社会的发展，水、空气、土壤等的污染日益严重，陈权也将此归于外邪之范畴，由此引发的诸多疾病也可多从外感毒邪的角度来考虑辨证治疗。同时，随着生活水平的提高，进补之风盛行，各种药酒、壮阳保健品或中药等泛滥市场，长期服用后必然化热生湿，阻碍气机，损脾伤肾。此虽药毒之范畴，但其自口而入，伤人致病，亦可归于外邪之类。

二、陈权治疗慢性肾脏病临床经验

中医学历代并无慢性肾脏病的直接表述，按照慢性肾脏病可能出现的症状，可以按照"乏力"、"水肿"、"腰痛"、"呕吐"、"眩晕"、"头痛"、"心悸"、"关格"、"溺浊"等进行论述；而对于早期无症状之血尿、蛋白尿或慢性肾衰竭第三期前的无症状期，多数专家皆倾向于根据微观检查结果，将之归于"尿血"、"尿浊"或"溺毒"等的范畴。

陈权认为，本病症状多端，目前中医命名繁杂，上述的各种病名方式使均从单一的角度去认识慢性肾脏病，不能完全概括本病发生的病因病机。故而，陈权更倾向于以"慢性肾脏病"作为病名诊断以替代上述繁杂的病名，同时结合辨证来精确地概括本病的特点，发挥中医"同病异治，异病同治"和"辨证与辨病相结合"的特色优势，从病名、病因病机、辨证论治等方面完整地认识慢性肾脏病。

（一）病因病机

"正气存内，邪不可干；邪之所凑，其气必虚"。任何疾病的发生规律都是如此。《素问·经脉别论》："饮入于胃，游溢精气，上输于脾，脾气散精，上归于肺，通调水道，下输膀胱，水精四布，五经并行。"脾者，统血，主运化、升清，为气血生化之源，在饮食物的吸收及转输代谢中起重要作用，为后天之本；肾藏精，主水，为先天之本，内寄元阴元阳。可见，水谷精气等的产生赖于脾脏，而封藏于肾脏，《中西汇通医经精义》云："脾土能制肾水，所以封藏肾气也"。而肾之封藏功能与脾脏也有较密切的联系。对于慢性肾脏病，陈权认为，脾肾两脏的虚损实为本病发病的基础，其主要病机乃在脾肾亏虚基础上，复感外邪或内生邪毒伤及脾肾，脾肾气化不利，水谷精微下泄，或出现湿热瘀血等病理产物，肾络受损，出现血尿、蛋白尿，进一步损伤脾肾，最终致使脾肾气机紊乱、浊毒内生而发病，实乃本虚标实之病。

先天禀赋不足，脾肾气弱，御邪能力降低致机体存在对肾脏疾病的易感性；或后天失调，如饮食失节、劳逸过度、起居失常或精神情志异常等致使机体免疫紊乱，正气内虚，造成了发生慢性肾脏病的内在条件；"邪之所凑，其气必虚"，在脾肾气弱基础上，风湿毒热自外侵袭而发病；亦或患者罹患内伤杂病，日久气机失调，或久患宿疾，长期服药，或保健养生不当，乱服药食，致药毒淤滞肾脏，皆可使脾肾受损，气化不力，最终导致血气壅滞，肾络痹塞，水道不通，发为慢性肾脏病。肺主气，通调水道，病初气机失调，或疾病由外感诱发或急性发作时，影响肺之气机易致肺失治节而上源无治，水邪泛滥；日久，湿邪不去，蕴结化热，湿热互结，伤及正气，渐致脾肾气伤；再久则致脾肾虚损，水液代谢紊乱，水道痹塞，肾络瘀阻而成

癥成结；后期脾肾虚衰，清气不生（升），浊气不降，湿瘀浊
毒潴留，肾功能日渐恶化，脾肾衰败，而致关格癃闭，发为溺毒。
同时，湿瘀浊毒等病理产物在体内的潴留致阴阳气血不断消耗，
致使病情常因情绪、疲劳、外感等因素而反复或加重。

1. 本虚——脾肾亏虚

（1）先天不足：《灵枢·寿夭刚柔篇》曰"人之所生也，
有刚有柔，有弱有强，有短有长，有阴有阳。"先天禀赋决定
了人体出生后体质的的强弱刚柔。同时，人体五脏的强弱是有
所偏颇的，这也决定了五脏对于易感疾病发病的不同。如《医
理辑要》所云"要知易风为病者，表气素虚；易寒为病者，阳
气素弱；易热为病者，阴气素衰；易伤食者，脾胃必亏；易劳
伤者，中气必损。"五脏先天不足的差异决定了后天易感疾病
的不同，对于慢性肾脏病而言，发病之根本在于脾肾，因此，脾、
肾先天不足者更易罹患。

（2）后天失养："邪之所凑，其气必虚"。任何疾病之
发生，必然存在正虚的条件，而在先天特定的情况下，后天的
调摄无疑对于发病起重要作用。过劳过逸、不规律作息如熬
夜、饮食不节（过食烟酒、肥甘厚腻，饮食不规律）、情志失调
（工作压力、职场竞争等）均可导致脾肾受损、耗气伤阴致正
气内虚，在正虚基础上，更容易遭邪风之气而萦非常之疾，内
外相因，激发本病。《景岳全书》曰："虚邪之至，害归少阴，
五脏所伤，穷必及肾。"即说明外邪在内虚的情况下可以伤及
肾脏而为病。

2. 标实——外受邪气，内伤湿热瘀浊

（1）外感邪气：陈权认为，外感邪气为慢性肾脏病发生的一个重要因素，其外邪者以风、寒、湿、热（火）等邪气为多见，其可单独或相兼犯肾而发为慢性肾脏病。临床常见慢性肾脏病如链球菌感染后肾小球肾炎、过敏性紫癜、肾病综合征及多种慢性肾脏病均可由外感引发或加重。"风邪上受，首先犯肺"，外感之病，多从肺受之，《灵枢·经脉》指出："肾足少阴之脉……其直者从肾上贯肝膈，入肺中，循喉咙，挟舌本。"咽为肺之门户，亦为肾经循行之所，外邪侵袭，首先侵犯肺，而门户咽喉又首当其冲，继而循经脉直接侵犯至肾，伤及肾气。另外，《素问·水热穴论》曰："勇而劳甚则肾汗出，肾汗出逢于风，内不得入于脏腑，外不得越于皮肤，客于玄腑，行于皮里，传为胕肿，本之于肾，名曰风水"；《证治准绳》："肺金者，肾水之母，谓之连脏，肺有损伤之血，若气逆上者则为呕血矣，气不逆者，此之何不从水道下降入胞中耶，其热亦直抵肾与膀胱可知也。"这些论述表明外邪直接伤肾之机理。在临床上，外邪往往相兼而致病，但以风邪多见。风为百病之长，最常兼夹寒邪、热邪、湿邪或湿热等邪气侵犯肾脏而诱发或加重慢性肾脏病，如《临床指南医案》所言"盖六气之中，惟风能全兼五气，如兼寒则为风寒，兼暑则为暑风，兼湿则曰风湿，兼燥则曰风燥，兼火则曰风火。盖因风能鼓荡此五气而伤人，故曰百疾之长也。"

（2）药食所伤：主要是指不恰当地服用药物或食物造成了对机体的损害。其一为用药失误，如最早记载药邪的《儒门事亲》所载"公之疾，服热药久矣，先去其药邪……"，乃用药失误所导致疾病的较早记载。其二为不恰当地应用所谓保健品，或错误地长期服用保健中药或壮阳药物，如阴虚者或湿热体质者服用温阳的药物，或自用何首乌等药酒等损肝伤肾。其三为药物的副作用，如造影剂、某些抗生素、非甾体抗炎药等对肾脏的损害，以及服用含有马兜铃酸的中药如广防己、关木通和中药制剂如龙胆泻肝丸等所引发的肾脏损害。药食为害所导致疾病性质多与所进服的药物药性相关，如嗜酒多生湿热，壮阳药物入体内多生火热之邪，热病误用热药则加重火热之邪等。

（3）内生湿热：湿邪是慢性肾脏病发生的重要环节，而湿之于热，往往相随相伴，诚如《医学传灯》云"湿留日久，壅遏本身正气，即成湿热"；徐灵胎也云"有湿则有热，虽未必尽然，但湿邪每易化热。"

湿热之为病，往往弥漫三焦，蒙上流下，导致全身脏腑气机失调。湿热壅滞上焦，则肺气不利而失宣肃；壅阻于中焦则脾失健运；留滞下焦，下注膀胱，膀胱气机不利则尿少而黄，甚则尿血；壅滞于肾，肾气不利，失于封藏之至，导致精微下泄，可出现蛋白尿等；另外，肾主水，肾脏失于气化，也可导致水湿潴留，肢体浮肿；或日久化热，湿热伤络，而见尿血。诚如王肯堂《杂病证治准绳·伤湿》所云，湿邪"淫溢上下内外，无处不到……在外则身重肿；在下则足胫胕肿"，"停积日久，如沟渠壅遏淹久，则倒流逆上，痰浊臭秽，无所不有"。

湿热可从外受，但饮食、药物性因素导致的内生湿热则更为普遍。内生之湿热的有以下几个途径：第一，饮食。如《临证指南医案》云："因膏粱酒醴，必患湿热、湿火之证"。第二，滥用温补之药。近年来进补之风盛行，很多人长期或不正确地服用药酒或温阳药物，日久生热生湿。第三，药物因素。对于慢性肾脏病及很多免疫相关性疾病，激素及免疫抑制剂已被大量、广泛应用于临床，而此类药物最易化生湿热，或者损伤脾胃，致脾胃亏虚运化不利导致湿浊内生，蕴育化热。

（4）瘀血内阻：瘀血与湿热一样，是诱发慢性肾脏病的病因或加重因素，同时又是慢性肾脏病发病过程中的病理产物。在慢性肾脏病发病过程中，湿热与瘀血往往是相伴而行的，湿热往往是瘀血的先导，而瘀血往往为湿热壅滞日久所成，湿热瘀血阻滞是慢性肾脏病发病的核心病机。

朱丹溪谓"湿热熏蒸而为瘀"，叶天士在《临证指南医案》中指出"初病湿热在经，久则瘀热入络"，均说明湿热可以导致血瘀。朱丹溪云："热附血而愈觉缠绵，血得热而愈形胶固。"湿热是慢性肾脏病病情进展的主要环节，湿性趋下、重浊、黏滞，湿热互结，如油入面，胶结难解，一方面，日久阻遏气机，或耗气伤阴，导致血运迟缓，而生瘀血；另一方面，水湿阻络，致血不循经而溢脉外，离经之血蓄而为瘀。湿热瘀血胶结于肾脏，难以消散，伤及正气，终致先后天俱受损，成为慢性肾脏病反复发作、缠绵难愈的重要原因。气阴两虚，加之湿热胶结，给治疗带来更大难度。气虚易生湿，阴虚易蕴热，湿热易致瘀，三者相互影响，虚虚实实，造成病情迁延，终致气血阴阳不断消耗，体内湿浊瘀毒潴留，泛滥肆虐，而成溺毒之证。

（二）治疗

陈权认为，慢性肾脏病治疗中应注重辨证施治，分清标本虚实，整体调摄。本虚应辨明脾肾亏虚之程度与脾虚肾虚之偏颇，同时明确有无肝脾肺等脏腑之兼证；标实需分清湿浊与瘀血的孰重孰轻。根据慢性肾脏病脾肾亏虚，湿热瘀阻，本虚标实的病机特点，以调补脾肾，清热利湿通瘀为慢性肾脏病的治疗大法，注重消除 CKD 的危险因素，积极祛除外感邪气。

1. 针对危险因素，尽早干预

发挥中医治未病的优势，重视对易感危险人群的筛查工作，降低或消除慢性肾脏病发生的危险因素，防止慢性肾脏病的发生。

（1）一般防治，增强机体抵抗力：适寒温，预防外感；饮食规律有度，起居有节，劳逸适度，舒畅精神；戒烟、控酒及控制体重。

（2）积极控制原发病：针对引起慢性肾脏病发生的原发疾病，如糖尿病、高血压、痛风、高脂血症、系统性红斑狼疮、类风湿性关节炎等，强调尽早治疗，防止疾病进一步发展或传变。

控制高血压：除应用血管紧张素转换酶抑制剂（ACEI）和血管紧张素 II 受体拮抗剂（ARB）外，陈权常用桑寄生、桑枝、茺蔚子、杜仲等水煎沐足，并联合平衡针灸疗法，给予针刺肾病穴及降压穴，针药并用，可达到良好的控制血压的效果。

控制血糖：陈权在常规西药控制血糖基础上，常应用其协定处方复元降糖活瘀保肾胶囊应用于临床，组成为黄芪、人参、五倍子、龟板、三七、知母、地锦草、鬼箭羽、水蛭等，可有效地延缓糖尿病肾病的发生。

控制体重、血脂：针对高脂血症或肥胖人群，陈权自拟"延寿茶"（组成：灵芝、黄精、草决明、制红曲、生山楂、丹参、菊花、绿茶）代茶饮，临床观察发现其对糖尿病、高血压、冠心病、中风及肾衰竭等有较好的预防作用。

（3）合理用药：对慢性肾脏病患者，常见的具有肾毒性的药物如造影剂、氨基糖苷类抗生素、非甾体抗炎药等，应尽量避免使用；KDIGO 指南具体指出，G3a～G5 期患者因某些暂时性疾病状态导致发生急性肾损伤风险增高时，应暂停具有潜在肾毒性和经肾排泄的药物，如 RAAS 阻断剂、利尿药、非甾体抗炎药、二甲双胍、锂剂、地高辛等；另外，含有马兜铃酸的中药及中药制剂其肾毒性已被证实，临床也应尽量避免使用。

2. 补虚，重在脾肾，关乎肺肝

陈权指出，慢性肾脏病属虚者主要见于脾肾两虚，同时涉及肺、肝等脏。治疗上以培补脾肾为主，根据是否伴肺、肝等脏之虚损及程度的不同，辨证治疗有所侧重。

（1）补脾肾

【脾肾气虚】

症状：倦怠乏力，纳呆，腹胀，口淡不渴，便溏，小便短少，舌胖大有齿痕，脉沉细。

治法：益气健脾补肾。

方药：黄芪 30～100g，人参 10～20g，茯苓 30g，白术 30g，生薏仁 60g，熟地 20g，山萸肉 20g，菟丝子 30g，制首乌 30g，泽泻 30g，车前子 30g，川芎 20g，红花 12g，水蛭 6g，积雪草 30g，桂枝 5g，炙甘草 12g。

如有气血两虚兼见面色无华，唇甲苍白，纳差，女性月经量少色淡等，以八珍汤治疗。

【脾肾阳虚】

症状：倦怠无力，畏寒肢冷，纳呆、便溏，腰膝酸软，尿频，舌胖大有齿痕，脉沉细。

治法：温补脾肾。

方药：黄芪 30～90g，人参 10g，山药 30g，茯苓 30g，白术 15g，熟地 30g，山萸肉 15g，菟丝子 30g，附片 6～30g，肉桂 6g，仙灵脾 30g，葫芦巴 15g，益智仁 10g，炙甘草 6g。

如脾肾阳衰不能制水，水液泛滥，浮肿明显，宜真武汤加减治疗。

【脾肾气阴两虚】

症状：神疲乏力，心慌气短，面色萎黄，口干唇燥，手足心热，尿少色黄，舌淡红有齿痕苔少，脉沉细弱。

治法：益气健脾，滋阴养肾。

方药：黄芪 50g，生晒参 10～20g，茯苓 10～15g，女贞子 30g，旱莲草 30g，生熟地各 30g，山药 30g，麦冬 15g，山萸肉 10～20g，黄精 30g，何首乌 15～30g，丹皮 12g，丹参

30g，龟板 20g，地龙 10g，水蛭 6g。

【脾肾阴阳两虚】

症状：周身乏力，腰膝酸软，肢冷畏寒，手足心热，口干欲饮，大便溏，小便黄，舌淡胖有齿痕，脉沉细。

治法：阴阳两补。

方药：生熟地各 30g，山药 30g，山萸肉 15g，茯苓 20g，泽泻 15g，制附子 10 ～ 30g，肉桂 10g，黄芪 30g，红参 15g，丹皮 10g，牛膝 12g，车前子 30g。

（2）调肺肝

【肝肾阴虚】

症状：头痛，头晕目眩，腰膝酸软，口苦咽干，五心烦热，舌淡红无苔或少苔，脉弦细数。多伴有血压增高。

治法：育阴潜阳，滋养肝肾。

方药：生熟地各 30g，山萸肉 20g，山药 30g，茯苓 15g，何首乌 30g，丹皮 12g，知母 10g，黄柏 10g，肉桂 3g，丹参 30g，菊花 12g，天麻 15g，枸杞子 30g，桑寄生 30g，杜仲 18g，怀牛膝 12g，龟板 20g，生牡蛎 30g。

【肺气虚】

症状：乏力自汗，畏风畏寒，易于感冒，易咳嗽，舌淡红苔薄白，脉细弱。

治法：补气固表。

方药：黄芪 30g，白术 15g，防风 10g，桂枝 10g，白芍 15g，龙骨 30g，牡蛎 30g，附子 3g，大枣 15g，山药 30g，炙甘草 6g。

（3）泻实，重在湿热瘀血，兼顾外邪：陈权认为，慢性肾脏病实证主要为湿热的壅滞及气血的瘀阻，但湿与热、湿热与瘀阻很少独立存在，多数湿热瘀阻胶结缠绵，壅遏为病，只是湿与热、湿热与瘀阻有所轻重偏颇而已，治疗自当有所侧重。

①湿热

【湿浊中阻】

症状：乏力体倦，胸闷腹胀，纳呆、纳谷不香，口黏腻，恶心呕吐，舌淡红苔白厚腻，脉滑。

治法：苦温燥湿，调中和胃。

方药：苍术 10g，厚朴 10g，陈皮 10g，半夏 10g，茯苓 15g，白蔻仁 10g，草果 6～10g，藿香 10g，佩兰 10g，薏苡仁 30～60g，扁豆 30g，砂仁 6g，大腹皮 15g，槟榔 15g，竹茹 10g。

【湿热中阻】

症状：面色苍黄，体倦乏力，脘痞胸闷，纳谷不香，恶心欲吐，口苦咽干，口干不欲饮，或伴浮肿，大便黏滞，小便短赤，或频急而痛，舌红苔黄腻，脉滑数。

治法：泄热除满，燥湿和中。

方药：杏仁 10g，白豆蔻 10g，薏苡仁 30g，半夏 10g，陈皮 10g，厚朴 10g，黄连 6g，藿香 10g，滑石 30g，竹叶 10g，连翘 10g，甘草 6g。

【下焦湿热】

症状：身重乏力，恶心呕吐，心慌胸闷，口中黏腻有尿味，小便短赤,大便黏滞不爽,或伴有下肢浮肿,舌红苔黄腻,脉濡数。

治法:清利湿热。

方药:石韦 30g,茯苓 15g,泽泻 15g,猪苓 15 ～ 30g,生薏仁 30g,车前草 30g,黄柏 10g,白茅根 30g,淡竹叶 10g,灯心草 3g,通草 6g,仙鹤草 15g,土茯苓 30g,桂枝 6g,白花蛇舌草 30g,积雪草 30g,六月雪 30g,地锦草 30g,甘草 6g。

若伴有晨起面部浮肿,在以上选方用药基础上加炙麻黄、杏仁、防风、羌活以祛风宣肺,清上以利下;伴午后下肢浮肿者,于以上辨证中加茯苓皮、猪苓、车前子、泽泻、玉米须、冬瓜皮等。

治湿的同时,可以酌加行气药如陈皮、枳壳、桔梗、青皮、香附等,以调畅气机,散滞解郁,气行利于湿邪的散除,同时可防止和减少瘀血的产生。其次,"风能胜湿",在辨证治疗基础上,尚可稍佐羌活、防风、独活、秦艽、穿山龙等风药,以增强临床疗效。

②瘀血

【肾络瘀阻】

症状:腰痛,痛有定处或刺痛,面色晦暗,女性可有月经量少,色暗或夹血块,痛经等,舌暗有瘀点或瘀斑,脉弦。

治法:活血化瘀。

方药:当归 10g,川芎 15g,赤芍 15g,三七 6g,茜草 10g,益母草 15g,姜黄 6g,桃仁 10g,红花 10g,丹参 30g,刘

寄奴 15g，路路通 12g，泽兰 15g。

病程较久，或瘀血深重，可选用地龙、水蛭、土元、三棱、莪术、炮山甲、鬼箭羽等化痰散结，软坚消癥之药。

【血分瘀热】

症状：身重乏力，面红目赤，或生痤疮，口干多饮，小便短赤，腰痛，痛有定处或刺痛，面色晦暗，舌红有瘀点瘀斑苔黄，脉弦数。

治法：凉血化瘀通络。

方药：地榆 15g，槐花 15g，赤芍 15g，丹参 30g，益母草 15g，茜草 12g，小蓟 12g，白茅根 30g，鬼箭羽 30g，三七 6g，荔枝草 15g，甘草 6g。

【阴虚血瘀】

症状：五心烦热，午后潮热，口咽干燥，腰部刺痛，或失眠多梦，或月经少且伴血块，小便黄赤，大便干，舌红苔少有瘀点瘀斑，脉细涩。

治法：养阴清热化瘀。

方药：炙黄芪 30g，当归 10g，制首乌 15g，山萸肉 10g，女贞子 30g，旱莲草 30g，生地黄 15g，桑葚 15g，玄参 12g，麦冬 15g，赤白芍各 15g，三七粉 6g，甘草 6g。

【气虚血瘀】

症状：周身乏力，腰酸腰痛，面色不华或晦暗，饮食尚可，舌质淡苔薄白或有齿痕，或有瘀斑瘀点，脉弦细。

治法：益气化瘀。

方药：黄芪 30 ~ 60g，党参 10g，茯苓 30g，白术 15g，山药 30g，薏苡仁 30g，川芎 15g，当归 12g，地龙 10g，桃仁 10g，三七 6g，茜草 10g，甘草 6g。

在实际治疗中，以上证型并非孤立存在，多数情况下患者均存在虚实错杂的病机，即脾肾亏虚或湿热瘀血阻滞并非孤立存在，而是在脾肾亏虚的基础上存在湿热瘀阻。但脾肾亏虚存在脾虚、肾虚的不同及虚损程度的不同，或伴肺、肝等脏之虚损；湿热瘀阻亦存在湿邪、热邪、瘀血的偏颇，或相兼存在。故而在治疗上，当认真辨别脾肾亏虚的侧重，及是否伴肺、肝等脏之虚损及程度的不同；同时辨别湿热瘀阻的偏颇；在培补脾肾的基础上，根据湿热瘀血程度的不同而处方用药。

（4）祛除外感邪气：慢性肾脏病之所以迁延不愈，除了脾肾虚损、湿热痰瘀胶结外，还在正虚基础上出现外邪常袭，反复外感，导致内外相因，屡屡急性发作，加重或使病情反复。应当根据患者体质差异，感邪轻重、感邪性质及部位的不同，在补益脾肾、清热利湿化瘀的基础上，分别施以不同的治疗方法，临床常见以下证型。

【风寒】

症状：头痛恶寒，鼻塞清涕，咳嗽，咽微肿或不肿，口不渴，小便清，舌淡苔薄白，脉浮数。

治法：疏风散寒，辛温发散。

方药：荆芥 10g，防风 10g，淡豆豉 15g，羌活 10g，苏叶 10g，桔梗 10g，前胡 10g，茯苓 15g，生姜 3 片，甘草 6g。

【风热】

症状：恶寒发热，头痛，鼻塞涕浊，咳嗽，口干咽痛，舌红苔薄黄，脉浮数。

治法：疏散风热，辛凉散邪。

方药：金银花 15g，连翘 10g，牛蒡子 10g，薄荷 10g，桔梗 10g，黄芩 10g，芦根 30g，竹叶 10g，蝉蜕 10g，僵蚕 10g，白茅根 30g，积雪草 15g，甘草 6g。

【热毒结咽】

症状：咽喉红肿疼痛，发热，头痛，咳嗽，口干，小便短赤，舌红苔薄黄，脉浮滑数。

治法：清热解毒，利咽透表。

方药：金银花 10g，北豆根 6g，桑叶 10g，薄荷 10g，牛蒡子 10g，蝉蜕 10g，僵蚕 10g，升麻 10g，桔梗 10g，射干 6g，片姜黄 6g，制大黄 6g，淡竹叶 10g，车前子 15g，白茅根 30g，益母草 30g，生甘草 6g。

【外感湿热，蕴结下焦】

症状：发热，腰重腰痛，阴囊潮湿，尿频、尿急、尿痛，舌红苔黄厚腻，脉滑数。

治法：清热利湿。

方药：石韦 30g，扁蓄 10g，瞿麦 10g，滑石 30g，金钱草 30g，车前草 30g，虎杖 15g，白茅根 30g，黄柏 10g，川牛膝 10g，苍术 10g，薏苡仁 30g，灯芯 3g，甘草 6g。

（5）并发症的治疗

①肾性高血压的治疗：高血压既是慢性肾脏病的主要表现，也是引起慢性肾脏病的重要因素。陈权认为其多由于肝肾亏虚，水不涵木，肝阳上亢所致，治疗上多在辨证基础上加天麻、钩藤、枸杞子、菊花等益肾平肝之品，同时给予桑寄生、桑枝、茺蔚子、杜仲等水煎沐足，配合平衡针灸法针刺降压穴、肾病穴治疗，疗效明显。

②肾性贫血的治疗：贫血为慢性肾衰竭后期最常见的并发症之一。陈权认为其主要根于脾肾亏虚，脾虚则水谷精微运化传输乏力、气血生化乏源，同时肾精不足，精不化血而致。治疗以补血为主，药用当归、白芍、鸡血藤、制首乌、熟地、阿胶等，并适当配伍补气药如黄芪等以益气生血，气血双补。但在慢性肾衰竭后期，脾肾衰败，生血乏源，必配合血肉有情之品如蛤蚧、鹿茸、阿胶等以填精益髓，益气生血。

③血液透析并发营养不良的治疗：透析所致的营养不良已成为影响尿毒症患者生活质量及长期存活的重要因素，陈权认为，维持性血液透析患者营养不良的病机在于脾肾衰败，湿浊瘀毒互结。脾肾虚衰，一则导致气血生化乏源，机体失却水谷精微之供养；二则导致气化不利，水液停滞，湿阻中焦，出现纳呆腹胀、恶心呕吐等症状。同时，患者瘀血内阻致气血运行不畅，旧血不去，新血难生。治疗以补益脾肾为主，兼活血化瘀，常用香砂六君子汤、十全大补汤等配合三七、桃仁、赤芍、山楂等。

④皮肤瘙痒的治疗：皮肤瘙痒为多数尿毒症患者伴发的主

要并发症之一，严重影响日常生活。陈权认为，慢性肾衰竭患者皮肤瘙痒多属于脾肾亏虚，气血生化乏源，导致肌肤失养或血虚生风而成，或湿浊瘀血内阻，影响水谷精微之输布致肌肤失养而发病。治疗上前者以养血祛风为主，方取四物汤加制何首乌、川芎、黄精、蒺藜、白鲜皮等；后者以利湿化瘀为主，药如苍术、苦参、蛇床子、泽泻、猪苓、僵蚕、地龙、蜂房等。

三、病案赏析

（一）IgA 肾病

【病例 1】刘某某，性别：女，年龄：30 岁。

初诊日期：2006 年 3 月 5 日。

主诉：血尿半年余。

现病史：患者于半年前感冒后出现肉眼血尿，做肾穿刺，病理免疫荧光诊断为 IgA 肾病。住院治疗 1 个月余，疗效欠佳，镜下血尿一直存在，并每因感冒、劳累而出现肉眼血尿。

刻下症：腰痛，咽干渴，时有咽痛，心烦热，纳可，小便色如洗肉水样，大便偏干。查体：咽后壁有滤泡增生，舌暗红苔少，脉弦细。

既往史：体健。

辅助检查：尿常规检查示：PRO（－），BLD（+++），RBC 20～30/HP。

辨证思路：肾阴亏虚，虚火内炽，灼伤脉络，脉络受损，血渗膀胱。

中医诊断：尿血。

西医诊断：IgA 肾病。

治则治法：滋阴降火，凉血化瘀止血。

处方：知母 12g，黄柏 12g，山萸肉 10g，生地 30g，山药 15g，枸杞 15g，桑葚 15g，泽泻 15g，牡丹皮 10g，女贞子 15g，旱莲草 30g，白茅根 30g，茜草 10g，川芎 6g，地榆 20g，三七粉 6g（冲服），甘草 6g。

水煎服，日一剂。

西医治疗：曾服用泼尼松、雷公藤多苷、肾炎舒、血尿安等，服用中药后，逐渐停服。

二诊（2006-03-20）：服药 15 剂，诸症减轻，7 天前肉眼血尿消失。2 天前，受凉后出现咽痛，咽部磨砂感，小便又见淡红色。查体：咽部充血，舌暗红苔薄黄，脉浮细数。

尿常规：PRO（-），BLD（++），RBC 16～20/HP。

外感风寒之邪，素为虚热之体，邪入化热，侵袭咽喉，循足少阴经内归于肾。疏散风热，养阴凉血，清上而治下。处方如下：

桑叶 10g，薄荷 6g，玄参 10g，生地 15g，金银花 15g，桔梗 10g，射干 12g，蝉蜕 15g，升麻 10g，石韦 15g，茅根 30g，竹叶 10g，甘草 6g。

5 剂，水煎服，日一剂。

三诊（2006-03-24）：药后咽痛消失，稍有咽部不适感，仍腰酸腰痛，近日大便不实，未见肉眼血尿，余无明显不适。舌暗红苔少，脉弦细。尿常规：BLD（++），RBC 8～12/HP。

风热邪退，余热未清，恋滞咽喉，肾阴仍亏。滋阴降火，凉血利咽，化瘀止血，兼顾护脾胃。处方如下：

生地 30g，玄参 20g，女贞子 15g，旱莲草 15g，赤芍 10g，金银花 30g，蝉蜕 10g，射干 12g，山药 30g，白术 15g，三七粉 12g，茜草 15g，益母草 30g，甘草 6g。

诊疗效果评价：患者服用上方后病情明显好转，以上方加减调治 2 个月余，尿常规全部转阴。为巩固治疗，复调治 2 个月停药，1 年后随访，症状未见复发，尿常规正常，临床治愈。

【按语及体会】IgA 肾病多以尿血为主，且久病血尿时轻时重，反复发作，多因外感而加重。如《诸病源候论》言"风邪入于少阴则尿血"，此时应"伏其所主，先其所因"，疏散风热，养阴凉血，清上而治下，使病情迅速得到控制。因患者多伴有慢性咽炎，在方中应用生地、桔梗、金银花、玄参、射干、蝉蜕等养阴利咽之药，不仅可以利咽，血尿亦可随之好转。

此例患者属阴虚火旺证型，肾阴亏虚，虚火内炽，灼伤脉络，则见尿血，正如《素问》曰"胞移热于膀胱，则癃、溺血"。因此，滋阴降火，凉血止血为主要治则，由于血尿日久，离经之血必淤滞于肾络，因此在治疗上宜加用活血之品，不宜用大量的止血药，瘀化血行，血气调和，不止血而血自止。

【病例 2】郑某某，性别：女，年龄：20 岁。

初诊日期：2014 年 2 月 12 日。

主诉：血尿 2 个月余。

现病史：患者1个月前参加学校长跑比赛后出现发热、咳嗽，继而出现肉眼血尿，伴头痛、咽痛、全身乏力疼痛，到学校附近医院就诊（用药不详），治疗后肉眼血尿消退，仍有咽痛、身痛，值寒假遂到我院肾内科住院，行病理检查示IgA肾病，建议中药治疗。刻下症：咽痛、身痛、乏力，无咳嗽，无肉眼血尿，无尿频、尿急、尿痛，饮食睡眠可，大便正常。舌质红苔薄黄，脉滑数。

既往史：体健。

过敏史：否认药物及食物过敏史。

辅助检查：尿常规检查示：BLD（++），RBC 50～70/HP。

证候诊断：**热伤血络**。

中医诊断：**尿血**。

西医诊断：**IgA肾病**。

治则治法：**清热解毒，化瘀止血**。

处方：生地30g，玄参10g，栀子10g，黄芩10g，金银花15g，连翘10g，牛蒡子10g，白茅根30g，小蓟15g，牡丹皮10g，三七6g，桃仁10g，大黄5g，甘草10g。

7剂，水煎服，日一剂。

复诊：服药7剂后咽痛、身痛明显减轻，无咳嗽，饮食、睡眠正常，小便黄。舌尖红苔薄黄，脉滑数。尿常规：BLD（++），RBC 30～40/HP。上方加竹叶10g。

三诊：服上方14剂，咽痛、身痛等症状消失，时有腰痛，饮食睡眠正常，二便调畅。舌红苔薄黄，脉数。尿常规：RBC 50～60/HP。上方加地锦草15g，石上柏15g。

诊疗效果评价：上方加减治疗2个月余，患者基本无明显不适，查尿常规RBC均<5/HP。

【按语及体会】此证可归于中医"血证"之"尿血"范畴，陈权认为，热邪为尿血的诱发及加重因素，导致尿血的热邪有风热、热毒、虚火等区别，本例乃感受风热外邪所致热毒为患，损伤血络之症。咽喉为肺胃之门户，亦为外邪入侵之通道，"温邪上受，首先犯肺"。足少阴之脉循喉咙，夹舌本，外感风邪邪毒从咽喉循经入肾，损伤肾络而导致尿血。如若肾络损伤加之湿热下注，精微不固尚可出现蛋白尿。

对于外邪引起的血尿，治疗上陈权多以清解外邪为主，待邪去正复，则疾可愈。本方以银翘散配合栀子、黄芩等清热解毒，生地、玄参滋阴清热利咽，侧柏叶、白茅根、小蓟等清热凉血止血。唐容川云："离经之血，虽清血鲜血，亦是瘀血"，故以桃仁、大黄、三七等活血化瘀止血。全方以清热解毒配合凉血止血、活血化瘀为一体，对于热毒内侵、损伤肾络引起之血尿尤为适宜。

（二）肾病综合征

【病例1】郭某某，性别：女，年龄：72岁。

初诊日期：2007年4月15日。

主诉：浮肿2个月。

现病史：患者于2007年2月6日无明显诱因出现双眼睑及双下肢浮肿，伴有尿频、尿灼痛感，在当地医院做尿常规检查示：BLD（++），PRO（+++），WBC（++），静输抗生素 3 天后，尿频、尿灼痛感减轻，但浮肿未消，遂入肾内科就诊。查尿蛋白定量（U-TP）3681mg/24h，血浆白蛋白（ALB）20.9g/L，总胆固醇（CHOL）8.81mmol/L，甘油三酯 3.16mmol/L，于 2007 年 3 月 18 日以"肾病综合征"收入住院。住院后，完善各项检查排除肿瘤及结缔组织、代谢性疾病，予抗凝、降脂、降蛋白及糖皮质激素治疗近 30 天，病情缓解不明显，仍高度浮肿，7 天前外出一次回院后又出现面部丘疹。患者拒绝作肾活检及使用免疫抑制剂，遂请中医科会诊。刻下症：面红赤而有红色丘疹，浮肿，双眼睑尤甚，口干渴口苦，欲饮水而水入即吐，腹胀纳呆，小便量少而色黄，大便溏薄，日 3～4 次。舌红苔薄黄腻，脉浮滑。

既往史：体健。

辅助检查：U-TP 2962mg/24h，D-二聚体（+），纤维蛋白降解产物（+）。胸腹部 CT：腹腔、双侧胸腔积液，心包少量积液。

辨证思路：素有淋证，湿热内盛，加之风毒外袭，而致肺脾失调，水道闭阻。

中医诊断：水肿。

西医诊断：肾病综合征。

治则治法：宣肺解毒，利湿消肿。

处方：麻黄 6g，连翘 10g，赤小豆 30g，桑白皮 12g，茯苓 30g，猪苓 30g，泽泻 15g，白术 12g，桂枝 6g，厚朴 12g，大腹皮 30g，车前子 30g，白茅根 30g，竹叶 10g，甘草 6g。

3 剂，水煎服，日一剂。

西医治疗：5%GS 250ml+ 血塞通 0.4g，ivdrip，qd。

5%GS 250ml+ 甲泼尼龙 40mg，ivdrip，qd。

二诊（2007-05-18）：腹胀明显减轻，胃纳增加，颜面丘疹减轻，未有新起，面目及双下肢浮肿略有减轻，小便量略增，大便仍溏薄，日 2～3 次，肛门灼热感。舌红苔薄黄腻，脉滑。

风毒之势减轻，有湿热下注之象。仍守原方治则，处以宣肺解毒，利湿消肿，加重清热利湿之力度。上方减桂枝为 3g，加陈皮 10g，茯苓皮 30g，滑石 15g。

5 剂，水煎服，日一剂。

三诊（2007-05-22）：上方余一剂未服，即急邀再次会诊。述近日颜面丘疹及腹胀已除，小便量较前明显增多，大便略溏，日 2 次。但自 3 天前出现腹部持续隐痛。查体：颜面丘疹及浮肿全消，双下肢中度浮肿，脐下左侧可见一皮下瘀斑，触之可扪及一 6cm×5cm×2cm 左右肿块，质尚软，触痛。舌暗红苔薄黄腻，脉沉缓。腹部 B 超示左腹壁血肿。肾内科医生分析认为：可能与抗凝药物的使用有关，已停用低分子肝素钙，暂不使用止血药，但见血肿仍有增长之势，外科会诊认为暂不行手术引流。遂急请中医会诊。

风毒已祛，湿热仍盛，显现血不循经之证，离经之血外溢肌肤而瘀血内停发为血肿。血水并治，利湿消肿，止血散瘀。予五皮饮合当归芍药散加减。

（1）茯苓皮 30g，陈皮 10g，大腹皮 30g，生姜皮 9g，桑白皮 12g，泽泻 15g，白术 20g，车前子 30g，当归 10g，赤芍 12g，川芎 6g，三七参 9g，蒲黄 10g（包煎），白茅根 30g，竹叶 12g，甘草 6g。

5 剂，水煎服，日一剂。

（2）栀子粉 10g，大黄粉 10g。

5 剂，醋调外敷血肿处，日一剂。

四诊（2007-05-27）：述服上方 2 剂，腹痛即除，现腹壁血肿已完全消失，觉周身乏力，腰酸腿软，双下肢浮肿明显减轻，余无明显不适，纳眠可，二便调。舌暗红苔薄黄腻，脉沉缓。

尿常规：PRO（+），U-TP 562mg/24h，ALB 27.9g/L。腹腔 CT：心包、胸腔积液及腹水吸收消失。

发病日久，湿瘀互结，脾肾亏虚。清利湿热，活血化瘀，补脾益肾。处方如下：

黄柏 10g，白花蛇舌草 20g，车前子 30g（包煎），泽泻 15g，石韦 30g，白茅根 30g，竹叶 10g，黄芪 30g，茯苓 30g，白术 12g，山药 30g，菟丝子 12g，制首乌 30g，川芎 10g，赤芍 15g，益母草 20g，三七参 9g，甘草 6g

7 剂，水煎服，日一剂。

五诊（2007-06-03）：乏力、腰酸腿软等症状明显减轻，双下肢浮肿已消。时觉烦渴，余无不适感觉。舌暗红苔薄黄，脉沉缓。

尿常规：PRO（+），U-TP 162mg/24h，ALB 30.5g/L。

湿热日久，加之激素的作用，而导致气阴两虚。守上方之意，加用滋肾阴清虚热之药。上方加生地 20g，知母 12g。

10 剂，水煎服，日一剂。

诊疗效果评价：6 月 3 日处方 10 剂之后，诸症悉除，尿常规及血浆白蛋白均转正常。激素始减量，以此处方随症加减出入至今，症状未有复发，临床治愈。

此患者在使用糖皮质激素治疗近 30 天后，病情缓解仍不明显，高度浮肿伴有大量蛋白尿，不适之症颇多，通过中药治疗，竟收全功。在诊疗过程中曾出现一次皮下血肿的"小插曲"，西医治疗再次有些棘手之时，几剂中药后，药到病除，再次体现了中医的整体调节，灵活化裁的特点。

【按语及体会】肾病综合征属中医"水肿"范畴，其发病多由于感受风、湿、热、毒之邪及劳欲过度、饮食不慎等原因而影响了肺脾肾的气化功能，造成水液停聚、泛滥肌肤而成水肿。因此本病的病性以肺脾肾为本，风湿热毒瘀为标。

初诊时见患者面红赤而有红色丘疹，双眼睑浮肿甚，舌红苔薄黄腻，脉浮滑，表明有风邪夹湿毒之证，故投麻黄连翘赤小豆汤宣肺行水、化湿解毒。又察患者口干渴，欲饮水而水入即吐，腹胀纳呆，小便量少，大便溏、脉浮等症状，则与《伤寒论》五苓散证甚为合拍。治及颜面丘疹及浮肿全消，浮肿以双下肢为著，则更方为五皮饮重在健脾化湿利水。当患者出现腹部血肿，病机呈现湿瘀互结，不通见痛，则应用《金匮》血水同调之剂当归芍药散，竟达速效。发病日久，病机转为湿瘀互结，脾肾亏虚，故治以清利湿热，活血化瘀，补脾益肾，则收邪祛正安之效，病得以痊愈。

【病例2】吕某，性别：男，年龄：42岁。

初诊日期：2015年3月11日。

主诉：反复双下肢浮肿、蛋白尿1年余。

现病史：患者1年前劳累后出现双下肢浮肿，在县医院住院诊断为肾病综合征，以激素治疗，后浮肿消退而出院，出院后继续用激素治疗，但尿蛋白一直存在，患者于1个月前自行停用激素。近3个月来24小时尿蛋白定量多波动在100～200mg，查尿常规尿蛋白均为（++）。来诊时症见：活动后双下肢水肿，双下肢发冷，纳食欠佳，小便多泡沫，大便调。查体：心肺听诊无异常，眼睑、双下肢无浮肿，舌淡苔薄白，脉细。

既往史：体健。

过敏史：无药物及食物过敏史。

辅助检查：尿常规检查示PRO（++）。

中医诊断：水肿（脾肾亏虚、湿浊瘀阻）。

西医诊断：肾病综合征。

治则治法：补脾益肾，化瘀利湿泄浊。

处方：生黄芪30g，怀山药30g，怀牛膝10g，杜仲10g，桑寄生15g，当归10g，地龙10g，水蛭6g，薏苡仁30g，草薢10g，积雪草15g，石韦15g，泽泻12g，砂仁6g，枳壳6g，甘草6g。

7剂，水煎服，日一剂。

复诊：诉下肢发凉好转，仍觉困重，下午或劳累后足踝处轻度浮肿。纳食可，上方加泽兰 15g，桂枝 6g。

14 剂，水煎服，日一剂。

三诊：患者乏力，双下肢困重，浮肿不明显，发凉减轻，舌淡红边有齿痕，苔薄白，脉沉细。尿蛋白（＋）。上方加人参 10g。

诊疗效果评价：患者治疗 3 个月余后蛋白转阴，继续巩固治疗半年余而获愈。

【按语及体会】肾病综合征病因复杂，以蛋白尿为突出矛盾。陈权认为，本病产生根于先天禀赋不足，复感外邪侵袭、饮食不节等而致，其发病以脾肾亏虚为根本。"肾者主蛰，封藏之本，精之处也"。肾气肾精亏虚，肾失封藏，精气外泄而见蛋白尿；同时，肾主水，肾虚气化失常，关门不利，气化失常而见尿少、水肿等。脾为后天之本，主运化，脾虚运化水液功能失调，导致水液在体内停滞而致浮肿，同时，脾虚气血生化乏源与肾病性低蛋白血症性水肿相一致。脾肾亏虚基础之上，加之外邪侵袭，饮食不节，湿热内生，蕴结下焦，清浊不分；或起居不慎，劳事不节耗伤肾精致蛋白尿。湿热久蕴，外邪久郁，气血运化失调，血液运行不利，形成血瘀。

长期蛋白尿，病邪久恋，正气被伐，肾不藏精，长期蛋白尿流失，精气耗损，以至于脾肾亏虚，脾虚湿胜致下肢困重、浮肿、纳差，脾虚不能布散阳气到四末故双下肢发凉；正气亏虚，血行无力渐至血瘀。方中生黄芪、山药补益脾肾，桑寄生、杜仲、牛膝补肝肾，薏苡仁、芡实健脾利湿，萆薢、石韦、泽泻、积雪草渗湿利尿，当归、地龙、水蛭活血通利血脉，砂仁、枳壳行气以助化湿，同时具有醒脾之功，甘草调和。整个治疗过程始终以补益脾肾、活血利湿为主，标本同治而奏效。

【病例3】周某某，性别：男，年龄：14岁。

初诊日期：2006年4月3日。

主诉：浮肿反复发作半年余。

现病史：患者于半年前感冒发热，在当地卫生室治疗好转，但继发浮肿，腰酸肢倦，神疲纳差，恶心呕吐，就地治疗无效，来我院就诊。经内科诊断为肾病综合征，住院治疗1个月余，病情好转出院。出院后查继续服用泼尼松治疗，在治疗期间每逢感冒，尿蛋白即会增多，症状又复加重。刻下症：7天前外感愈后，神疲体倦，腰酸腿沉，双下肢浮肿，纳呆腹胀，小便量少多沫，大便不爽。舌红苔黄腻，脉沉滑数。

既往史：体健。

辅助检查：尿常规检查示，PRO(+++)，BLD(++)，WBC(+)。

辨证思路：感受外邪，未能清解消透，湿热内阻，脾肾失运，一则导致水液代谢受阻，溢于肌肤，且影响中焦运化；二则精微传输受阻，肾不藏精而外泄。

中医诊断：浮肿。

西医诊断：肾病综合征。

治则治法：清热利湿，活血通络。

处方：黄柏 10g，白花蛇舌草 20g，蒲公英 20g，六月雪 18g，地锦草 20g，茯苓 30g，白术 12g，车前子 20g，泽泻 12g，石韦 20g，白茅根 30g，竹叶 12g，川芎 10g，益母草 15g，红花 6g，丹参 30g，甘草 6g。

7 剂，水煎服，日一剂。

西医治疗：福辛普利、双密达莫（潘生丁）、泼尼松等。

二诊（2006-04-09）：上方服 6 剂后，腰酸腿沉、纳呆腹胀等症状大减，双下肢浮肿去，症见咽干，头晕目涩，小便量增多，但仍多沫，大便正常。舌红苔少，脉沉细。尿常规：PRO（++），BLD（++），WBC（-）。

病后存余邪热，日久伤及阴液，加之久服激素，而致肝肾阴虚。转为补养肝肾，兼益气活血。整方如下：

生地 30g，山萸肉 12g，枸杞 15g，制首乌 30g，怀牛膝 12g，女贞子 12g，旱莲草 15g，黄芪 30g，山药 30g，茯苓 15g，泽泻 15g，丹参 30g，益母草 30g，甘草 6g。

水煎服，日一剂。

三诊（2007-01-28）：患者服用上方为主调理近 1 个月，诸症已不显，尿蛋白转阴，患者中断服用中药，并迅速将激素减量至停药。6 个月后，再次外感后，明显浮肿，尿蛋白再次增多，患者表现为极易外感，肢倦神疲，腰酸畏寒，面色不华，胸闷不舒，小便量少多沫，大便溏，舌淡胖质润苔白腻，脉沉细。尿常规：PRO（++），BLD（+）。

久病不愈，失于调治，护理欠当，脾肾阳虚，水湿泛滥。

治宜温肾健脾，行气利水，活血通络。予济生肾气丸加减：

制附子 6g（先煎），桂枝 6g，熟地 15g，山萸肉 10g，菟丝子 15g，制首乌 30g，桑寄生 15g，黄芪 30g，茯苓 18g，山药 30g，白术 15g，泽泻 15g，车前子 15g，大腹皮 15g，枳壳 12g，丹参 30g，川芎 10g，益母草 30g，甘草 6g。

水煎服，日一剂。

诊疗效果评价：经上方加减调治 20 天余，患者症状再次消失，尿常规转阴。继续调治 2 个月，患者精神状态转佳，面色光泽，感冒减少，尿常规始终为阴性，又复入学。1 个月前电话随访知患者平安，期间有 1 次感冒，亦未有复发。

【按语及体会】肾病综合征因与多脏腑功能失调有关，病机错综复杂，故临床证候不一，在激素的使用过程中，有些专家认为其病机呈现一定的转化规律。本证的变化多为阴虚→气阴两虚→阳虚→阴阳两虚；标实的转化规律多为湿热、热毒→湿毒、瘀血。

此病例在 1 年的激素服用过程中即呈现了一定的转变特点，初诊时一派湿热内阻之象，因此予以驱邪为主的清热利湿，活血通络的治则；患者长期服用激素，复加反复外感，余热久羁，耗伤阴液，后转为补养肝肾，兼益气活血为主；后由于患者调养不当，激素不规范减量，症状复发，表现为脾肾阳虚之证，则转为温肾健脾为主。虽为同一患者同一疾病，却在不同阶段呈现出不同病机，投以不同的治法，均可收效，可谓"殊途同归"，亦属"同病异治"之体现。

通过对本病案的体会，我们认识到，在肾病综合征的漫长过程中，阳损及阴、气病及血、因虚致实、因实致虚等都是经常发生的，诊治必须审度病机，知常达变，适时调度，切不可对"证"对"方"一守到底。

【病例4】赵某某，性别：男，年龄：4岁。

初诊日期：2009年1月12日。

主诉：头面部、四肢反复浮肿，蛋白尿半年余。

现病史：患儿自2008年10月初感冒后，出现头面部浮肿，逐渐加重，尿量少。在某医院查血浆白蛋白23g/L、PRO（+++）。诊断为肾病综合征。住院以泼尼松口服等治疗2个月余出院。在该院门诊定期复诊，泼尼松减至10mg/d。于2009年1月10日感冒后，眼睑、双下肢再次浮肿，尿少。纳减，大便溏，舌淡苔白脉细。

既往史：体健。

辅助检查：尿常规检查示PRO（+++），24小时尿蛋白定量4.9g。

辨证思路：脾肾虚弱，风邪袭表，肺气闭塞，风遏水阻。

中医诊断：水肿（风水——脾肾虚弱、水湿浸渍）。

西医诊断：肾病综合征。

治则治法：益气补肾，祛风利湿。

处方：黄芪18g，防己6g，熟地15g，山药10g，白术15g，山萸肉6g，猪苓10g，茯苓10g，薏苡仁15g，泽泻10g，金樱子 18g，白茅根 20g，益母草 15g，石韦 15g，车前子 12g（包煎）。

7 剂，水煎服，日一剂。

西医治疗：泼尼松 30mg/d，日 1 次。

二诊（2009-01-26）：上方加减治疗 2 周后，浮肿、尿少等症状减轻，PRO（+），24 小时尿蛋白定量 1.18g。但日前又复感冒、咳嗽、咽后壁潮红，扁桃体肿大 Ⅱ 度以上，双目浮肿，舌红苔薄黄，脉浮数。

复感外邪，肺失清肃，水失输布。中药改疏风清热，解毒利咽为主。以银翘散加味，处方如下：

金银花 10g，连翘 12g，薄荷 6g，桔梗 8g，牛蒡子 6g，芦根 15g，竹叶 6g，麻黄 3g，杏仁 6g，桑皮 10g，百部 10g，僵蚕 6g，蝉衣 6g。

5 剂，水煎服，日一剂。

三诊（2009-02-02）：服上方 5 剂感冒咳嗽愈，晨起面目微浮肿，余无明显不适。舌淡苔薄白，脉细。尿常规：PRO（+）。

外邪已去，脾肾虚弱、水湿浸渍，继以益气补肾、祛风湿为治法。改用首诊方加减，服药 60 多剂。

四诊（2009-04-05）：上方服用近 2 个月，患儿自汗多、面肢轻度浮肿，近日纳减。舌苔厚腻，脉滑数。表虚不固，脾虚湿盛。中药更方，益气固表，健脾利湿。处方如下：

黄芪 35g，白术 6g，防风 6g，山药 15g，薏苡仁 12g，茯苓 12g，陈皮 8g，芡实 15g，金樱子 18g，石韦 12g，连翘 12g，蝉

衣 8g，鸡内金 8g，炒麦芽 9g。

水煎服，日一剂。

诊疗效果评价：历时 1 年，期间又 3 次感冒，2 次胃肠炎发热，查尿蛋白均（++）～（+++），3 次将泼尼松量加至 30～35mg/d，其母拒绝加用环磷酰胺等药治疗，中药主方不变，适当加用清热解毒、祛风消肿、利尿等药治标，病情逐渐稳定，经 12 个月不间断服中药上方加减，以及最小剂量泼尼松 2.5mg，1 次 /2d 口服维持，到完全停服。患儿病情稳定，精神、饮食均好，汗出不多。多次复查尿蛋白均（-），24 小时尿蛋白定量 0.12～0.14g。后又巩固治疗，间断服药至 2010 年 3 月 17 日停止一切治疗。

【按语及体会】陈权认为频复发作难治性肾病综合征，儿童极为常见，因为小儿脏腑娇嫩，腠理不密。患病后经激素等多种药物治疗，脾胃受伤，抵抗力低下，反复感冒感染消化道症状，致肾病频繁复发。宜重用益气固表，每方黄芪量均达 35～45g，佐以白术、防风为玉屏风散，不仅补气固表、增强免疫力，且可涩精止汗，减少尿蛋白。脾为后天之源，脾旺不受邪，善用山药、白术、薏苡仁、茯苓、陈皮、鸡内金等健脾助运，补后天实先天，合补肾固精法，脾肾双补，体质渐强，减少复发，而使病情逐渐康复。

（三）肾病综合征复发（膜性肾病）

【病例】李某某，性别：男，年龄：34 岁。

初诊日期：2007 年 11 月 15 日。

主诉：腰背酸痛、下肢浮肿、尿浑浊反复 5 年余。

现病史：患者 5 年前因腰背酸痛、下肢浮肿、尿浑浊反复发作，住院后诊断为肾病综合征。以激素、抗生素、吲哚美辛（消炎痛）、中药等多法治疗，病情不稳定，每年均复发 3 次以上。5 天前受凉后出现鼻塞，咳嗽，咳吐泡沫样痰，腰背酸痛，全身发紧，双下肢浮肿，尿浑浊，量少。舌淡嫩苔白腻，脉沉紧。

既往史：体健。

辅助检查：血浆白蛋白 28g/L、球蛋白 19g/L；尿 PRO（+++），镜检示 WBC 1～3/HP、RBC 8～12/HP；24 小时尿蛋白定量 3.9g。2006 年肾穿刺活检：光镜下示：肾小球弥漫性病变，上皮下沉积；免疫荧光示 IgG（++++）、IgA（－）、IgM（－）、C3（+）、C4（±）。

辨证思路：脾肾阳虚，肾失蒸化，开阖不利，肾失封藏，精微下泄。

中医诊断：（1）阴水（脾肾阳虚）；（2）风寒感冒。

西医诊断：（1）肾病综合征复发（膜性肾病）；（2）上呼吸道感染。

治则治法：先拟宣肺解表，提壶揭盖。

处方：麻黄 9g，杏仁 9g，桑白皮 10g，猪苓、茯苓各 15g，桂枝 9g，白术 10g，薏苡仁 24g，赤小豆 30g，泽泻 12g，防己 9g，白茅根 30g，车前草 12g。

　　　　　　　　　　　　　　　7 剂，水煎服，日一剂。

西医治疗：曾以激素、抗生素、消炎痛等多法治疗，服用中药后，基本停服西药。

二诊（2007-11-22）：上方服 7 剂，精神见好，形寒腿软、浮肿明显减轻，但感腰背酸痛、尿浑浊多泡沫，舌淡胖苔白腻，脉沉滑。尿常规：PRO（+++），镜检：WBC 0～1/HP、RBC（-）；24 小时尿蛋白定量 4.8g。

表邪已除，肺气宣降复常。改用健脾补肾，分清降浊法。处方如下：

党参 18g，黄芪 30g，白术 10g，茯苓 15g，熟地黄 18g，山药 10g，山茱萸 10g，芡实 24g，金樱子 30g，萆薢 15g，乌药 10g，益智仁 12g，薏苡仁 18g，石韦 18g，车前子 12g。

水煎服，日一剂。

三诊（2008-02-18）：上方加减治疗 1 个月余，腰酸背痛等全身症状见好，下肢有时浮肿，尿泡沫减少。但 4 次查尿蛋白均（++）～（+++），24 小时尿蛋白定量 3.5～3.9g。建议加用泼尼松或环磷酰胺等西药治疗，患者不同意。仔细询问患者，除常感腰背酸痛外，且有紧、冷感，下肢怕凉，年方"五八"，阳事已衰 2～3 年。脾肾阳虚，精微不固，改用温肾壮阳，益气固精法。处方如下：

制附片 9g（先煎），肉桂 6g，熟地黄 24g，山药 15g，山茱萸 10g，菟丝子 18g，芡实 24g，金樱子 30g，黄芪 30g，淫羊藿 12g，巴戟天 10g，杜仲 15g，五味子 10g，怀牛膝 15g。

水煎服，日一剂。

四诊（2008-06-25）：守上方服药 120 多剂，腰背紧冷、下肢凉感明显减轻，无浮肿，仍气短，易汗出，尿蛋白（+），

24 小时尿蛋白定量 1.19g。脾肾阳虚，精微不固，继用温肾壮阳、益气固精法。原方加党参 18g，制附片加至 10g（先煎 20 分钟）。

诊疗效果评价：上方加减又服 80 多剂，病情一直稳定。遂停服中药汤剂，改用金匮肾气丸、补中益气丸，每日早、晚各服 1 丸，连服 3 个月后，患者断续来院门诊，服上方加减 400 多剂，历时 1 年 8 个月，先后复查尿常规 20 多次，PRO（－），镜检（－），24 小时尿蛋白定量 0.07 ～ 0.12g。

【按语及体会】此例频复发性肾病综合征患者，因对激素等多种西药治疗不敏感，对环磷酰胺等免疫抑制剂拒绝用，病程迁延 5 年余，多次住院、门诊治疗，病情不稳定。陈权针对患者的个体特点，基本以纯中药为主治愈。整个疗程，根据标本缓急、辨证施治的治则，大体采用了 3 个方面的治法：①宣肺解表、提壶揭盖；②健脾补肾、分清降浊；③温肾壮阳、益气固精。三法中以温肾壮阳、益气固精法运用时间最长，药量最大，以制附片为主的附桂参芪地黄汤加减，先后服过 500 多剂，每剂方中制附片量均达 8 ～ 10g，总量达 4000g，未见任何毒副反应，随访跟踪观察 1 余年，直到日前查肝、肾功能等均正常。但为安全稳妥，制附片量达 10g 以上，应先煎 20 分钟为宜。

频复发难治性肾病综合征，是指经泼尼松标准疗程治疗，或泼尼松加环磷酰胺，或加中药等治疗有效，但频繁复发，每半年复发 2 次或 1 年复发 3 次，病理分型多为局灶节段性肾小球硬化、膜性肾病、膜增殖性肾炎等，是肾脏内科的难题之一。陈权采用中西医结合，以中医健脾补肾为基本治法，针对个体差异的特殊临床表现，分别重用益气固表、养血疏肝、温肾壮阳、填精泄浊等方法，极其缓慢递减激素及环磷酰胺，并随症即时确当配合有效的中、西药对症治疗，减毒增效，使病情获得缓解。本病疗程较长，嘱患者必须坚持耐心治疗，注意饮食、情志、生活诸多方面的配合，方可获愈。

（四）肾病综合征（系膜增生性肾小球肾炎）

【病例】诸葛某某，性别：男，年龄：35岁。

初诊日期：2008年11月3日。

主诉：蛋白尿反复发作4年余。

现病史：患者于2004年6月末出现双下肢浮肿，尿常规检查示PRO（++++），在某医院诊断为肾病综合征（实验室检查不详）。曾于2004年7月住临沂市人民医院治疗，诊断为肾病综合征，口服醋酸泼尼松、雷公藤多苷及其他常规治疗，双下肢浮肿消失，复检PRO（+++），未再进一步缓解，停服雷公藤多苷，共服用4周。2004年8月肾脏病理示：膜增生性肾小球肾炎，醋酸泼尼松逐渐减量，现寻求中医治疗。症见：腰酸乏力，小便多泡沫，余无明显不适，舌红，苔白，脉细滑。

既往史：体健。

辅助检查：BP 110/80 mmHg；血常规正常；尿常规 BLD（++），PRO（+++），RBC 3～5/HP；24小时尿蛋白定量3.76g；生化：CHOL 4.46mmol/L，BUN 7.61mmol/L，Scr 136.9μmol/L，UA 537.3μmol/L，TP 61.9g/L，ALB 38.0g/L。B超：左肾10.3cm×5.3cm×5.0cm，右肾10.0cm×4.3cm×4.4cm，双肾弥

漫性改变。

辨证思路：脾肾气阴两虚，运化失常，肾失固摄，湿浊内蕴，日久化热，湿热互结，脉络瘀阻。

中医诊断：尿浊（气阴两虚，湿热内蕴）。

西医诊断：肾病综合征（膜增生性肾小球肾炎）。

治则治法：益气养阴，清热利湿。

处方：黄芪 50g，太子参 25g，淮山药 20g，薏苡仁 20g，怀牛膝 20 g，沙参 20 g，玄参 20g，白茅根 30g，白花蛇舌草 30g，半枝莲 25g，僵蚕 20g，苏木 25g，防风 15g，甘草 6g。

14 剂，水煎服，日一剂。

西医治疗：贝那普利（洛汀新）10 mg/d，潘生丁 100mg，日 3 次，口服。

二诊（2008-11-17）：服药后患者乏力明显好转，仍时有腰酸，劳累后加重，舌淡红，苔薄白，脉细滑。复检尿常规 BLD（+）、PRO（+）、RBC 0 ～ 1/HP，24 小时尿蛋白定量 49g。

肾虚待复，邪实渐消。治疗以补肾化浊为主。拟方如下：

黄芪 50g，党参 20g，山茱萸 20g，熟地黄 20g，枸杞子 20g，菟丝子 20g，桃仁 15g，赤芍 20g，丹参 20g，川芎 15g，穿山龙 30g，白花蛇舌草 30g，瞿麦 20g，扁蓄 20g，女贞子 20g，芡实 20g，桑螵蛸 20g。

14 剂，水煎服，日一剂。

三诊（2008-12-01）：服药后患者腰酸消失，无明显不适，舌淡红，苔薄白，脉细滑。复检尿常规 BLD（+）、PRO（+）、

RBC 0～1/HP，24小时尿蛋白定量1.64g；生化：CHOL 4.49mmol/L，BUN 5.48mmol/L，Scr 89.0μmol/L。

肾虚待复，邪实渐消。继以补肾化浊为主治疗。原方加生薏苡仁30g，车前子15g（包煎）。

水煎服，日一剂。

诊疗效果评价：应用上述两法临证加减，交替应用半年余，复检PRO（+）～（++），24小时尿蛋白定量1.62～2.1g，BUN 5.32～8.07mmol/L，Scr 92.6～123.5μmol/L，病情得到控制，效果较为理想。

【按语及体会】本患者病史4年半余，应用激素治疗8周，并服雷公藤多苷治疗4周，符合难治性肾病综合征的诊断标准，后经肾脏病理示膜增生性肾小球肾炎（亦称为膜增殖性肾炎）。本病预后较差，多年来的大量研究显示，应用糖皮质激素类固醇、细胞毒制剂及环孢素A的各种剂量、方法和疗程的组合，均未显示令人信服的有效结果。陈权据此制定了减少尿蛋白，防治肾功能恶化的主要目标。在醋酸泼尼松、雷公藤多苷治疗无效的前提下，令患者不再服用，以减少其毒副作用对于机体的影响。虽血压不高，亦令患者服用ACEI类降压药物洛汀新以减少肾小球球内高压，以减少尿蛋白的流失。因患者无明显不适感，而据尿蛋白量及肾功能水平来判定患者正气与邪气的盛衰，初诊时患者大量蛋白尿，血清肌酐、尿酸均高于正常值，正虚邪实，而治以标本兼治为主，偏于祛邪。二诊患者蛋白定量明显减少，血清肌酐、尿酸有所下降，正气盛而邪气衰，治法则仍以标本同治为主，但侧重于扶正气以祛邪，重用益气补肾之剂，以期培护先天之本，而使正气强盛。后亦据病情而采用两种方法交替应用，使病情稳定，从而达到治疗疾病的目的。

陈权认为难治性肾病综合征的发生与感受外邪和正气虚弱有关，而病程渐久则又与湿热、瘀血、脾肾两虚密切相关，临证之时常据肾脏病理制定不同的治疗目标，灵活掌握益气养阴、清热解毒利湿、活血化瘀、健脾补肾等方法，辨证融合而用，并配合西药，相辅相成而达治疗疾病的目的。

（五）隐匿性肾炎

【病例1】杨某，性别：女，年龄：43岁。

初诊日期：2009年6月15日。

主诉：泡沫尿半年。

现病史：半年前因泡沫尿行尿液检查发现尿中蛋白和红细胞，进一步检查B超泌尿系统无异常，肾功能正常，无高血压，以后多次复查尿常规持续有PRO（＋）～（＋＋）。平时易感冒，在咽痛明显时查尿中蛋白和红细胞增加。腰酸乏力，纳可，眠欠安，便略溏。查体：神情，气平，面目肢体无浮肿，舌质淡红苔薄，脉细。

既往史：体健。

辅助检查：BP 130/80mmHg；尿常规检查示 PRO（＋＋），BLD（＋）；24小时尿蛋白定量 0.62g。

辨证思路：肾虚不固，封藏失职，脾虚失运，清阳不升，导致精气失布，精微下泄而出现蛋白尿。

中医诊断：石水（脾肾两虚证）。

西医诊断：隐匿性肾炎。

治则治法：健脾补肾。

处方：党参 15g，丹参 15g，黄芪 30g，熟地 15g，山药 15g，山萸肉 15g，石韦 15g，薏苡仁 30g，杜仲 15g，牛膝 12g，当归 15g，川芎 15g，黑荆芥 15g。

7 剂，水煎服，日一剂。

西医治疗：未服用激素及免疫抑制剂，曾服用肾炎康复片、六味地黄丸等中成药。

二诊（2009-06-22）：乏力症状改善，自觉仍时有咽部不适。舌淡红，苔薄，脉细。尿常规：PRO（±），BLD（+），RBC 6～9/HP。

风热邪毒居于咽喉，循足少阴肾经内归于肾，酌加养阴清热之剂。上方去黑荆芥，加金银花 15g，豆根 10g，玄参 9g，牡丹皮 14g。

14 剂，水煎服，日一剂。

三诊（2009-07-07）：上方服 14 剂后，无不适症状，舌脉均正常。尿常规：PRO（-），RBC 1～3/HP。

风热邪毒已除，脾肾仍虚。健脾补肾，益气固表。首诊方去荆芥，加防风 15g，白术 15g，金樱子 14g，继服 20 剂。

诊疗效果评价：此方服用 2 个月，随访尿常规 4 次均正常，无明显不适症状。

【按语及体会】陈权认为蛋白尿属祖国医学"石水""虚

劳""精微外泄"范畴，正虚邪实为其根本病因。虚以脾、肾虚弱为主，邪实以外感、水湿、湿热、瘀血为主。根据中医理论，肾为水脏，乃先天之本，藏真阴而寓元阳，受五脏六腑之精气而司封藏；脾为阴土，乃后天之本，输送水谷精微以培育和补养肾中精气，其自身亦有统摄和升清降浊的作用。肾虚不固，封藏失职，脾虚失运，清阳不升，均可导致精气失布，精微下泄而出现蛋白尿。方中党参、黄芪健脾固本；熟地、山药、山萸肉取地黄丸中三补之意，配合杜仲以补肾壮腰填精；石韦、薏苡仁、怀牛膝利水降蛋白；丹参、当归、川芎活血补血；黑荆芥止血疏表。如有外邪则以银翘清热祛风，玄参、丹皮养阴利咽，表虚不固则以玉屏风散益气固表。

【病例2】王某，性别：女，年龄：44岁。

初诊日期：2009年3月17日。

主诉：镜下血尿1年。

现病史：患者1年前感冒后出现肉眼血尿，感冒痊愈后肉眼血尿消失，尿常规检查示红细胞8～9/HP。以后患者先后服用肾炎康复片、保肾康、百令胶囊等药物。镜下血尿仍反复出现，每逢劳累后明显，自觉神疲乏力、腰酸、夜间口干，偶有颜面紧绷感。查体：神情，气平，面目肢体无浮肿，舌淡红苔薄黄腻，脉细数。

既往史：体健。

辅助检查：BP 130/80mmHg；尿常规检查示RBC（++），

PRO（微量）。

辨证思路：脾肾气阴亏虚，虚火内炽，灼伤脉络，脉络受损，血渗膀胱。

中医诊断：尿血（气阴亏虚兼有湿热）。

西医诊断：隐匿性肾炎。

治则治法：益气养阴，清热化湿。

处方：党参 15g，黄芪 30g，生地 15g，山萸肉 10g，山药 15g，茜草 15g，炒蒲黄 15g，茅根 30g，碧玉散 20g，黄柏 10g，车前子 20g。

7 剂，水煎服，日一剂。

西医治疗：曾服用肾炎康复片、保肾康、百令胶囊等药物。

二诊（2009-03-24）：上方服用 7 剂，尿常规：PRO（-）、RBC 6～9/HP，精神较前好转，口干减轻。血压正常，舌淡红苔薄黄，脉细数。

湿热渐退，气阴两虚，拟以益气养阴清热为主。上方去碧玉散、黄柏，加丹皮 15g，女贞子 15g，旱莲草 20g。

14 剂，水煎服，日一剂。

三诊（2009-04-08）：患者服用上方后周身舒适，唯有易于疲劳，劳累则有腰酸感，余无明显不适，纳眠如常，舌淡苔薄白，脉细。尿常规：PRO（-），RBC 1～3/HP。

湿热已祛，脾肾亏虚待复，以培补脾肾为要。上方加十大功劳叶 12g，黄精 15g。

14 剂，水煎服，日一剂。

诊疗效果评价：上方服用 2 周，随访尿常规检查示红细胞 1～3/HP。随访半年病情稳定，期间有两次外感，尿常规均正常。

【按语及体会】陈权认为，尿血隶属祖国医学"血证"范畴，其病因病机可分为风热外袭、湿热下注、心火下炎、气阴两虚、阴虚内热、气滞血瘀 6 型为主。六淫之邪、五脏之伤皆可导致尿血，其共同环节是肾络受损。在治疗原则上，陈权推崇《血证论》中"止血、消瘀、宁血、补血"和《先醒斋医学广笔记》中"宜行血不宜止血，宜补肝不宜伐肝，宜降气不宜降火"的治疗法则，提出偏于实证者应突出清利祛邪扶正，偏于虚证者应重视肝肾益气养阴，不应一味强调凉血和止血，而是益气、养阴与止血、凉血、活血标本兼顾。

方中党参、黄芪补气摄血，固表御邪；生地清热养阴，滋肾止血，并可制约黄芪温燥之性；女贞子、墨旱莲、山萸肉补益肝肾、涩精固脱；芦根、茅根、丹皮、碧玉散兼清虚热；仙鹤草收敛止血，茜草活血化瘀，止血不留瘀。诸药合用，标本兼治，共奏益气养阴、补肾填精、活血止血之功效。

（六）急性肾小球肾炎

【病例】孟某某，性别：女，年龄：10 岁。

初诊日期：2007 年 2 月 6 日。

主诉：颜面、双下肢浮肿 5 天。

现病史：患儿半个月前感冒发热，经服药后好转。5 天前突然出现颜面、眼睑浮肿，继而双下肢浮肿，伴有发热恶寒，鼻塞流涕，腹胀纳差，小便短赤，大便质稀。查体：体温

38.5℃，咽部红肿，颜面、眼睑、双下肢明显浮肿。舌质红苔黄腻，脉浮滑数。

既往史：体健。

辅助检查：BP 135/90mmHg；尿常规检查示：PRO（+++），BLD（+++），高倍镜下 RBC 满视野。

辨证思路：外感风热，侵袭肺卫，挟湿热内蕴，阻滞气机，以致肺失宣肃，水道不通，水湿之邪泛溢肌肤发为水肿。

中医诊断：水肿。

西医诊断：急性肾小球肾炎。

治则治法：疏风清热，宣肺利水，清热利湿。

处方：麻黄 6g，杏仁 5g，生石膏 12g，白术 10g，赤小豆 20g，连翘 6g，荆芥 6g，防风 10g，淡豆豉 12g，车前子 15g，茯苓 15g，薏苡仁 15g，白茅根 15g，甘草 5g。

水煎服，日一剂。

西医治疗：抗生素、利尿药等。

二诊（2007-02-09）：服药后颜面、眼睑及双下肢浮肿悉去，仍有低热、咽痛、口渴，小便量增多，大便转实，舌尖红苔黄，脉浮数。

肺气得宣，水湿得利，风热之邪尚留。治以辛凉宣透，清热解毒。投方麻黄连翘赤小豆汤合银翘散加减：

麻黄 6g，杏仁 6g，赤小豆 15g，金银花 12g，连翘 6g，荆芥 6g，淡豆豉 12g，桔梗 6g，牛蒡子 6g，前胡 10g，竹叶 10g，白茅根 20g，贯众 6g，甘草 5g。

水煎服，日一剂。

三诊（2007-02-12）：服药3剂之后，诸症悉除，无明显不适感觉，纳眠可，二便调。查体：咽部微红，颜面及双下肢无浮肿，舌尖红，苔薄，脉细数。尿常规：PRO（－），BLD（＋＋），RBC 10～12/HP。

风热之邪已祛，余热未清，热伤肾络，溺血日久必留瘀。治以清热凉血，活血止血。整方如下：

金银花12g，连翘6g，生地15g，牡丹皮10g，蝉蜕6g，僵蚕6g，栀子6g，竹叶10g，白茅根20g，贯众6g，小蓟12g，地榆12g，益母草15g，甘草5g。

水煎服，日一剂。

诊疗效果评价：上方服用7剂，患者尿常规完全正常，临床症状亦完全消失，无不适感觉。1个月后随访，症状无复发，尿常规正常，已上学读书，临床治愈。

【按语及体会】急性肾小球肾炎多属中医"水肿""风水"范畴。其起病多由外感风热，侵袭肺卫，挟湿热内蕴，阻滞气机，以致肺失宣肃，水道不通，水湿之邪泛溢肌肤发为水肿。

此病例发病急，颜面浮肿明显，伴有发热恶寒，鼻塞流涕，小便短赤，脉浮滑数等症状表明其病机为风热外袭，肺气不宣，湿热内蕴。因此治疗在初始阶段予以疏风清热，宣肺利水之剂"越婢加术汤""麻黄连翘赤小豆汤"，诸药合用，外能宣肺利水、疏散风热、通调水道，内能健运中州以防其水去而复来，开鬼门、洁净府兼而行之。待患儿浮肿消退，而血尿仍存，病机当属余热未清，瘀热交阻，治宜清热凉血、化瘀通利为主，则在银翘散的基础上加用凉血化瘀止血之品。如此分期论治，循序渐进，方证合拍，故收效显著。

在小儿急性肾炎的治疗过程应遵从退肿宜重发汗、血尿宜通勿涩、清热贯穿始终和补益之剂慎用的基本治法。

（七）慢性肾小球肾炎

【病例1】齐某某，性别：女，年龄：55岁。

初诊日期：2009年2月18日。

主诉：腰痛、乏力10年余，加重半年。

现病史：患者10年前无明显诱因出现腰酸痛、周身乏力，尿常规检查出现尿蛋白及潜血。近10年患者未进行系统治疗，近半年诸症加重，遂住院治疗并行肾穿刺确诊为弥漫性系膜增生性肾小球肾炎。住院治疗效果欠佳，请求中药治疗。刻下症：腰痛，面色晦暗，下肢浮肿，神疲乏力，偶有眩晕，经常耳鸣，小便泡沫量多。舌质暗灰，舌苔薄，脉濡。

既往史：体健。

辅助检查：24小时尿蛋白定量4.8g。

辨证思路：患者病程较长，病久肾阴亏虚，下焦不固，精微外泄。

中医诊断：腰痛（气阴两虚）。

西医诊断：慢性肾小球肾炎。

治则治法：补肾益气健脾，淡渗利湿。

处方：生黄芪30g，当归18g，生地黄、熟地黄各24g，黄苓 10g，黄连 6g，黄柏 15g，牡蛎 30g，泽泻 15g，薏苡仁 30g，炙龟板 18g，补骨脂 18g，白薇 15g。

7 剂，水煎服，日一剂。

西医治疗：自服中药后，停用西药治疗，未曾服用激素。

二诊（2009-02-25）：服药后症情好转，面色转华，眩晕、耳鸣消失，腰痛明显减轻，小便泡沫量减少。脉舌同前。24 小时尿蛋白定量 1.9g。

脾肾渐培，精微渐固。继以补肾益气健脾为主，佐以化湿祛瘀。处方如下：

黄芪 45g，白术 20g，茯苓 20g，薏苡仁 30g，川黄连 9g，牡蛎 40g，泽泻 15g，黑大豆 20g，炙龟板 20g，黄柏 18g，益母草 18g，丹参 20g，芡实 15g，金樱子 15g。

15 剂，水煎服，日一剂。

三诊（2009-03-11）：服药半个月，患者腰痛不显，气力大增，面色转润，近日觉胃纳减少，稍食即饱。小便无泡沫，大便如常。舌淡红苔薄白，脉细弦。24 小时尿蛋白定量 1.5g。

肾气渐固，脾运欠佳。原方去金樱子，加入焦山楂、焦六曲各 15 g，玉米须 15 g。

30 剂，水煎服，日一剂。

诊疗效果评价：上法加减调治半年余，诸症平稳，精神较佳，面色红润，24 小时尿蛋白定量 1.2g。

【按语及体会】该患者病程较长，多方求诊反复疗效不佳。陈权初拟当归六黄汤加淡渗利水药治之，效果较好，24 小时蛋白尿定量由最初的 4.8g 下降到 1.2 g，PRO 由（+++）降到（+）。以后又经半年多诊治，尿蛋白为阴性，24 小时尿蛋白定量多在正常范围，感冒之后，或过于劳累，会出现蛋白尿。期间虽有反复，但经陈权诊治症情逐渐减轻、稳定。

慢性肾炎病邪久恋，正气被伐；肾不藏精，长期蛋白流失，血清蛋白下降；脾不统血，血尿频作，出现贫血。因此，本病为精气血皆匮乏，多属本虚。由于脾肾亏虚，气化失司，导致水饮痰浊稽留，严重者出现氮质血症，此属邪实。《内经》有"邪之所凑，其气必虚"之说，陈权认为"邪之所蕴，其气更虚"，"虚之所在，受邪之地"。如果正气不能祛邪，也可反从邪化，使津液酿成湿浊，血滞导致瘀血，出现正气愈虚则邪气愈实的情况。

该患者病情初期较重，病机错综复杂，给治疗增加了难度。陈权用药灵活变通，药随症变，加减以金樱子、芡实、泽泻、黑大豆利涩同用以止蛋白尿，山药、仙灵脾、女贞子等补肾健脾，先后天兼顾，而主方则根据肾阴亏虚，阴不制阳之病机，施以补泄并用，疗效满意。

【病例 2】夏某某，性别：男，年龄：51 岁。

初诊日期：2007 年 8 月 10 日。

主诉：腰痛乏力 1 年。

现病史：患者于 10 年前觉腰部酸痛，双下肢乏力，在当地医院就诊，测血压正常，尿常规中尿蛋白阴性，潜血（+++），被诊断为隐匿性肾炎。近10年未进行正规治疗。4个月前，劳累后出现头晕，乏力加重，双下肢浮肿，测BP 200/120mmHg，尿常规PRO（+++）、BLD（+++），遂收入肾内科治疗。予降压、抗凝等药物后，血压控制稳定，但尿蛋白未有消除，特就诊于中医科。刻下症：周身乏力，腰酸而痛，下肢沉乏，劳累后诸症加重，无明显头晕，因服用近10种西药而致食欲不振，小便沫多，夜尿频，5～6次/夜，大便正常。查体：双下肢轻度浮肿，舌淡暗，苔薄黄腻，脉沉滑。

既往史：慢性肾炎史10余年。

辅助检查：尿常规检查示PRO（+++），BLD（++），RBC 15～18/HP；Scr 150μmol/L；BP 145/90mmHg。

辨证思路：外邪侵袭，饮食起居失常导致脾肾功能失调，脾不传输，肾失开合，三焦水道不通而成水肿，脾失运化，肾失封藏，精微下注。

中医诊断：（1）水肿；（2）腰痛。

西医诊断：慢性肾小球肾炎。

治则治法：培补脾肾，利湿消肿，活血通络。

处方：黄芪30g，白术15g，山药30g，茯苓18g，制首乌30g，菟丝子18g，山萸肉10g，薏苡仁30g，泽泻15g，车前子15g，石韦30g，六月雪30g，地锦草30g，川芎12g，丹参30g，益母草30g，制大黄6g，甘草6g。

水煎服，日一剂。

西医治疗：伊贝沙坦、非洛地平、雷公藤多苷等。

二诊（2007-08-20）：服药后双下肢浮肿消失，胃脘不适，痞胀感，时有恶心干呕。前夜受凉后，恶寒，咽痒微咳，鼻流清涕，无发热。余无明显不适感。舌淡暗苔薄黄腻，脉浮滑。

素有胃气不和之证，又复外感风寒之邪，肺气不宣，胃气失降。上方基础上加用发表宣肺、降逆止呕之品：苏叶10g，桔梗12g，半夏10g，竹茹12g。

三诊（2007-08-31）：患者感冒症状消失，近日胃脘不适感减轻，无胃胀，仍有恶心干呕，气力较前增加，腰痛明显减轻，小便沫减少，夜尿1～2次，大便2～3次/日。双下肢无浮肿，舌淡暗苔薄白不腻，脉沉。尿常规检查示：PRO（++）、BLD（+）、RBC 6～8/HP；Scr 128μmol/L；BP 135/90mmHg。

外邪已祛，水湿势减，脾肾亏虚待复。治则仍守培补脾肾为主，兼活血利湿。整方如下：

黄芪45g，党参10g，白术15g，山药30g，茯苓18g，制首乌30g，菟丝子18g，山萸肉10g，薏苡仁30g，车前子15g，六月雪30g，地锦草30g，川芎12g，丹参30g，益母草30g，制大黄6g，陈皮10，半夏15g，甘草6g。

诊疗效果评价：患者以上方加减调治至今，病情稳定，现无明显不适感觉。9月17日尿常规检查示PRO（±）、BLD（-）、RBC 1～3/HP，Scr 105μmol/L，病情得到控制，有待于继续调理，可望患者肾功能长期保持稳定状态。

【按语及体会】蛋白质是构成人体和维持生命活动的基本物质，属于祖国医学的"精气""水谷精微"之范畴，即张介宾所言："精，食物之精华也。""精气宜藏不宜泄"，其中发挥主要功能的是脾肾，肾为封藏之本，脾主统摄升清。肾虚封藏失职，肾不藏精，精气下泄；脾虚运化失司，统摄无权，不能摄精，清气下陷，均可以出现蛋白尿。因此肾不藏精，精气下泄和脾不摄精，清气下陷是蛋白尿产生的根本原因。因此，临床辨证及治疗要着眼脾肾，注重调整两者的功能，促进脾肾生理功能的恢复是临床治疗的关键。而且脾肾功能失调，水谷精微代谢失常，导致痰湿瘀血等病理产物的形成和堆积，直接影响到蛋白尿的发生发展，因此瘀血痰湿在慢性肾炎蛋白尿的发生及病情演变过程中具有至关重要的意义，直接关系着病程的发展和病情的预后。瘀血是肾脏疾病在发生发展中所形成的病理产物，符合"久病必瘀"的观点，而慢性肾炎患者，肾小球毛细血管内皮细胞增生，血小板凝集导致毛细血管栓塞，此类肾小球病变与中医"瘀血"名称各异，实质相同，符合中医近年微观辨证对于瘀的认识。瘀血在这里不但是病理产物，而且由于瘀血滞肾，脉络不通，营血精微物质运行受阻，外溢形成蛋白尿，直接促成蛋白尿这一症状的出现。

因此，在慢性肾炎蛋白尿的分型论治过程中，益气活血要贯穿始终。黄芪为治疗此病之要药，蛋白渗出属腠理不固，本药古称可以"紧腠理"，在治疗过程中可根据病情逐步增加黄芪用量，对于减少蛋白尿疗效可靠。

【病例3】高某某，性别：男，年龄：48岁。

初诊日期：2013年10月18日。

主诉：腰部酸痛不适10余日。

现病史：患者10余日前在工地劳动后出现双侧腰部疼痛，为酸痛、乏力，伴右侧胁肋部疼痛，口干、耳鸣，遂到内科门诊就诊。尿常规示：BLD（+），PRO（-）；上消化道钡餐示：胃炎。患者为行中医治疗而来诊。刻下症：腰部酸痛、乏力，口干、耳鸣，右侧胁肋部疼痛，纳食失眠可，大小便正常。舌红苔薄黄，脉弦细。

既往史：10年前曾有血尿病史，中药治疗后痊愈。

过敏史：否认药物及食物过敏史。

辅助检查：尿常规检查示BLD（+），PRO（-）；上消化道钡餐示胃炎。

中医诊断：血尿（肾阴亏虚，热伤血络）。

西医诊断：慢性肾炎。

治则治法：养阴清热止血。

处方：生熟地各15g，山萸肉10g，女贞子20g，旱莲草30g，三七粉6g（冲服），丹参30g，茜草10g，草决明10g，生山楂10g，栀子炭10g，鬼箭羽20g，血余炭10g，地锦草30g，甘草6g。

7剂，水煎服，日一剂。

复诊：服药7剂，腰痛及右胁痛减轻，时有双下肢酸软乏力，耳鸣，小便可，大便正常，舌红苔薄黄，脉弦细。上方加续断15g，虎杖10g。

7剂，水煎服，日一剂。

三诊：腰痛腰酸不显，时有双膝关节酸软乏力，右胁隐痛不适，小便时痛，纳眠可，二便调。舌红苔薄，脉弦细。尿常规：（－）。上方加水蛭6g，翻白草30g。

14剂，水煎服，日一剂。

诊疗效果评价：上方再加减治疗2个月，症状消失，尿常规均无异常。

【按语及体会】本病按照临床症状等表现，可依中医学之"尿血"进行辨证论治，其病程缠绵，反复发作，是治疗中的一个难题。肾性血尿发病部位主在肾与膀胱，"肾者水脏，主津液，肾气从阳则开，阳太盛则关门大开，水直下而为消；肾气从阴阖，水不通则肿"。肾气虚则封藏失职，水谷精微外泄，出现血尿等，若疾病迁延，精微渐亏乏，终成虚证或虚实夹杂之证。

陈权认为，慢性肾脏病其基本病机在于本虚标实，虚在脾肾不足，或阴虚，或阳虚，实在瘀血或湿热等。其发生可有以下因素：①反复外感风热之邪，邪热循肾经入肾，灼伤肾之血络；②饮食肥甘、或辛辣日久，热邪蕴结，伤及血络；③情志郁结或压力大，肝郁日久化热，入血伤血；④热病伤阴，或劳力劳神过度损伤阴精，阴虚火旺，灼伤肾络；⑤久病气虚，气不摄血。本例患者乃工地工作民工，终日劳役损伤阴精，致阴虚火旺，血络受灼而外溢，根据其基本病机，当以补肾养阴清热为主，使虚火得清以澄其源，故而选方六味地黄汤合二至丸加减治疗。另外，临床上尚需要注意，离经之血即为瘀血，故而方中加三七、鬼箭羽、血余炭、丹参、茜草等活血止血。切勿单纯用止血、偏于收敛，以免造成止血留瘀之嫌。

【病例 4】安某，性别：男，年龄：35 岁。

初诊日期：2014 年 2 月 28 日。

主诉：尿常规检查异常 1 年余。

现病史：患者于 2013 年春节前劳累后出现腰痛、乏力等症状，未予重视，春节后体检时发现尿中隐血，无尿频、尿急、无发热等，到泌尿内科就诊，给予血尿安等口服治疗近 1 年，尿中隐血一直波动于（＋）～（＋＋），遂转求中医治疗。就诊时症见：周身乏力，腰酸腰痛，畏寒，无尿频、尿急、尿痛，无发热，无头痛、咽痛，纳食、睡眠正常，大小便调畅，舌红，苔薄白，脉弦细。

既往史：体健。

过敏史：否认药物及食物过敏史。

辅助检查：尿常规检查示 BLD（＋），PRO（－）；泌尿系彩超无明显异常。

中医诊断：血尿（肾虚火旺，血络受损）。

西医诊断：慢性肾炎。

治则治法：养阴清热凉血。

处方：生地 30g，山萸肉 10g，女贞子 20g，旱莲草 30g，三七 3g，当归 10g，地骨皮 12g，黄芪 30g，茯苓 30g，龙牡各 30g，灯盏花 10g，甘草 6g。

7 剂，水煎服，日一剂。

复诊：服药后腰痛减轻，仍有畏寒、乏力，饮食正常，多梦，夜间时有心慌，舌红苔薄白，脉细数。上方加姜黄10g，磁石15g。

14剂，水煎服，日一剂。

三诊：偶有腰痛、畏寒，无乏力，睡前偶有心慌，口干不欲饮，睡眠可，饮食正常，二便调，舌红苔薄黄，脉沉细。尿常规：BLD（±）。以上方去灯盏花，加知母6g，黄柏6g，龟板15g。

14剂，水煎服，日一剂。

四诊：仍有腰痛，睡眠差，多梦，口干不欲饮，纳食可，舌红苔薄白，脉沉细。处方如下：

黄芪45g，人参6g，白术10g，当归10g，白芍10g，生地15g，川断10g，杜仲10g，茜草6g，阿胶10g，鸡血藤20g，夜交藤30g，陈皮6g，甘草6g。

7剂，水煎服，日一剂。

上方加减再用药1个月余，尿检一直无异常。

【按语及体会】 本病类于西医之隐匿性肾炎，本例患者病史1年余，据症状及舌脉等当属气阴两虚，血络受灼而外溢，根据其基本病机，当以补肾养阴益气为主，使虚火得清，气虚得补而复其统摄之权。如此紧扣病机方可取效。切勿见血即止血，偏重于收敛之品，以免造成止血留瘀之嫌。根据陈权治疗经验，针对单纯性血尿治疗中，或以四君子汤，或以二至丸、六味地黄丸，另加仙鹤草、白茅根、怀牛膝、侧柏炭、蒲黄叶、黄芪为基础方，根据不同证型，加减治疗，可取得很好的疗效。

（八）慢性肾功能衰竭

【病例 1】李某某，性别：男，年龄：31 岁。

初诊日期：2007 年 8 月 13 日。

主诉：慢性肾炎史 3 年，浮肿加重 1 个月。

现病史：患者 3 年前查体发现尿蛋白，伴血压升高，在内科诊为慢性肾炎，自服康肾胶囊、至令胶囊及降压药，病情稳定，无明显不适感觉。1 个月前外感发热，引发双下肢明显浮肿，尿常规检查示 PRO（++++），血肌酐上升，遂住院行肾穿刺活检术，治疗 1 个月，疗效欠佳，遂出院欲转服中药治疗。刻下症：周身乏力，双下肢为重，纳少，无呕恶，小便量少灼热，多沫，大便正常。舌红苔薄黄腻，脉滑数。

既往史：体健。

辅助检查：BP 160/92mmHg；肾活检示局灶性节段性肾小球硬化症（光镜下可见 7 个小球，2 个小球球性硬化，1 个小球节段硬化伴球囊粘连，其余小球系膜细胞轻度增生，部分小管上皮空泡变性，灶性炎症细胞浸润，间质纤维化等）；尿常规检查示 PRO（+++），BLD（+++），RBC 高倍镜下满视野；血 Scr 189μmol/L。

辨证思路：肾主水，司开阖，具封藏功能。风邪外袭内扰，与湿相合，内扰于肾，肾络瘀闭，而致开阖失司，封藏失职，溺毒内留，而发诸症。

中医诊断：（1）肾风；（2）溺毒。

西医诊断：慢性肾炎；慢性肾功能衰竭。

治则治法：祛湿泻浊，散瘀活络。

处方：黄柏 10g，白花蛇舌草 30g，六月雪 18g，地锦草 20g，茯苓 30g，苍术 10g，车前子 20g，泽泻 12g，石韦 20g，白茅根 30g，川芎 10g，益母草 15g，莪术 15g，丹参 30g，甘草 6g。

水煎服，日一剂。

西医治疗：西药代文以降低血压。

二诊（2007-08-20）：上方服 6 剂后，乏力、腿沉等症状大减，双下肢浮肿减轻，小便量增多，泡沫减少，仍有小便灼热，大便正常。舌红苔薄黄腻，脉滑数。BP：150/86mmHg；尿常规：PRO（++），BLD（+++），高倍镜下 RBC 多量。

湿热下注，肾络瘀闭，溺毒内留。上方合拍，治法不变，加强清热力度。上方加竹叶 10g。

三诊（2007-09-09）：服药后小便灼热感消失，双下肢无浮肿，余症皆减轻。纳眠可，小便量正常，泡沫减少，大便无异常。舌红苔薄，脉细。BP：135/82mmHg；尿常规：PRO（+），BLD（++），RBC 25～28/HP；血 Scr 119μmol/L。瘀热伤络，血渗脉外，加之肾气亏虚，封藏失职，血随尿出。治以益肾补气，活血止血，清利湿毒。处方如下：

（1）制首乌 30g，菟丝子 15g，生地 30g，黄柏 10g，白花蛇舌草 30g，六月雪 18g，地锦草 20g，茯苓 30g，车前子 20g，泽泻 12g，石韦 20g，白茅根 30g，竹叶 10g，藕节炭 30g，川芎 10g，益母草 15g，莪术 15g，丹参 30g，甘草 6g。

水煎服，日一剂。

（2）水蛭粉 60g，三七粉 90g，川芎 90g，炮山甲 60g，制鳖甲 60g，龟板 60g。

上药共研细末，装入胶囊，每次 4 粒，日 3 次。

诊疗效果评价：患者服用 10 余天，尿常规检查示 PRO（+），BLD（±），RBC 高倍镜下 2～4 个。调治至今，患者病情明显好转，无明显不适感觉，血压正常，10 月 5 日尿常规检查示 PRO（+）、BLD（±），血 Scr 84.6μmol/L，病情得到控制，可望长期稳定。

【按语及体会】局灶性节段性肾小球硬化症是一个病理诊断，临床可表现为肾病综合征、慢性肾炎等。多数专家认为局灶性节段性肾小球硬化症的中心证候应是肾虚和血瘀，本例则兼有溺毒。肾虚的确定主要依据传统的中医辨证方法，局灶性节段性肾小球硬化症病理的细胞外基质积聚，小球球性硬化、节段硬化伴球囊粘连、间质纤维化等均表明有瘀血阻络的病理改变。另外，患者外感之后出现诸症加重，尿蛋白增多，肾功能下降，血压增高，以及病理中间质炎细胞的浸润都是患者风湿内扰的辨证依据。综上所述，病案的主要矛盾也明晰出来，即肾虚为本，风湿瘀毒为标，投以益肾活血祛湿之剂，证方一致，成效渐显。

【病例2】赵某某，性别：男，年龄：33岁。

初诊日期：2007年8月10日。

主诉：浮肿，高血压4个月余。

现病史：患者于2007年4月无明显诱因出现双眼睑、双下肢浮肿。曾就诊某医院，测BP 190/120mmHg，尿常规BLD（+）、PRO（+），口服保肾药治疗（具体用药不详）。半个月后出现视物模糊，经朋友推荐来我院就诊，尿常规检查示BLD（+++）、PRO（+++），血Scr 576μmol/L，血常规检查中Hb 62g/L、PLT 109×10⁹/L，并于2007年5月24日以"慢性肾功能衰竭，慢性肾小球肾炎"收入住院。住院后，患者血Scr在短时间内上升较快，PLT却进行性下降，住院10天后血Scr升至826μmol/L，PLT降至78×10⁹/L，肾活检示：亚急性肾小管间质肾病伴肾小球硬化性病变。于6月2日行颈内静脉插管术后，予血液透析，每周2次，并予激素治疗2个月及输注血小板，PLT未升反降，为此预期的动静脉吻合造瘘术一再拖延，肾内科建议患者向上一级医院就诊，患者抱有一线希望来我中医门诊就医，迫切希望通过中医治疗能提高血小板计数，以尽快实施动静脉吻合造瘘术。

刻下症：视物模糊，周身乏力，腰酸腿软，肢麻手颤，时有恶心干呕，纳呆腹胀，小便量少，500ml/24h，大便正常。查体：面色㿠白，四肢散在大小不一的皮肤瘀斑，双下肢轻度浮肿，舌质淡胖有齿痕，苔薄黄而腻，脉沉滑。

既往史：体健。

辅助检查：肾活检示亚急性肾小管间质肾病伴肾小球硬化

性病变。血常规检查 Hb 47g/L，PLT 42×10^9/L；Scr 1050μmol/L
（透析前测）；即时 BP 160/100mmHg。

辨证思路：脾肾亏虚，气虚血少，气不摄血，湿热蕴结。

中医诊断：（1）溺毒、水肿；（2）肌衄。

西医诊断：慢性肾功能衰竭；慢性肾小球肾炎；血小板减
少性紫癜。

治则治法：健脾补肾，益气养血，活血止血兼清热利湿。

处方：黄芪 30g，白术 12g，茯苓 15g，山药 30g，制首乌
30g，菟丝子 12g，熟地 30g，当归 10g，白芍 10g，鸡血藤 30g，
车前子 30g，石韦 30g，生苡米 30g，茜草 10g（炒炭），仙鹤草
30g，三七参 10g，陈皮 10g，半夏 10g，竹茹 12g，甘草 6g。

7 剂，水煎服，日一剂。

西医治疗：拜新同 30mg qd，安博维 150mg qd，呋塞米（速
尿）20mg tid，骨化三醇 0.25μg qd，百令胶囊 3 粒 tid，右旋糖
酐铁 50mg tid，叶酸 10mg tid，佳林豪 3000U ih tiw。

二诊（2007-08-17）：述恶心干呕，纳呆、腹胀症状消失，
乏力、腰酸腿软等症状明显减轻，视物较前清晰，仍有肢麻手颤，
近日血压控制欠佳，血压升高时即感头晕，余无明显不适感，
二便如前。查体见四肢皮肤瘀斑减少，未有新起，双下肢轻度
浮肿，舌质淡胖有齿痕，苔薄黄而腻，脉沉滑。8 月 16 日血常
规检查示 Hb 62g/L，PLT 78×10^9/L，即时 BP 178/115mmHg。

病机仍以脾肾亏虚，气虚血少，气不摄血，湿热蕴结为主，
有正复之势。由于阴血亏虚日久，阴不敛阳，肝阳上亢之势彰

显。上方合度，仍宗前法，参以镇肝之法。上方去半夏 10g，竹茹 12g，加用珍珠母 30g，代赭石 15g，生牡蛎 30g。

7 剂，水煎服，日一剂。

三诊（2007-08-24）：患者欣喜前来，开口即言血小板计数已接近正常！血常规检查示 Hb 68g/L，PLT 97×10⁹/L。述近日视物较前清晰，乏力、肢麻手颤及腰酸腿软等症状明显减轻，近日血压也较前平稳。肾内科医生已着手准备实施动静脉吻合造瘘术。仍有恶心纳呆，症状在透析前明显，透析之后消失，小便 500ml/24h，大便不畅。查体：面色转佳，四肢皮肤瘀斑消失，双下肢轻度浮肿，舌质淡胖有齿痕，苔黄腻，脉沉滑。即时 BP 156/95mmHg。

气血渐复，肝阳渐敛，湿、热、瘀、毒蕴结体内，壅滞三焦，气机升降失常，产生诸症。再以前法，加强清热化湿、通瘀排毒之力度。守方出入，处方如下：

（1）上方去熟地、茜草、仙鹤草、三七参，加用黄柏 10g，白花蛇舌草 30g，制大黄 10g。

10 剂，水煎服，日一剂。

（2）胶囊剂：水蛭粉 60g，三七粉 60g，川芎粉 60g，莪术粉 60g，炮山甲粉 60g，鱼甲粉 90g，蛤蚧 1 对（研细粉），鹿茸粉 10g，大黄粉 50g。

上药混匀装入空心胶囊，口服，4 粒，日 3 次。

四诊（2007-09-03）：患者近日状态佳，诸症减轻，小便量略增，大便通畅，日 2～3 次，自觉便后舒畅。已在 8 月 27

日顺利实施静脉吻合造瘘术。查体见双下肢轻度浮肿，舌质淡胖有齿痕，苔薄黄腻，脉沉滑。即时 BP 155/90mmHg；9 月 1 日血常规检查示 Hb 70g/L，PLT 118×10^9/L；Scr 726μmol/L（透析前测）。

本虚标实，正虚邪恋。脾肾亏虚为本，湿热瘀毒为标，标本虚实互为因果，恶性循环。治法转以培补脾肾，化湿排毒，祛瘀通络为主。处方如下：

（1）黄芪 30g，白术 12g，茯苓 15g，山药 30g，制首乌30g，菟丝子 12g，薏苡仁 30g，车前子 30g，石韦 30g，泽泻30g，黄柏 10g，白花蛇舌草 30g，川芎 10g，益母草 30g，丹参30g。

15 剂，水煎服，日一剂。

（2）继服胶囊剂。

诊疗效果评价：患者于 9 月 16 日复至中医门诊，怀感激之情告知已于当日出院，述现诸症不显，小便量较前明显增加至1000ml/24h，血压控制稳定。出院前复查血常规示 Hb 72g/L，PLT 121×10^9/L；Scr 575μmol/L（透析前测）。出院后定时做血液透析，并准备继续长期服用中药。余告知上方中药服完以后可至中医门诊复诊。

此病案疗效较佳，在 1 个月余的治疗中治愈了血小板减少症，协助西药控制了顽固的肾性高血压，并有效地降低了血 Scr水平，从而延缓了疾病的发展。对于患者本人而言，实属意料之外。

【按语及体会】此为一例肾功能衰竭合并血小板减少症的病案。慢性肾衰竭病变机理错综复杂，但总不外正虚、邪实两方面。正虚以脾肾衰败为根本，邪实则是因脾肾衰败，气化不及，升清降浊功能失常，无法疏导、转输、运化水液及各种代谢产物而造成水湿、浊毒、瘀血积聚体内。邪实源于正虚，反过来又耗伤正气，病情恶性循环，形成虚、湿、毒、瘀交互为患。在临床上慢性肾衰竭患者往往伴有出血的发生，随病情进展，尤其在尿毒症期，出血愈明显，如出现肌衄、鼻衄、齿衄等。慢性肾衰出血的病机所在多为气虚不摄、热灼血络或瘀血阻络。

此病例在初诊时可见视物模糊、周身乏力、腰酸腿软、肢麻手颤，查体见面色㿠白，四肢散在大小不一的皮肤瘀斑，舌质淡，从而可见证属脾肾亏虚，气虚血少，气不摄血。治宜健脾补肾，益气养血，活血止血，投方以人参养荣汤为主加用茜草、三七参化瘀止血，仙鹤草补虚止血兼可消积。另兼见有恶心干呕，纳呆腹胀，小便量少，舌质淡胖有齿痕，苔薄黄而腻，脉沉中带滑，可见亦有湿热蕴结之象。后患者肢麻手颤不减，血压难以控制时即感头晕，说明阴血亏虚日久，阴不敛阳，有肝阳上亢之势，遂加用珍珠母、代赭石、生牡蛎，选用此三味药的用意在于，珍珠母兼可清肝明目、代赭石兼可降逆止呕止血、生牡蛎兼可排毒散结。当气血渐复，肝阳渐敛之时，患者主要病机转为邪实较盛，湿、热、瘀、毒壅滞三焦，治法转以培补脾肾，化湿排毒，祛瘀通络为主，通过加强祛邪力度，血 Scr 也稳步下降。此病例的关键在于分清标本缓急，治疗初期患者虽有湿毒内蕴之证，但由于已进行血液透析，故祛湿排毒可暂缓行之，病机重点在于气虚血少、气不摄血，因此应先投益气补血止血之剂，治疗后期则转为祛邪为主，投以化湿祛瘀排毒之剂，以期延缓肾衰竭的进程，如此循序渐进，收效自成。

【病例3】 邵某某，性别：男，年龄：43岁。

初诊日期：2005年2月27日。

主诉：双眼睑及双下肢浮肿10年。

现病史：患者于10年前无明显诱因出现双眼睑及双下肢浮肿，伴有血压升高，尿检异常，反复发作，在当地医院被诊断为"慢性肾炎"。10年来患者治疗不规律，仅间断服用降血压药物，症状时轻时重。近半年，患者自觉周身乏力，极易感冒，头晕面黄，恶心呕吐，于2005年1月来本院查血 Scr 1500μmol/L，BUN 37.6mmol/L，二氧化碳结合力（CO_2-CP）9.45mmol/L，即被收入住院，给予降压利尿纠正酸碱失衡等同时，即行血液透析治疗，每周3次。但由于家庭经济困难，感觉处境窘迫，特求诊于中医。刻下症：周身乏力酸软，精神不振，嗜卧欲寐，畏寒恶风，不思饮食，恶心呕吐，饮水干呕，小便量少，日300ml左右，大便尚正常。查体：面色㿠白，双眼睑浮肿，睑结膜苍白，腹水征(+)，双下肢轻度浮肿，唇暗，舌胖边齿痕质淡，苔薄黄腻，脉沉缓而涩。

既往史：慢性肾炎史10余年。

辅助检查：血常规检查示 Hb 57g/L；尿常规检查示 BLD(+)、PRO(+)；血 Scr 1217.5μmol/L，BUN 28.5mmol/L，CO_2-CP

14.35mmol/L。

辨证思路：肾病日久，迁延不愈，导致脾气亏耗，肾阳虚衰，气化失司，浊邪上逆，水湿潴留，已成尿毒关格。

中医诊断：（1）肾劳溺毒；（2）关格。

西医诊断：慢性肾衰竭（尿毒症期）。

治则治法：健脾助运，温阳泄浊，化瘀利湿，和胃降逆。

处方：熟地30g，菟丝子12g，蛤蚧1对（研末冲服），肉苁蓉30g，鹿茸3g（研末冲服），葫芦巴10g，黄芪30g，人参10g，白术30g，山药15g，川芎10g，莪术10g，三七参6g，白花蛇舌草30g，黄柏10g，车前子30g（包煎），大黄10g，半夏12g，陈皮10g，代赭石15g，生牡蛎30g，甘草6g。

水煎服，日一剂。

西医治疗：伊贝沙坦150mg qd，促红细胞生成素2000U ih qod，血液透析 tiw。

二诊（2005-04-04）：上方服用月余，疗效较佳，精神好转，气力渐增，食欲好转，恶心呕吐减，小便量增至600ml/d，大便偏稀，日2～3次。昨日受凉感冒，恶寒、鼻塞、无汗、无发热，胃脘痞塞，恶心干呕。舌淡胖边齿痕，苔薄黄腻，脉浮略紧。患者因经济困难，擅将血液透析减为每周2次。

脾肾亏耗为本，湿瘀互结为标，复感风寒之邪，肺气失宣，胃失和降。前方酌加发表散寒、和胃理气之药。

（1）上方加苏叶10g，荆芥10g，薏苡仁30g，陈皮6g。

水煎服，日一剂。

（2）外感愈后，继服初诊方。

三诊（2005-07-01）：患者守方治疗至今，一般情况良好。尿常规（04-22）：BLD（+）、PRO（±），镜下：RBC 8～10/HP；血 Scr 482μmol/L。3 天前出现低热，尿频、尿灼痛感，呕恶加重，遂来就诊。舌淡胖边齿痕，苔黄腻，脉沉滑。今日尿常规：BLD（++）、PRO（+）、WBC（+），镜下：脓白细胞（+），RBC 15～20/HP；血 Scr 647.5μmol/L。

素有水湿内蕴，下注膀胱，或秽浊之邪侵入膀胱，酿成湿热，瘀阻水道，气化失司，发而为淋。急则治标，予以清利湿热，活瘀通淋祛邪为主。处方如下：

金银花 30g，蒲公英 30g，黄柏 12g，白花蛇舌草 30g，黄芪 30g，党参 12g，白术 12g，茯苓 30g，滑石 15g，车前子 30g（包煎），泽泻 30g，薏苡仁 30g，陈皮 12g，半夏 12g，苏叶 10g，竹叶 10g，大黄 10g，灯心草 1g，甘草 6g。

14 剂，水煎服，日一剂

四诊（2005-07-20）：服药后低热、尿频及尿灼热感等症状悉除，但觉乏力明显，腰酸肢软，精神不振，纳呆恶心，小便量少，日 500ml 左右，大便欠畅。双下肢轻度浮肿，唇暗，舌胖边齿痕质淡，苔薄黄腻，脉沉缓。减血液透析每周 1 次，并停用促红细胞生成素。

湿热渐退，正气未复。治疗以扶正祛邪并重，予培补脾肾，清利通瘀排毒。

（1）初诊方加减。

（2）灌肠剂：生大黄 30g，制附子 30g，生牡蛎 30g，六月雪 20g，蒲公英 30g，爱西特 4 片。

五诊（2005-11-14）：患者已完全放弃血液透析，仅服用中药汤剂及中药灌肠治疗，一般情况良好，病情稳定。自觉抵抗力增强，畏寒减轻，已近半年未感冒，纳增，偶有饮食不慎时恶心干呕，小便量 500～1000ml/d，大便偏稀，日 2～3 次。查体见：面色㿠白，双眼睑及双下肢无浮肿，睑结膜苍白，腹水征（-），唇暗，舌胖边齿痕质淡，苔薄黄腻，脉沉缓。尿常规：BLD（±），PRO（-）；镜下：RBC 2～5/HP；血 Scr 445μmol/L；血常规 Hb 75g/L。

浊邪渐退，正气渐复，脾肾虚衰，湿热瘀阻。仍宗前法，培补脾肾，化瘀清利排毒为主。

（1）中药汤剂及灌肠剂继用。

（2）胶囊剂：

蛤蚧 3 对，鹿茸 15g，人参 30g，制鳖甲 50g，水蛭 120g，莪术 100g，炮山甲 60g，海龙 20g，川芎 120g，大黄 150g。

共研细末装入空心胶囊，5 粒，日 3 次。

诊疗效果评价：此患者有慢性肾炎史 10 余年，血 Scr 曾上升至 1500μmol/L，经中西药及血液透析治疗，病情迅速得到控制。病情好转后，放弃血液透析而坚持中药治疗 3 年，病情平稳，血 Scr 水平稳中有降，Hb 水平平稳上升，于 2007 年 9 月复查：血 Scr 368μmol/L，Hb 92g/L，患者一般状态良好，已能胜任轻体力农活。

【按语及体会】患者肾病日久，未进行正规治疗，当症状明显时，血 Scr 已达 1500μmol/L，病情进入此阶段，脾肾虚衰，气血阴阳俱损，而且以阳虚为多。肾阳既虚，气化无能，水气停留，湿浊泛滥，脾为湿困，又无肾阳的温煦，以致水停三焦，瘀血湿浊血毒内生，正虚而标实。正愈虚而邪愈实，邪愈实而使正愈虚，因此治疗从扶正祛邪、补脏通腑着手。本例患者正虚以脾肾阳气虚衰为主，益气助阳推动脏腑功能，旨在扶正；化瘀生新，清透血毒，通腑泻浊，重在清解血毒，使邪有出路。

在治疗过程中，出现外感六淫之邪或其他新症之时，病情会随即加重，应遵循《证治准绳·关格》提出的"治主当缓，治客当急"的原则，以祛除外邪为先，从而为进一步治疗本虚奠定基础。此新谓"安内"必先"攘外"，当外邪驱尽，就应再转为补脏通腑为主。

由于患者放弃血液透析治疗，为了加强治疗效果，同时还采用中药灌肠方法，宗"六腑以通为用"之旨，运用泄浊解毒散结之中药生大黄、制附子、生牡蛎、六月雪、蒲公英等，来荡涤弥漫于胃肠的水毒浊邪，是一种有效的导泄水毒法。

同时在患者病情稳定、治疗方案较为明确之时，可将中药研末作为胶囊剂使用，则增加了服药的便利性，有利于患者坚持长期治疗。

虽未病愈，仍为正虚邪恋，但由于辨证准确，恰合病机，又采取中药多种治疗手段，从而使患者体内重新达到了一种新的平衡状态。

【病例4】马某某，性别：女，年龄：45岁。

初诊日期：2005年3月2日。

主诉：周身乏力1年余，恶心呕吐2个月。

现病史：自2004年初外感后出现全身浮肿，在当地医院治疗后（具体用药不祥），外感愈浮肿消，但觉周身乏力，腰酸腿软，于2个月前始觉食欲不振，恶心呕吐，遂来就诊欲服中药治疗。

刻下症：面色萎黄，周身乏力，头晕昏沉，腰酸腿软，双下肢轻度浮肿，皮肤干燥灼热感，口干而黏腻，自觉口中尿浊味道，胃脘灼热感，纳呆呕恶，小便量正常，1500～2000ml/d，夜尿频数，3～4次/夜，大便排解不爽，舌质淡红有裂纹，苔薄黄腻，脉沉细偏数。

既往史：有高血压病史17年，自服长效硝苯地平（心痛定）治疗，血压尚稳定。

辅助检查：血常规检查示Hb 85g/L；尿常规检查示BLD（＋），PRO（＋＋）；Scr 440μmol/L，BUN 15.70mmol/L；B超示左肾73mm×35mm，右肾72mm×34mm；即时BP 136/88mmHg。

辨证思路：久病而致脾肾气阴两虚，运化失司，水湿停聚不行，郁而化热，湿热壅滞三焦，气机升降失常，产生诸症。

中医诊断：溺毒。

西医诊断：（1）慢性肾功能衰竭；（2）慢性肾小球肾炎；（3）原发性高血压。

治则治法：培补脾肾，益气养阴，清热利湿。

处方：太子参 15g，黄芪 30g，茯苓 15g，山药 30g，生、熟地各 30g，山萸肉 10g，制首乌 30g，牡丹皮 10g，泽泻 15g，车前子 15g，白花蛇舌草 30g，蒲公英 30g，竹茹 12g，芦根 30g，大黄 6g，甘草 6g。

10 剂，水煎服，日一剂。

西医治疗：心痛定缓释片 10mg tid。

二诊（2005-03-11）：服上方效佳，3 剂药后乏力、腰酸等症状均减轻，且纳食渐增。7 天前外感发热，自服感冒药后热退，仍有口干咽痛、咳嗽，食欲不振伴吐酸干呕、胃脘灼热，小便如前，大便溏薄。舌质偏红有裂纹，苔薄黄，脉沉细偏数。

素有脾胃虚弱，气阴不足兼热毒内蕴，又复外感风邪，入里化热，肺失清宣。先驱外感之邪，兼顾培补正气，予疏风清热，益气健脾。处方如下：

桑叶 12g，菊花 15g，薄荷 10g，桔梗 12g，浙贝母 12g，前胡 12g，人参 10g，白术 12g，山药 30g，白扁豆 30g，莲子 30g，竹茹 12g，生石膏 30g，海螵蛸 30g，陈皮 10g，半夏 10g，甘草 6g。

5 剂，水煎服，日一剂。

三诊（2005-03-15）：外感痊愈。但觉外感后乏力头晕、腰酸腿软等症状明显，口干而黏腻，口中尿浊味道重，胃脘灼热感，纳呆呕恶，夜尿频数，大便排解不爽，每 1～2 天一次。今日行经第 3 天，经期延后 8 天，行经不畅，量少色黑，伴小腹隐痛。舌质淡暗有裂纹，苔薄黄腻，脉沉细偏数。查血 Scr 418μmol/L，BUN 13.60mmol/L。

气阴不足为本，湿热内蕴、瘀血内停为标。益气养阴，清热利湿，活血化瘀。处方如下：

生地 15g，山药 30g，山萸肉 10g，太子参 15g，黄芪 30g，茯苓 15g，制首乌 30g，菟丝子 10g，薏苡仁 30g，车前子 15g，白茅根 30g，六月雪 18g，陈皮 10g，半夏 12g，丹参 30g，益母草 30g，川芎 10g，甘草 6g，大黄 10g。

7 剂，水煎服，日一剂。

四诊（2005-03-22）：服药后月经量见多，色黯减，现行经结束。诸症见轻，食欲增，夜尿减少，2～3 次 / 夜，大便排解欠畅，舌质淡暗有裂纹，苔薄黄腻，脉沉细。气阴不足为本，湿热内蕴、瘀血内停为标。再以前法，益气养阴，清热利湿，活血化瘀。加用灌肠剂和胶囊剂。

（1）上方继服 20 剂。

（2）灌肠剂：生大黄 30g，制附子 30g，生牡蛎 30g，蒲公英 30g，六月雪 20g。

水煎灌肠，日一剂。

（3）胶囊剂：蛤蚧 5 对，人参 60g，三七参 60g，水蛭 90g，炮山甲 50g，龟板 60g，鳖甲 50g，川芎 60g，莪术 60g。

共研细末，装入空心胶囊，5 粒，日 3 次。

五诊（2005-04-12）：病情平稳，乏力腿软明显减轻，纳增，无明显呕恶，夜尿 2 次，大便转畅，日 2～3 次。舌质淡暗有裂纹，苔薄黄腻，脉沉细。查血 Scr 347μmol/L，BUN 11.50mmol/L。气阴不足为本，湿热内蕴、瘀血内停为标。仍宗前法，守方不变。

诊疗效果评价：患者服药规律，平均每月一至进行复诊，至今已历 2 年半，灌肠剂和胶囊剂未曾间断，中药汤剂间断服用，现精神状态佳，生活犹如常人。除外腹泻及外感后血 Scr 略有回升，整体来讲，血 Scr 水平平稳下降，于 2007 年 9 月 2 日复查血 Scr 187μmol/L，BUN 8.1mmol/L，临床疗效佳，有效地延缓了患者肾功能衰竭的进程。

【按语及体会】传统中医认为慢性肾衰的病机主要是：本虚标实，虚实夹杂，分析病机时既要注意正虚的一面，又不能忽视邪实的一面，邪实中又往往合有多种邪实。本病案是一例脾肾气阴两虚的患者，脾气虚损则湿阻于内，肾阴不足则内热自生，其本是气阴两虚，其标是湿阻及蕴热，病久则脉络瘀阻，使慢性肾功能衰竭的病机更加复杂。正虚产生邪实，邪实加重正虚，如此恶性循环，终致邪实泛滥，正气不支。因此在治疗上以补虚与祛邪并重，补泻兼施，正邪兼顾，予培补脾肾、清热利湿、解毒活血法，补与泻溶于一炉，扶正不留邪，祛邪不伤正。在长期的诊治过程中患者常外感时邪，病情随即加重，则应急以解表治标，邪祛之后再回前法，守方用药，随症加减，循序渐进，收效自成。

慢性肾衰的病机复杂，症情缠延，对其治疗不能局限于一方一药，应采取综合措施。以口服汤药为主治疗外，宗"六腑以通为用"之旨，运用中药灌肠治疗，使弥漫于胃肠的水毒浊邪从大便而去，亦寓通后窍以利前阴之意。同时在患者病情控制比较平稳之后，可将中药研末作为胶囊剂使用，则增加了服药的便利性，有利于患者坚持长期治疗。

【病例5】吴某某，性别：男，年龄：50岁。

初诊日期：2007年7月16日。

主诉：双足浮肿10余天。

现病史：近10天，无诱因出现腰酸腰痛，头晕时作，视物模糊，眼睑沉紧，双目干涩，口渴喜饮，皮肤瘙痒，双足浮肿，小便量少，大便稍干。舌红苔薄黄腻，脉沉细。

既往史：高血压病史20余年，服用美托洛尔（倍他乐克）、伲福达等药物，血压控制尚稳定。

辅助检查：BP 178/100mmHg；尿常规检查示：PRO（+++），BLD（+）；血 Scr 236μmol/L，BUN 11.07mmol/L；B超示双肾实质略强声像图，双肾缩小。

辨证思路：经询问患者平素性情急躁易怒，久之气郁化火，肝阳上亢，升发太过则发为高血压；肝火亢盛日久耗气伤阴，肾气受乏，固摄无力，精气下泄，气化失司，导致湿毒内蕴。

中医诊断：（1）腰痛；（2）眩晕。

西医诊断：（1）慢性肾衰竭；（2）高血压肾病。

治则治法：滋阴敛阳，活血利水。

处方：

（1）枸杞15g，菊花15g，生地30g，山萸肉10g，牡丹

皮 10g，茯苓 18g，泽泻 15g，制首乌 30g，菟丝子 15g，夏枯草
12g，栀子 10g，川芎 12g，益母草 18g，泽兰 12g，怀牛膝 10g，
车前子 30g（包煎），瞿麦 12g，滑石 18g，甘草 6g。

水煎服，日一剂。

（2）灌肠方：生大黄 20g，生牡蛎 30g，六月雪 30g，蒲公
英 20g，栀子 10g，夏枯草 18g。

水煎保留灌肠，日一剂。

西医治疗：倍他乐克、伲福达等。

二诊（2007-07-21）：患者服药后腰痛、头晕均减轻，视
物清晰，小便量增多而浮肿减轻，仍觉周身乏力，双下肢为甚，
皮肤瘙痒，纳呆欲呕，尿频尿急，血压仍控制不稳定。舌红苔黄腻，
脉沉细滑。

湿热瘀毒之邪为标实，表现为湿毒浸渍肌肤，浸淫经脉，
阻滞中焦气机以及下注膀胱。转为清热祛湿，活血通络为主，
投以四妙散加味。

（1）苍术 12g，黄柏 12g，怀牛膝 10g，薏苡仁 30g，泽泻
15g，车前子 30g，黄连 10g，半夏 10g，黄芪 30g，白术 12g，
独活 12g，桑寄生 18g，川芎 10g，红花 10g，丹参 30g，益母草
15g，防风 12g，夏枯草 10g，甘草 6g。

水煎服，日一剂。

（2）原灌肠方加菊花 30g，草决明 15g。

三诊（2007-07-28）：药后尿频、尿急症状消失，皮肤瘙
痒减轻，无浮肿。近日血压较稳定。仍觉乏力腰酸，胃纳少，

大便时溏。舌暗红，苔薄黄腻，脉沉滑。BP 150/95mmHg；尿常规：PRO（++），BLD（-）。

湿毒之势折，湿蕴日久，脾运受困，转为健脾补肾，活血利水为主。整方如下：

（1）黄芪30g，白术12g，山药30g，茯苓30g，车前子30g，石韦30g，泽泻15g，薏苡仁30g，菟丝子12g，制首乌30g，夏枯草30g，川芎10g，丹参30g，益母草20g，制大黄10g，怀牛膝10g，桑葚子30g，白茅根30g，竹叶10g，甘草6g。

水煎服，日一剂。

（2）灌肠方继用。

诊疗效果评价：经中药调治，患者症状明显好转，至10月8日复诊，患者感觉良好，已无明显不适感。血压也控制稳定。复查尿常规：PRO（+），BLD（-）；血Scr变化如下：236μmol/L（7.16）→ 209 μmol/L（8.13）→ 184.5 μmol/L（9.17）→ 155.5 μmol/L（10.8）。病情得到有效控制。

【按语及体会】患者有高血压病史20余年，平素性情急躁易怒，久之气郁化火，肝阳上亢，升发太过则发为高血压；肝火亢盛日久耗气伤阴，肾气受伐，固摄无力，精气下泄，气化失司，导致湿毒内蕴。因此初诊予以滋阴敛阳，活血利水，经滋补肾阴镇潜肝阳，腰痛、头晕、目昏等症状均有减轻。二诊以皮肤瘙痒、纳呆欲呕及尿频尿急等症状为主，表明湿毒浸渍肌肤，浸淫经脉，阻滞中焦气机及下注膀胱而发诸症，此时湿热瘀毒之邪为标实转为主要矛盾，因此投以四妙散加味。当三诊时见湿毒之势折，则转为虚实并治，培补脾肾兼以活血利水。如此可见，患者在不同的阶段可表现为不同的病机，通过中药的治疗，有些症状会消失，有些症状会凸显，在补虚泻实的总原则下需要辨证精当，灵活化裁，细察病情的主要矛盾及病机演变，要守中有变，变不离宗，方能效如桴鼓。

【病例6】杜某某，性别：女，年龄：23 岁。

初诊日期：2008 年 4 月 25 日。

主诉：周身乏力 2 个月。

现病史：患者于 2 个月前觉周身乏力，到我院就诊，检查发现双肾缩小，血 Scr 404μmol/L，收入本院肾内科住院治疗。住院后予黄芪针剂、杏丁针剂、尿毒清颗粒等药物治疗，效果欠佳。刻下症：周身疲乏，精神不振，头晕腰酸，纳谷不馨，无呕恶腹胀，无口干口苦，二便正常，睡眠良好，月经延期，甚或 2 个月一行，经色淡暗量少。查体：面色萎黄，面目及双下肢无浮肿，舌淡暗有齿痕苔薄黄腻，脉沉涩。

既往史：体健。

辅助检查：即时 BP 100/60mmHg；血 BUN 22.79mmol/L，Scr 529μmol/L；血常规检查示 Hb 91g/L；肾脏 B 超示右肾 68mm×27mm，左肾 66mm×36mm。

辨证思路：本虚标实之证，脾肾先后天之本亏虚，精气血生化无源则产生虚劳诸症，继之气虚血瘀、水湿内停、瘀毒蕴结等标实之征象则逐渐显现。

中医诊断：（1）虚劳；（2）溺毒。

西医诊断：慢性肾衰竭。

治则治法：培补脾肾，化瘀排毒。

处方：

（1）生地 18g，熟地 18g，山萸肉 12g，山药 30g，菟丝子 20g，何首乌 30g，黄芪 30g，白术 30g，茯苓 30g，党参 30g，薏米仁 50g，穿山龙 50g，川芎 12g，莪术 12g，丹参 30g，红花 10g，鸡血藤 30g，蜂房 12g，白花蛇舌草 30g，积雪草 30g，六月雪 20g，制大黄 6g，甘草 6g。

水煎服，日一剂。

（2）制附子 30g，大黄 30g，牡蛎 30g，六月雪 30g。

水煎保留灌肠，日一剂。

西医治疗：无。

二诊（2008-05-14）：上方服用 20 剂，觉乏力腰酸等症状明显减轻，胃纳略增，但觉口腻不爽，无口干口苦，余无明显不适感觉，二便调，睡眠佳。舌淡暗苔中黄腻，脉沉涩。复查血 BUN 20.65mmol/L，Scr 456.1μmol/L。本虚标实，标本兼重。中焦湿浊蕴积，影响脾胃运化。继以培补脾肾，化瘀排毒为主，加用芳化中焦湿浊之品以醒脾化湿，和中开胃。

（1）方中加白豆蔻 6g，半夏 10g。

（2）原灌肠剂继用。

三诊（2008-05-26）：病情稳定，腰酸症去，轻度乏力，胃纳增,无明显不适感觉,小便如常,大便日2次,质略稀。舌暗苔黄腻,脉沉滑。复查血 BUN 13.52mmol/L, Scr 372.6μmol/L。

本虚标实,标实为重。湿瘀毒蕴结三焦,则易因实致虚。转以祛湿排毒、活血化瘀为主,兼顾培本。处方如下:

(1)生地15g,熟地15g,菟丝子12g,何首乌15g,黄柏12g,薏苡仁30g,车前子30g(包煎),茯苓30g,泽泻12g,白术15g,白花蛇舌草30g,积雪草20g,栀子10g,白茅根30g,制大黄10g,川芎20g,莪术12g,牛膝6g,穿山龙50g,甘草6g。

(2)原灌肠剂继用。

四诊(2008-06-05):病情平稳,诸症不显,纳眠正常,二便调。舌偏暗苔薄黄腻,脉沉。脾肾渐扶,体内瘀毒见挫。再继前法,祛邪扶正。

(1)上方继服。

(2)原灌肠剂继用。

(3)水蛭粉30g,三七粉60g,炮甲粉45g,龟板粉30g,土元粉60g。

装入空心胶囊,4粒,日3次。

诊疗效果评价:病情得以控制,肾功能渐复,继续治疗之中。

【按语及体会】患者确切病因及病程久暂不详,观其双肾缩小之甚可知时日已久。乏力纳呆腰酸,月经量少延期,面萎黄等症状及舌淡脉沉均为脾肾两亏之征象,先后天之本亏虚,精气血生化无源则产生虚劳诸症，继之气虚血瘀、瘀毒蕴结等标实之征象则逐渐显现。

治疗先以培本祛邪兼施，待正气渐复，可耐攻伐，转以祛邪为重兼顾扶正。此例患者的标实特点为以瘀毒为重，水湿停聚之征象并不明显。因此投以大量的活血化瘀之品，如穿山龙、川芎、莪术、丹参、红花、鸡血藤、水蛭、三七、土元等，现代药理表明，通过活血化瘀法可以改善肾脏血流量，促进肾小球和肾小管的修复与再生，抑制纤维化的进展，从而延缓肾功能衰竭的进程。

（九）糖尿病肾病

【**病例 1**】张某某，性别：男，年龄：62 岁。

初诊日期：2007 年 4 月 5 日。

主诉：乏力 1 年。

现病史：20 年前发现血糖升高，未进行系统治疗。于 1 年前无诱因出现乏力明显，双下肢浮肿，来本院就诊查尿蛋白及血肌酐升高，肾内科初诊为糖尿病肾病，予胰岛素、安博维、尿毒清等药物，血糖控制尚可，但患者仍觉周身不适，遂来就诊中医。刻下症：乏力，腰酸肢软，口干无味，纳呆，夜尿频，5～6 次 / 夜，大便质稀。查体：双眼睑及双下肢浮肿，唇暗舌淡暗有瘀斑，苔薄腻，脉沉涩。

既往史：糖尿病史 20 余年，血糖控制情况不详。

辅助检查：空腹血糖 7.11mmol/L；血 Scr 247μmol/L，BUN 17.41mmol/L；尿常规检查示 GLU（++）、PRO（+++）、BLD（+++），

RBC 20～30个/HP；B超示双肾动脉硬化。

辨证思路：素体阴虚，病久必阴损耗气，累及脾肾，脾虚不能运化水湿，肾虚固摄失常；气阴耗伤，无力推动血液，血液黏滞而致血行不畅。

中医诊断：（1）消渴；（2）水肿。

西医诊断：（1）2型糖尿病；（2）糖尿病肾病。

治则治法：益气养阴，利湿化瘀。

处方：黄芪30g，白术12g，山药30g，茯苓30g，熟地15g，菟丝子12g，山萸肉10g，黄精15g，天花粉30g，杜仲12g，续断12g，黄柏12g，白花蛇舌草30g，水蛭10g，川芎12g，丹参30g，益母草30g，红花10g，制大黄10g，甘草6g。

水煎服，日一剂。

西医治疗：胰岛素、安博维、尿毒清等药物，具体用量不详。

二诊（2007-04-15）：药后气力增，腰酸痛减，面目浮肿消，双下肢仍浮肿，夜尿减少，大便仍稀。唇暗舌淡暗有瘀斑，苔薄腻，脉沉涩。

脾肾气阴亏虚，水湿内停，血行不畅。益气养阴，利湿化瘀治则不变，加重祛湿利水力度。上方加泽泻12g，车前子15g。

三诊（2007-04-25）：患者述上次复诊回家路中受凉感冒发热，在当地卫生室输液后热退，但现夜间咳嗽7～8天，口干咽干，时恶心干呕，余症如前。唇暗舌淡暗有瘀斑，苔薄腻，脉沉涩。

素体阴虚，风邪犯肺，肺气失宣，胃气不和而致。上方加降气止咳兼顾清润之品：枇杷叶12g，川贝粉5g（冲服）。

四诊（2007-05-05）：上方服用10剂后，咳去，无呕恶，双下肢浮肿已消，大便转实。唯觉乏力，双下肢沉重。纳眠可，夜尿减少，2～3次/夜。唇暗舌淡暗有瘀斑，苔薄黄，脉沉涩。复查空腹血糖6.20mmol/L；尿常规检查示GLU（－），PRO（＋），BLD（＋＋），RBC 12～15/HP；血Scr 167μmol/L，BUN 8.91mmol/L。

气阴渐复，水湿邪祛，血行欠畅。上方去枇杷叶、川贝粉、黄柏、泽泻、车前子，加三七粉6g，人参6g。

诊疗效果评价：患者以上方加减调治，病情稳定，血糖控制良好，精神状态佳。2007年9月12日复查尿常规示：GLU（－），PRO（＋），BLD（＋），RBC 6～8/HP；血Scr 126μmol/L，BUN 8.35mmol/L，病情得到良好控制。

【按语及体会】糖尿病肾病是指糖尿病性肾小球硬化症，一种以血管损害为主的肾小球病变。糖尿病在中医中称为"消渴"。本病多因素体禀赋不足，属阴亏体质，或过食膏粱厚味，化热伤阴，或五志过极伤阴耗气，遂成气阴两伤之候。气虚则血运滞行，势必造成血瘀，故本病以气阴两虚为本，脉络瘀阻为标。病久则累及脾肾，脾虚不能运化水湿，肾虚不能蒸化水液，而致水湿泛滥肌肤，发为水肿；脾虚不能升清，肾虚固摄失常，精气下泄，则会出现蛋白尿，溺毒诸症。因此，健脾补肾、活血利湿是治疗糖尿病肾病的大法。

在本病例的初诊处方中，黄芪、白术、山药、茯苓健脾补气，熟地、山萸肉、黄精、天花粉滋阴补肾，菟丝子、杜仲、续断益肾壮腰，黄柏、白花蛇舌草、制大黄清利湿浊，制大黄配水蛭、川芎、丹参、益母草、红花可活血通络。水肿明显时，加用车前子、泽泻等以利水消肿。另外，消渴是以阴虚燥热为基本病机并贯穿疾病始终，在患者的用药中，应慎用苦燥劫阴之剂，尽量使用清润之品。

【病例2】魏某，性别：女，年龄：43 岁。

初诊日期：2006 年 11 月 26 日。

主诉：尿常规检查异常 4 年。

现病史：患者自 10 余年前查体发现血糖升高，一直服用二甲双胍片，血糖控制尚稳定。自 2003 年双下肢出现浮肿，查尿常规见 BLD（++），PRO（++），近 4 年多方寻中西医药物治疗，效果不佳。近 7 日，血糖控制不佳，空腹血糖达 11.42mmol/L，且觉周身不适，来院就诊。刻下症：周身酸软乏力，以腰部、双下肢为甚，头晕健忘，急躁易怒，口干渴，双目干涩，纳少，尿频，夜尿 2～3 次，大便干结。查体：双下肢中度浮肿，舌体瘦质暗红苔薄黄腻，脉弦细。

既往史：糖尿病史 10 余年。

辅助检查：尿常规检查示 GLU（++），BLD（+++），PRO（++）；镜检 RBC 28～32/HP。血生化中肝、肾功能均正常。

辨证思路：素体阴虚，五脏柔弱，在情志、饮食起居不慎的情况下发为消渴，日久脾肾气阴两虚，瘀血阻滞，水湿内停。

中医诊断：（1）消渴；（2）水肿。

西医诊断：（1）2型糖尿病；（2）糖尿病肾病。

治则治法：益气养阴，活血利水。

处方：太子参15g，黄芪30g，麦冬15g，五味子10g，知母12g，黄柏12g，生地30g，制首乌30g，桑葚子12g，旱莲草15g，川芎10g，丹参30g，益母草30g，三七10，牡丹皮10g，茯苓15g，泽泻10g，车前子30g（包煎），芡实30g，山药30g，甘草6g。

10剂，水煎服，日一剂。

西医治疗：二甲双胍片。

二诊（2006-12-05）：服药后乏力、口干渴及双目干涩症状明显减轻，仍头晕健忘，急躁易怒，纳少，夜尿减少，大便正常。查体见：双下肢轻度浮肿，舌体瘦质暗红苔薄黄，脉弦细。空腹血糖：8.05mmol/L，尿常规：GLU（＋），BLD（＋＋），PRO（＋），镜检：RBC 12～15/HP。

肾阴亏虚日久，阴不敛阳，肝阳上亢。再以前法，参以镇肝潜阳。前方加龙骨30g，牡蛎30g。

14剂，水煎服，日一剂。

三诊（2006-12-19）：诸症减轻，口渴及目干涩去，乏力不明显，偶觉头晕，劳累后腰酸，纳正常，无尿频，夜尿1次，大便无干结。查体：双下肢无浮肿，舌偏红苔薄白，脉弦细。空腹血糖：6.46mmol/L，尿常规：GLU（－），BLD（－），PRO（＋），镜检：RBC 0～3/HP。

正气渐复，水湿之邪退，血行渐畅。前方去泽泻、车前子，继服 30 剂。

诊疗效果评价：1 个月后，患者复查空腹血糖：6.15mmol/L，尿常规：GLU（－），BLD（－），PRO（－），镜检：RBC 0～3/HP。患者无明显不适感觉。以前方加减继续调理 1 个月余，血糖控制稳定，尿常规正常而停服中药，嘱服六味地黄丸善后，半年后电话随访，患者病情稳定，正常工作。

【按语及体会】糖尿病肾病是在消渴病气阴两虚的基础上发展而来的，气阴两虚贯穿本病始终，病久则常见脾气亏虚，水湿内停及肝肾阴亏，阴不敛阳之症。在治疗上多选用平补气阴之品，以防过于滋腻而有敛邪之虞。另外，气虚无力推动血行，阴虚内热亦耗津灼液而致血行缓滞，因此瘀血也是糖尿病肾病诱发和加重的因素。在益气养阴的基础上佐以活血化瘀之品，临床疗效则明显提高。

【病例 3】李某，性别：女，年龄：68 岁。

初诊日期：2011 年 3 月 21 日。

主诉：间断双下肢浮肿 9 年，加重 2 个月。

现病史：糖尿病病史 22 年，间断双下肢浮肿 9 年，加重 2 个月。1 个月前在某医院查血 Scr 289μmol/L，PRO（＋＋），诊断为"糖尿病肾病"，经治效不显。入院时见：口干乏力，活动后汗出，面浮肢肿，畏寒肢冷，头晕纳差，睡眠差，大便干，小便灼热量少，夜尿频，双下肢中度凹陷性浮肿。舌质暗红，苔黄腻，脉弦滑。

既往史：糖尿病病史 22 年，高血压病史 20 年，糖尿病视网膜病变 8 年。

辅助检查：BP 160/80mmHg；空腹血糖 8.7mmol/L；肾功示 BUN 14.1 mmol/L，Scr 303μmol/L；尿常规检查示：白细胞 485/μl，上皮细胞 54.3/μl，PRO（+++）。

辨证思路：本例以浮肿、尿浊、眩晕、乏力、畏寒为突出表现，而贯穿疾病发展的主线为脾肾阳虚，湿、浊、瘀、热互结，日久成毒，久病入络，毒邪从气街穴入络，内舍于肾间动气之处，肾之体用皆伤，肾络受阻，肾之阴阳、气血受损，终成消渴肾病。

中医诊断：消渴肾病（脾肾阳虚，湿热浊毒内蕴，毒损肾络）。

西医诊断：糖尿病肾病。

治则治法：急则治其标，治以清利湿热，化浊解毒保肾。

处方：土茯苓 30g，白茅根 30g，马齿苋 20g，白头翁 15g，黄柏 10g，车前子 10g，茯苓 15g，泽泻 10g，通草 10g，藿香 10g，竹茹 20g，大黄 10g，厚朴 10g，枳实 10g，白花蛇舌草 20g，丹参 15g，益母草 20g，黄芪 50g，党参 15g。

　　　　　　　　　　　　　7 剂，水煎服，日一剂。

处方分析：土茯苓、白茅根、马齿苋、白头翁、黄柏、白花蛇舌草清热利湿解毒通络，车前子、茯苓、泽泻、通草利水消肿，藿香、竹茹芳香化浊解毒，大黄、厚朴、枳实解毒通便，丹参、益母草活血利水通络，黄芪、党参健脾益气。

西医治疗：西药降糖、降压，改善循环方案。

二诊（2011-03-28）：服药 7 剂，口干好转，体力增加，面浮肢肿减轻，畏寒肢冷减轻，睡眠好转，头晕纳差，大便干，小便灼热感、夜尿频症状消失，尿量增加，舌质暗红，苔薄黄微腻，脉弦滑。复查尿常规：白细胞（－），PRO（＋＋＋）。

脾肾阳虚明显，兼有湿浊瘀互结，毒损肾络。治以温肾健脾，祛湿化瘀解毒。上方去土茯苓、白茅根、马齿苋、白头翁、黄柏、通草、白花蛇舌草，加制附子 5g，肉桂 5g，肉苁蓉 20g，陈皮 15g，鸡内金 15g，当归 15g，玄参 20g，双花 20g。

三诊（2011-04-12）：服药 14 剂，口干消失，畏寒肢冷明显缓解，仍觉乏力，偶有头晕耳鸣，腰部隐隐酸痛，面浮肢肿明显减轻，纳差，睡眠可，大便干，小便尚可。舌质淡，体胖大，边有齿痕，苔薄白，脉弦滑。

标实渐去，本虚日显。辨证为脾肾阳虚，浊瘀内停，毒损肾络。治以补肾健脾，化浊祛瘀。上方去车前子、茯苓、泽泻、益母草，加杜仲 12g，牛膝 15g。并予通腑排毒中药煎剂保留灌肠。

四诊（2011-04-27）：继服上药 14 剂，保留灌肠 10 天，体力增加，食欲转佳，畏寒肢冷、面浮肢肿消失，睡眠好转，大便干，夜尿 1 次。舌质暗红，苔薄白而干，脉弦细无力。复查尿常规 PRO（＋＋）。

正气渐复，正虚邪恋，结合舌脉，辨证为气阴两虚挟瘀毒，予益气养阴，化瘀解毒。处方如下：

（1）人参 10g，白术 10g，黄芪 30g，陈皮 10g，当归 10g，金银花 15g，玄参 20g，甘草 5g，赤芍 10g，佩兰 10g，大

黄 10g，厚朴 10g，茯苓 10g，牛膝 15g，丹参 20g。

7 剂，水煎服，日一剂。

（2）继续用中药灌肠剂。

诊疗效果评价：继续服用半个月后，复查血 Scr 210μmol/L，PRO（+）。查空腹血糖 5.8mmol/L，BP 130/70mmHg，双下肢水肿（−）。于 2011 年 5 月 5 日好转出院，共计住院 6 周。之后间断服用益气养阴，解毒通络保肾中药，随访 3 个月，血 Scr 水平正常，PRO（−）～（+）。

【按语及体会】本例以浮肿、尿浊、眩晕、乏力、畏寒为突出表现，而贯穿疾病发展的主线为脾肾阳虚，湿、浊、瘀、热互结，日久成毒，久病入络，肾络受阻，肾之阴阳、气血受损，终成消渴肾病。病位在肾，病性为本虚标实，虚实夹杂；病机要点为毒损肾络；病机转变由脾肾阳虚，渐至气阴两虚；辨证要点应抓住浮肿、尿浊、乏力、眩晕、腰酸、畏寒等症。以祛毒外出、宿邪缓攻为原则。采用解毒通络保肾为大法，对于兼挟证如湿热、浊毒、血瘀等随症加减。用药基本思路以真武汤、实脾饮合小承气汤加减。其中制附子、肉桂、肉苁蓉温补肾阳，人参、白术、陈皮、黄芪健脾益气解毒，茯苓、车前子、泽泻利水消肿解毒，丹参、益母草活血利水通络，大黄、厚朴、枳实解毒通便。可酌加土茯苓、白茅根、黄连、双花、白花蛇舌草等以清热利湿解毒通络，藿香、竹茹、佩兰芳香化浊解毒，并辅以通腑排毒中药保留灌肠，内外合治，因而获效。

【病例4】杨某某，性别：女，年龄：61岁。

初诊日期：2013年8月7日。

主诉：口干多饮10余年，伴双下肢浮肿半年余。

现病史：患者于2002年冬季开始出现口干、多饮、尿频等症状，到我院门诊就诊，诊断为"2型糖尿病"。当时口服消渴丸等药物治疗，血糖控制不太理想，后又先后口服二甲双胍、格列美脲等药物治疗，血糖控制尚可。近半年患者开始出现双下肢浮肿，遂又间断服用利尿药等治疗，但浮肿反复，遂来转中医治疗。刻下症：时有心悸、胸闷，双下肢乏力沉重，时有腰酸，纳眠可，大便干。查体：心肺听诊无异常，双下肢轻度凹陷性浮肿，舌质淡红苔白，脉沉细。

既往史：体健。

过敏史：否认药物及食物过敏史。

辅助检查：血糖10.92mmol/L；血Scr 43.9μmol/L，ALB 24.6g/L，TP 54.1g/L；尿常规检查示BLD（++），Pro（++）。

中医诊断：消渴水肿（脾肾亏虚，痰湿内阻）。

西医诊断：糖尿病肾病。

治则治法：补脾益肾，利水消肿。

处方：黄芪30g，白术15g，山药30g，麻黄10g，葶苈子15g，丹参15g，川芎15g，地龙10g，水蛭6g，白花蛇舌草30g，车前子30g（包煎），泽泻10g，厚朴10g，甘草6g。

7剂，水煎服，日一剂。

复诊：服药后患者无心悸，夜间时有双下肢痉挛感，视物不清，双下肢仍有轻度浮肿，舌红苔白，脉沉细。上方加猪苓 15g，菟丝子 15g，枸杞 15g，鬼箭羽 20g，翻白草 30g，牡蛎 30g，草决明 10g，木瓜 15g。

14 剂，水煎服，日一剂。

三诊：服药后双下肢浮肿、痉挛等均减轻，小便多泡沫，舌淡红苔白，脉沉缓。上方黄芪用 45g，加莲须 12g，芡实 15g。

14 剂，水煎服，日一剂。

四诊：患者浮肿基本消退，无双下肢痉挛，夜尿 2～3 次，有泡沫，无尿痛，纳眠可，舌淡红苔薄白，脉沉细。处方如下：

黄芪 30g，白术 15g，当归 10g，熟地 15g，怀牛膝 15g，杜仲 15g，女贞子 12g，车前子 30g（包煎），泽泻 12g，牡蛎 30g，地龙 12g，水蛭 6g，甘草 6g。

14 剂，水煎服，日一剂。

【按语及体会】糖尿病肾病之水肿，中医学无与之相对应的病名，可归于"消渴""水肿"等范畴进行辨证治疗，亦有学者建议以"消渴水肿"为名。对于消渴辨证，目前多遵循阴虚为本，燥热为标的理论论治消渴。陈权认为，糖尿病呈慢性进行性过程，阴虚内热仅为病机之一过程，其病机多端，可及多个脏腑，并产生多种并发症，如《诸病源候论》："消渴病变多发痈疽，或皮肤生疮，或为水肿。"

陈权认为糖尿病发病的根本原因在于脾胃虚弱。《灵枢·本脏》："脾脆则善病消瘅易伤。"《素问·太阴阳明论》："脾与胃以膜相连耳，而能为之行其津液，何也？四肢皆禀气于胃，而不得至经，必因于脾，乃得禀也。"由于先天禀赋不足，加之（或）后天饮食失节，肥甘厚味，损伤脾胃，或情志失调，肝气郁结，横逆犯脾，脾胃虚弱，运化功能降低。同时脾运化水湿的功能失常，导致水液在体内停滞，产生水湿痰饮等病理产物，甚则形成水肿。故曰：诸湿肿满，皆属于脾。同时，病久及肾，肾虚主水功能降低，也可导致水肿之发生。水湿停于体内，影响气血运行，日久血行滞涩而为瘀血。本例患者糖尿病病史 10 余年，因口干口渴、口苦症状明显，长期以清热养阴方法治疗，清热过久则伤脾胃之气，养阴则碍水湿之运化，病情日久，出现水肿，水饮下流导致双下肢肿，甚而上凌于心，出现心悸等症状。陈权运用黄芪、白术益气健脾，培土治水，使脾气散津，上归于肺，通调水道，下输膀胱；脾虚则母病及子，肺气虚则气不化精而化水，水液停聚，出现水邪凌心射肺之症，所以采用麻黄、葶苈子宣肺利水，并能通调水道，下输膀胱，肺气得开，三焦水道亦得通利，水液亦下输膀胱而从尿而利。同时，陈权在临床治疗本病中坚持注重瘀血为患的病机，"病久入络"、"血不利则为水"。瘀血病机贯穿糖尿病肾病的始终。消渴瘀血阻络，瘀阻水停，则水肿每多迁延不愈，心悸不能缓解，遂加入活血行气通络之丹参、川芎、地龙等以化瘀行水。

（十）狼疮性肾炎

【病例】邵某某，性别：女，年龄：33 岁。

初诊日期：2006年9月5日。

主诉：双颊红斑伴双眼睑浮肿7个月。

现病史：患者7个月前感冒发热，热退后出现双眼睑浮肿，面部红色斑疹，在当地卫生室服用中药症状不减，遂来本院。尿常规检查示BLD（+++）、PRO（+++）；ANA（+++），DS-DNA（+），诊断为"狼疮性肾炎"。患者拒绝住院治疗，在家服用泼尼松及潘生丁等药物至今，仍觉疗效不佳，周身不适，就诊中医。刻下症：低热，T 37.2～37.8℃，乏力纳呆，口腔多发溃疡，脱发明显，全身关节间歇性疼痛，小便黄赤，多泡沫，大便尚可。月经已2个月未行。查体：双眼睑浮肿，双颊蝶型红斑，双下肢中度浮肿。舌暗红苔黄厚腻，脉细数而滑。

既往史体：体健。

辅助检查：尿常规检查示BLD（+++）、PRO（+++），镜检示RBC满视野；补体C3、C4均下降，ANA（+++），DS-DNA（+），血Scr 126μmol/L，BUN 9.70mmol/L。

辨证思路：外邪侵袭，治疗不及，复加病后失调，入里化热，病久热郁营血，毒热内胜，湿瘀互结。

中医诊断：（1）毒斑；（2）水肿。

西医诊断：（1）系统性红斑性狼疮；（2）狼疮性肾炎。

治则治法：清热化毒凉血，利湿活血散瘀。

处方：黄柏12g，金银花30g，赤芍15g，牡丹皮12g，生地30g，紫草12g，虎杖15g，蜈蚣2条，白花舌蛇草30g，白茅根30g，车前子15g，竹叶10g，山药30g，白术15g，益母草15g，甘草 6g。

20 剂，水煎服，日一剂。

西医治疗：泼尼松 45mg qd，潘生丁 50mg tid。

二诊（2006-09-25）：服药后低热减轻，T 37.0～37.2℃，脱发减少，近日口腔溃疡消未有新起，但觉乏力明显，纳呆，腹胀，时有吐酸干呕，双胁作胀，小便黄赤减，仍有泡沫，大便尚可。月经未行。查体：双眼睑浮肿，双颊蝶型红斑，双下肢中度浮肿。舌暗红苔黄厚腻，脉细数而滑。尿常规：BLD（++），PRO（++），镜检：RBC 18～20/HP。

热毒之势减，湿瘀互结，导致脾胃运化失常，升降不利。清热解毒，兼以健脾和胃。处方如下：

金银花 30g，知母 12g，黄柏 12g，白花舌蛇草 30g，虎杖 30g，牡丹皮 12g，赤芍 15g，六月雪 30g，地锦草 30g，白茅根 30g，柴胡 10g，枳壳 10g，白芍 15g，车前子 10g，大腹皮 30g，海螵蛸 30g，陈皮 10g，白术 20g，茯苓 30g，甘草 6g。

10 剂，水煎服，日一剂。

三诊（2006-10-05）：服药后纳呆、腹胀均明显减轻，无吐酸干呕，气力增，新发生。仍有低热，T 37.0～37.2℃，手心热，全身关节间歇性疼痛，灼热感，小便黄，泡沫明显减少，大便调。月经未行。查体：双眼睑无浮肿，双颊蝶型红斑减轻，双下肢轻度浮肿。舌暗红苔薄黄，脉细数而滑。尿常规：BLD（++），PRO（+），镜检：RBC 12～16/HP。

热毒恋久伤及阴血，阴虚火旺，湿瘀互结，留滞关节，气血运行不畅。养阴清热，凉血解毒，佐以通络止痛。处方如下：

知母 12g，黄柏 12g，金银花 30g，赤芍 15g，牡丹皮 12g，生地 30g，女贞子 20g，旱莲草 20g，制首乌 30g，虎杖 15g，蜈蚣 2 条，白花舌蛇草 30g，白茅根 30g，益母草 15g，当归 12g，川芎 10g，络石藤 20g，老鹳草 20g，秦艽 12g，甘草 6g。

20 剂，水煎服，日一剂。

四诊（2006-10-25）：服药效佳，热退尽，诸症减轻，月经曾在 1 周前复至，量少色暗。查体：双眼睑及双下肢无浮肿，双颊蝶型红斑明显缩小变淡，舌暗红苔少，脉细数。尿常规：BLD（＋），PRO（±），镜检：RBC 3～8/HP；血 Scr 108μmol/L，BUN 7.2mmol/L。

余热未清，肝肾阴虚，血行不畅。治疗原则如前：养阴清热，凉血解毒，佐以通络止痛，上方稍作损益，继续服用。

诊疗效果评价：1 个月后，患者复查尿常规：BLD（－），PRO（－），镜检：RBC 0～3/HP；血 Scr 95μmol/L，BUN 6.3mmol/L；补体 C3、C4 正常，ANA（＋），DS-DNA（－）。患者精神状态佳，无明显不适感觉。以前方加减继续调理 1 个月余，除外感等不适来诊服用中药汤剂，平时改服中药胶囊剂至今，病情稳定。

【按语及体会】此病的发病原因多由先天禀赋不足，情志内伤，病后失调，复受六淫侵袭，特别是风、湿、火、燥四淫阳邪的外袭，导致热毒血热，先伤肝肾之阴，后伤脾肾之阳，渐至阴阳两虚，气虚血瘀而致病。故此病的辨证特点是本虚标实，因而治疗此病须注意扶正与祛邪兼顾。在本病患病之初的活动期，多属于热毒斥盛，治疗以清热解毒为主，病久则热毒伤及阴血，阴虚火旺，湿瘀互结，治疗应标本兼顾，养阴清热，利湿化瘀。若治疗不及时或不当，病程缠绵，正气日衰，患者又会出现一系列脾肾阳虚的临床症状，应予以温肾助阳。但在此病的病程中，无论是活动期还是缓解期，湿热毒瘀贯穿于疾病的始终，治疗应以清热解毒、活血化瘀及祛湿通络为主线。

（十一）类风湿关节炎性肾损害

【**病例**】尤某某，性别：女，年龄：26 岁。

初诊日期：2010 年 11 月 14 日。

主诉：肉眼血尿 1 年余，周身关节疼痛 3 个月。

现病史：患者于 1 年前出现血尿，继而日晒后面部出现红斑，尿检出现蛋白尿，多方求治 1 年余未效。近 3 个月又出现双手指关节肿痛，晨僵明显，两膝、肘、肩关节疼痛，得温稍减，小便频急无涩痛，大便正常，口干，颜面浮肿，舌质紫暗中裂，边有齿印，苔薄白带黄，脉细弦。

既往史：体健。

辅助检查：尿常规检查示：PRO（++），BLD（+）；RF：阳性；B 超示双肾回声增强。

辨证思路：素体肝肾不足，生活起居不慎，气血失充，外邪易于入侵，而致脉络痹阻，精微不固。

中医诊断：尿浊、痹证。

西医诊断：类风湿性关节炎性肾损害。

治则治法：滋补肝肾，活血通络。

处方：生地 30g，山萸肉 15g，何首乌 30g，当归 12g，穿山龙 30g，威灵仙 15g，鸡血藤 30g，徐长卿 12g，地龙 10g，水蛭 6g，鹿含草 30g，扦扦活 20g，乌梢蛇 15g。

10 剂，水煎服，日一剂。

处方分析：生地、山萸肉、何首乌滋补肝肾，威灵仙、徐长卿、鹿含草、扦扦活、穿山龙祛风除湿兼活血通络，当归、穿山龙、鸡血藤、地龙、水蛭、乌梢蛇通络破瘀。

西医治疗：无。

二诊（2010-11-25）：患者服用中药后，关节症状明显减轻，疼痛减轻，但仍有恶风恶寒，纳眠可，大便调，舌质紫暗苔薄白，脉细弦。

络脉渐通，原方增加益气固表之黄芪 30g，白术 15g。

三诊（2011-1-18）：服上方患者关节疼痛明显减轻，晨僵减轻，无关节肿胀。但觉胃脘部不适感，时有胃胀吐酸，纳眠可，大便调，舌质紫暗苔薄白，脉细弦。尿常规：PRO（－）；BLD（±）。

胃气升降失调，原法出入，加入和胃理气的陈皮 10g，木香 10g。

【按语及体会】本患者有舌质中裂，口干之阴伤现象，又有关节疼痛之瘀阻络脉的征象，因此治法为滋补肝肾，活血通络。陈权在多年的临床经验中发现，活血化瘀的扦扦活还具有消除尿蛋白的作用，鹿含草补肾强骨、祛风除湿兼能入肾止血止血尿治五淋，并具有止血而不留瘀，祛湿通淋而不过利伤阴之功，扦扦活和鹿含草同用组成兼治肾炎及类风湿肝肾阴亏夹湿的药对。

本病病情比较复杂，病程较长，陈权主张循序渐进，及时调整处方，用药相宜，尤其要注意顾护胃气，方能逐步使其向愈，所谓"有斯证，用斯药"，随证施治。

（十二）肾结石

【病例】陈某某，性别：男，年龄：48岁。

初诊日期：2007年5月16日。

主诉：腰痛、尿血3个月。

现病史：患者3个月前突然出现腰痛、尿血，伴有恶心呕吐。经在当地医院输注抗生素后，腰痛稍减，未再诊治。近1个月腰痛发作频繁，时有小腹疼痛，尿血时发，遂来就诊。B超示：双肾多发结石，大者约0.65cm×0.4cm，双肾盂轻度积水。刻下症：双侧腰部疼痛，痛掣脐腹，小便时疼痛明显，时见肉眼血尿，纳少，大便质稀不成形。查体：双肾区叩击痛（＋），舌暗红苔黄腻，脉弦滑。

既往史：体健。

辅助检查：B超示双肾多发结石，大者约0.65cm×0.4cm，双肾盂轻度积水；尿常规检查示RBC满视野，WBC 10～20/HP。

辨证思路：长期起居饮食不慎，下焦湿热熏蒸，灼伤阴液，尿液涩结，尿中杂质结为砂石，阻滞尿道，损伤血络，发为石淋。

中医诊断：石淋。

西医诊断：肾结石。

治则治法：清利湿热，消瘀排石。

处方：金钱草 30g，海金沙 30g（包煎），鸡内金 20g，郁金 18g，石韦 30g，冬葵子 20g，瞿麦 15g，车前子 30g（包煎），滑石 30g，川芎 12g，莪术 12g，白花舌蛇草 30g，竹叶 10g，甘草 6g。

　　　　　　　　　　　　　20 剂，水煎服，日一剂。

西医治疗：无。

二诊（2007-06-06）：服药 20 剂，腰腹剧烈疼痛 5～6 次，尿量增多，排尿较前有通利感。现时有小腹掣痛，肉眼血尿次数减少，大便成形。查体：双肾区叩击痛（−），舌暗红苔薄黄腻，脉弦滑。尿常规：RBC 15～20/HP，WBC 10～20/HP。2007 年6 月 5 日复查 B 超，较前次比较：双肾结石数量减少，大者约 0.4cm×0.3cm，无双肾积水，左输尿管下端可见一 0.2cm×0.3cm 结石。

湿热得以通利，砂石下行。上方合度，加强调气行血之力。上方加枳壳 10g，王不留行 15g。

三诊（2007-06-21）：服药 15 剂，自诉 7 天前有一次腰痛剧烈，掣引小腹，伴有尿血，近日症状消失，无明显不适感觉，仅时有腰酸乏力之感。小便利，大便调。查体：双肾区叩击痛（−），舌暗红苔薄黄，脉沉缓。尿常规：RBC 1～4/HP，WBC（−）。

由于湿热久稽，砂石下行之艰涩，暗耗肾气，损及肾络。

再宗前法，上方加怀牛膝 18g，以补肾行瘀。

诊疗效果评价：半个月后，患者复查 B 超，双肾、输尿管及膀胱均未见结石，尿常规正常，无不适感觉，疾病痊愈而停服中药，疗效满意。

【按语及体会】此病多由饮食起居不节，蕴而生热，湿热下注，尿液受其煎熬，尿中杂质结为砂石，发为此病，正如《诸病源候论·石淋候》中说："肾主水，水结则化石，发为砂石淋痛。"患者大便质稀不成形，舌暗红苔黄腻，脉弦滑，四诊合参，则为湿热蕴结兼有血瘀之证。在治疗上，石韦散、四金汤、导赤散共用，则可清利湿热，导热下行，化石排石，复加调气行血之川芎、莪术、枳壳、王不留行，则加强消瘀排石之功，后期则加入补肾行瘀之牛膝，如此组方配伍，力有专攻，而又照顾全面，故收效满意。

（十三）尿道综合征

【病例 1】陈某某，性别：女，年龄：28 岁。

初诊日期：2011 年 6 月 21 日。

主诉：发热伴右腰痛 3 个月。

现病史：患者 3 个月余前因"发热伴右腰痛 4 天"于急诊就诊，查右腰叩痛（+）。尿常规：WBC 满视野，RBC 300/μl，血常规：WBC 14.1×10^9/L，中性粒细胞 83.4%。诊断为"急性肾盂肾炎"，经抗感染治疗 3 周后好转。近 2 个月以来因工作劳累后泌尿系感染反复发作，时感尿频、尿急、尿痛、腰酸，经抗感染治疗好转不明显。现仍腰酸痛，尿频、排尿灼热且不畅，大便尚可，纳眠可，形体偏瘦。舌质红，舌体瘦小，苔薄黄，脉沉滑细。

既往史：体质较弱。

辅助检查：尿常规检查示 WBC（＋），沉渣（－）。

辨证思路：患者素体肾阴精血不足，形体偏瘦，正气不足，感受湿热之邪，流注于下焦，导致膀胱气化不利，发为淋证。湿热郁久，灼伤阴精津液，又加重肾阴亏虚，正虚而邪结，邪恋而正虚，终致阴伤与湿热胶结，病势缠绵难愈。

中医诊断：劳淋（湿热下注，肾阴不足）。

西医诊断：尿道综合征。

治则治法：清热利湿，益肾养阴。

处方：苍术 10g，生地 30g，知柏各 10g，白花蛇舌草 30g，小蓟 15g，萹蓄 15g，瞿麦 12g，生杜仲 10g，甘草 10g。

水煎服，日一剂。

处方分析：方中以苍术、生地共为君药，苍术燥湿健脾，以复脾运，湿邪自化，生地养阴清热，顾护真阴。盐知母、盐黄柏清利下焦湿热，白花蛇舌草清热解毒、通利小便，小蓟与生地清热凉血，萹蓄、瞿麦清热利尿，诸药共奏清热祛湿之力。生杜仲为佐，功助气化，以温化水湿，又取"阳中求阴，阴得阳生，而泉源不竭"之意，使以生甘草，调和诸药，固护中州。

西医治疗：曾用多种抗生素（具体不详）。

二诊（2011-06-28）：服药后症状改善，尿频、尿热减轻，仍腰酸痛，排尿不畅，口干，纳可，大便调，睡眠可。舌红暗，苔黄白薄腻少津，脉细弦小数。尿常规：WBC（＋），沉渣（－）。

药合病机，下焦湿热稍去，但阴亏与湿热胶结，患者又见口干、舌红，苔黄白薄腻少津，脉细弦小数，有肺热伤津之势，原方去生杜仲、炒知柏，加竹叶10g以散上焦风热、清心火而利小便，花粉30g、芦根15g、桑白皮10g清肺胃之热而生津止渴。

三诊（2011-07-12）：此期患者症情平稳，不适症状逐渐减少，无尿频、尿热，排尿通畅，偶有腰痛，近日天气炎热，患者多食冷饮，见颜面痤疮多发红肿，舌脉如前。正值暑热时期，患者进食冷饮后加重湿邪，脾气不升，湿热流注下焦，仍按前方加减，内热炽盛，加丹皮10g、苦参10g以清热燥湿，夏枯草15g清肝火散郁结。

诊疗效果评价：药后7剂症状完全消失，尿常规正常，病情痊愈。

【按语及体会】本例患者素体肾阴精血不足，形体偏瘦，正气不足，感受湿热之邪，流注于下焦，导致膀胱气化不利，发为淋证。经抗生素抗感染治疗好转，又因劳累诱发，再次反复使用抗生素疗效欠佳，从西医角度讲可能是体内细菌已产生耐药性，从中医角度讲则是过用寒凉的抗生素，冰伏邪气导致湿邪留恋不去，困住脾胃，脾失健运，更加不能运化水湿，如此形成恶性循环，湿蕴化热，湿热胶着，病必不除。湿热郁久，灼伤阴精津液，又加重肾阴亏虚，正虚而邪结，邪恋而正虚，终致阴伤与湿热胶结，病势缠绵难愈。张景岳云："阴阳之理，原自互根；彼此相须，缺一不可。无阳则阴无以生，无阴则阳无以化。"故阴虚既久，阳无阴以化，阳、气亦损。故该例本在肾阴亏虚，兼有脾失健运，标在下焦湿热蕴结，且湿热与阴伤胶结，病势缠绵。既得其主要病机，当扣其主要矛盾，守方加减，清利湿热为主，兼顾其肾阴亏虚之本，以图清热而不助湿、化湿而不生热，清利湿热而不伤阴。随后就诊加减之法，乃是针对四时、阴阳、气血、七情之变，临时而设。

【**病例2**】郑某，性别：男，年龄：34岁。

初诊日期：2014年4月13日。

主诉：尿频、尿道不适2个月余。

现病史：患者2个月前因工作繁忙，无明显诱因出现尿道刺痛不适，伴尿频，每日小便达10余次，到泌尿科就诊，查尿常规无明显异常，给予八正颗粒等口服1周，症状改善。但病情时轻时重，每劳累或饮水少时即加重，2周前到其附近诊所静脉滴注阿奇霉素5天，症状仍无改善，遂来就诊。症见：尿道不适感，尿频，无尿痛及血尿，无腰痛，口干、稍有口苦，纳食睡眠可，二便调畅，舌质红苔薄黄腻，脉弦数。

既往史：体健。

过敏史：否认药物及食物过敏史。

辅助检查：尿常规检查无异常。

中医诊断：淋证（肾阴亏虚，膀胱湿热）。

西医诊断：尿道综合征。

治则治法：补肾养阴，清利湿热。

处方：女贞子15g，旱莲草15g，山药18g，生地15g，通草 6g，竹叶 10g，白茅根 30g，猪苓 15g，车前子 15g，积雪草 15g，桂枝 5g，甘草 6g。

5 剂，水煎服，日一剂。

复诊：服上方 2 剂症状即明显改善，现唯饮水少时尿道有轻度不适，无口干、口苦，舌稍红苔薄黄腻，脉弦数。上方加泽泻 6g，再用 5 剂。

【按语及体会】 在诊断尿道综合征之前，首先排除泌尿系感染，本病可以按照中医"淋证"范畴进行辨治。《金匮要略》"淋之为病，小便如粟状，小腹弦急，痛引脐中"对淋证进行了恰当的描述。"淋有五，皆属乎热"，通常将本病分为热、气、血、石、膏、劳淋，以热淋、劳淋为多。其病理性质有实、有虚，初期以实证为主，以热淋居多，病久以虚证为主，以劳淋居多，且多见虚实夹杂之证。

本例患者每劳累或饮水少即发作或加重，从症状看类似于劳淋，如《证治汇补》所云"劳淋，遇劳即发，痛引气街，又名虚淋"。观其舌象，又有湿热存在，符合"诸淋者，肾虚膀胱热"的病机，故而拟养阴利湿清热为法，选用养阴不滋腻的二至丸加清热利湿之品。阴虚湿热的治疗，养阴容易碍湿，利湿容易伤阴，故在利湿药物选择上，以车前子、猪苓、白茅根等利水不伤阴的药物为主，少佐桂枝取五苓散意，在于温阳化气，增强膀胱气化功能。

（十四）尿路感染

【病例】 李某，性别：女，年龄：34 岁。

初诊日期：2007 年 5 月 16 日。

主诉：腰酸腰痛、尿频 3 年，加重半年。

现病史：素有尿路感染史 3 年，近半年复发次数增多，多在 20 余天发作一次，每次发作与上呼吸道感染及劳累有关，服用抗生素治疗，症状缓解缓慢。刻下症：腰酸腰痛，尿频尿黄赤，尿道口灼热感，时有刺痛，心烦，口干咽燥，倦怠乏力，纳可，大便不爽。舌质红，苔薄腻，脉细数。

既往史：体健。

辅助检查：尿常规检查示 RBC 10～12/HP，WBC 8～10/HP；中段尿培养示细菌数 >10^4/ml。

辨证思路：湿热蕴结下焦，膀胱气化不利，病延日久，久羁伤阴，肾阴亏虚，虚火灼络，尿中夹血，淋沥不已，遇劳即发。

中医诊断：劳淋。

西医诊断：尿路感染。

治则治法：清热利湿，滋补肾阴。

处方：知母 12g，黄柏 12g，山萸肉 10g，生地 30g，泽泻 15g，牡丹皮 10g，女贞子 12g，旱莲草 12g，栀子炭 10g，白茅根 30g，瞿麦 10g，竹叶 10g，扁蓄 12g，白花蛇舌草 30g，甘草 6g。

水煎服，日一剂。

西医治疗：服用中药后，停用抗生素等西药。

二诊（2007-05-27）：药后尿频、尿灼痛感均消失，尿色转淡，腰酸腰痛、乏力烦热及口干症状俱减轻，唯有少寐多梦。舌红，苔薄白，脉细弦。

肾阴亏虚，余热未清，心神受扰。仍宗前法，上方加百合15g以养阴清心安神。

三诊（2007-06-07）：上方10剂，诸症不显，夜已能寐，曾有一次过劳，饮水过少，稍觉尿灼热、尿色黄，但饮水休息后症状很快消失。舌质转淡，苔薄白，脉细。尿常规：RBC 1～3/HP，WBC 0～2/HP。

湿热之邪渐退，肾阴渐复。治则不变，守方继服10剂。

诊疗效果评价：6月17日复诊，患者诸症悉除。尿常规及中段尿培养均正常。嘱停药观察，3个月后随访，未有复发，临床治愈。

【按语及体会】古人有"淋证忌补"之说，淋证初起，正气未虚，多有湿热为患，固当以清利为主，务使邪净，不宜轻易使用补法，然淋证为病有久暂，辨证有虚实。此患者淋证日久，湿热久羁，损及肾阴，"无阴则无以化"，本虚标实，虚实夹杂，病邪常易起伏而致病情反复发作，缠绵难愈。本患者尿频尿黄赤，尿道口灼热感，时有刺痛，心烦，口干咽燥，舌质红，脉细数等症状，均为肾阴虚加有湿热之证，因此方用知柏地黄丸加减，方药对症，标本兼顾，虚实并调，疗效满意。

（十五）乳糜尿

【病例】李某某，性别：男，年龄：60岁。

初诊日期：2007年4月9日。

主诉：小便混浊 3 个月余。

现病史：患者 3 个月前无明显诱因出现小便混浊，白如甘浆，夹有乳白色块状物，时有暗红血块。昼重夜轻，食用油腻之品则尿浊加重，伴有腰痛，时有尿灼热、尿频但排尿不畅，口渴口苦，纳呆腹胀，大便不爽质稀。在当地医院服用西药（具体不详），疗效不佳，症状无缓解。刻下症：见舌暗红，苔黄腻，脉象濡数。

既往史：体健。

辅助检查：尿常规检查示乳糜试验（+），PRO（++），RBC（+）。

辨证思路：饮食不节，损伤脾胃，脾失健运，水湿不化，酿湿生热，湿热下注，渐而成瘀，瘀热互结，阻塞尿路所致。

中医诊断：尿浊。

西医诊断：乳糜尿。

治则治法：清热利湿化瘀。

处方：萆薢 15g，菖蒲 15g，黄柏 12g，白花舌蛇草 30g，茯苓 30g，海金沙 30g，车前子 15g，滑石 15g，石韦 30g，竹叶 12g，白茅根 30g，生地 30g，川芎 12g，丹参 30g，白果 12g，莲须 15g，甘草 6g。

水煎服，日一剂。

西医治疗：无。

二诊（2007-04-27）：服药后尿灼热、尿频及腰痛减轻，尿白浊减为 1～2 次/日，未再出现乳白色块状物及血块。舌暗红，苔白腻，脉象濡。尿常规：乳糜试验（+），PRO（+），RBC（-）。

热势渐退，湿邪仍恋。上方合度，仍以清热利湿化瘀为治则，上方加山药30g。

三诊（2007-05-04）：尿白浊明显减轻，数日一发，多在劳累后发作，无乳白色块状物及血块，腰痛减轻未除。舌暗红，苔薄白，脉象沉。尿常规：乳糜试验（+），PRO（±），RBC（-）。

湿瘀互结日久，精微流失过多，损及脾肾。上方加用补脾益肾之药：黄芪15g，熟地15g，菟丝子15g，金樱子30g。

诊疗效果评价：上方服用10剂，尿液转清，未见复发，腰痛不显。尿常规：乳糜试验（-），PRO（-），RBC（-）。3个月后电话随访，症状无复发。

【按语及体会】乳糜尿归属于中医之"尿浊"范畴，本病的发生与脾肾二脏关系最为密切。本病例由于患者饮食不节，损伤脾胃，脾失健运，水湿不化，酿湿生热，湿热下注，渐而成瘀，瘀热互结，气化不利，脂液失于约束所致。故治疗应以清热利湿化瘀为主，方中萆薢、菖蒲清利湿浊，黄柏、白花蛇舌草、茯苓、海金沙、车前子、滑石、石韦清热利湿，竹叶、白茅根、生地凉血止血，川芎、丹参活血通络，白果、莲须固肾涩精，诸药相合，使清浊分，湿热去，络脉通，脂液重归其道。病久精微流失过多，则会损及脾肾，则须损其湿热瘀之大半后，酌加补脾益肾之剂，方可收功。

（十六）多囊肾；左肾占位待排；多囊肝

【病例】林某某，性别：男，年龄：58岁。

初诊日期：2006年12月18日。

主诉：肉眼血尿反复发作 2 个月，加重 6 天。

现病史：患者 7 年前曾被诊断为肺癌并行手术切除，术后一般情况良好。2 个月前无明显诱因出现肉眼血尿，用止血药症状即消，但反复发作，多方求医疗效不佳。6 天前，肉眼血尿症状加重，使用止血药不效，并伴有左肾区刺痛。刻下症：左侧腰部刺痛，夜间明显，口干喜饮，时有头晕耳鸣，双目干涩，纳食可，眠差多梦，小便色红如洗肉水样，无尿频、尿急、尿痛，大便尚正常。舌质暗红多裂纹，苔少，脉细数。

既往史：体健。

辅助检查：尿常规检查示 BLD（+++），PRO（±），镜下见 RBC 满视野。11 月 6 日 B 超示双侧多囊肾，左肾稍高回声区（性质待定）；多囊肝。

辨证思路：饮食不节，烦劳过度，复加 7 年前大病手术，耗伤肾阴，久之阴虚内热，灼伤络脉，络伤血溢，遂成尿血，尿血日久，肾络瘀血内滞，络脉不通而见腰痛。

中医诊断：（1）溺血；（2）腰痛。

西医诊断：（1）多囊肾；（2）左肾占位待排；（3）多囊肝。

治则治法：滋阴降火，凉血止血，化瘀散结。

处方：知母 10g，黄柏 10g，生地 18g，熟地 18g，山萸肉 6g，炒茜草 12g，大蓟 30g，小蓟 30g，侧柏叶 15g，白茅根 30g，大黄炭 6g，牡丹皮 10g，女贞子 20g，旱莲草 30g，三七粉 10g，生牡蛎 30g，甘草 6g。

14 剂，水煎服，日一剂。

131

西医治疗：不详。

二诊（2007-01-18）：服用上方7剂之后，血尿逐渐减少至完全消失，遂停药。至今未见血尿复发，但腰痛虽减未除，夜间刺痛明显。余无明显不适感。舌暗红苔少，脉弦细。即日尿常规：BLD（±），PRO（−），镜下：RBC 1～3/HP。

肾阴来复，火敛血宁，瘀血积滞，络脉不通。治疗以滋阴清热，活血化瘀，解毒散结为主。处方如下：

（1）知母10g，黄柏10g，生地30g，熟地30g，山萸肉10g，牡丹皮10g，泽泻10g，赤芍10g，女贞子30g，旱莲草30g，土元6g，水蛭5g，大黄炭10g，三七粉6g（冲服），生牡蛎30g，蛇莓20g，龙葵30g，地锦草30g，甘草6g。

14剂，水煎服，日一剂。

（2）嘱患者复查肾脏B超或CT。

三诊（2007-03-11）：患者以上方加减调治近20天，腰痛明显减轻，间或发作，疼痛持续时间亦缩短。因逢春节回家过年，服用中药间断。现患者腰痛间断发作，无尿血，乏力，精神欠佳，纳可，二便调。舌暗红苔薄，脉弦细略涩。3月4日复查B超：双肾囊肿，左肾下极占位，大小约98mm×69mm。患者拒绝手术治疗，愿意坚持服用中药治疗。

毒瘤占位，瘀血内停，邪实而正难复。拟以标本兼顾，补虚泻实，培本补肾，活血化瘀，化痰散结，清热解毒。处方如下：

熟地18g，山萸肉10g，山药18g，牡丹皮10g，泽泻12g，蛇莓30g，白花蛇舌草30g，郁金12g，丹参15g，炮山甲10g，川芎 10g，赤芍 15g，红花 10g，龙葵 30g，白英 20g，石见穿 12g，炒没药 10g，生牡蛎 30g，川断 10g，牛膝 10g，浙贝母 10g，甘草 6g。

7 剂，水煎服，日一剂。

四诊（2007-03-21）：服药效佳，近几日未曾腰痛，但服药后胃部略有不适，肠鸣而腹泻，日 2～3 次，泻后乏力。余无明显不适。舌暗红苔薄，脉弦细略涩。

毒瘤占位，瘀血内停，药性偏峻，有碍脾胃运化。仍宗前法，兼顾调理脾胃。上方加党参 15g，炒白术 15g，砂仁 10g（后入）。

五诊（2007-04-28）：日来精神转佳，腰痛不著，偶有蚁虫叮咬感般的微痛，无尿血，无明显不适，大便正常。舌暗红苔薄，脉弦细。毒瘤占位，但正气渐复，络脉血行渐畅。再按原法进治以资巩固。

（1）上方继服。

（2）胶囊剂：水蛭 50g，三七参 90g，炮山甲 50g，莪术 60g，土元 45g，山慈菇 60g，守宫 90g，蜈蚣 12 条，制南星 45g，炙鳖甲 50g。

上方研粉装胶囊口服，5 粒，日 3 次。

诊疗效果评价：患者服用中药半年余，病情稳定，无明显不适感觉，未有尿血复发，偶有腰痛。于 6 月 20 日再次复查 B 超示：肾囊肿数量减少，体积减小，左肾下极之肿瘤亦由 98mm×69mm 减小为 85mm×52mm，病情得到有效控制，然此属内伤难症，宜长期调治。

【按语及体会】本病案是一例肾肿瘤、肾囊肿的患者，在初诊时并未完全确诊出肿瘤，仅以腰痛、尿血为主要症状，通过患者症状如腰部刺痛，夜间明显，口干喜饮，时有头晕耳鸣，双目干涩，舌质暗红多裂纹，苔少，脉细数等可看出证属肾阴亏虚，阴虚火旺兼有瘀血阻滞。投以滋阴降火、化瘀散结之剂后尿血即止，但腰痛不除。因此建议患者再次复查，后确诊为肾脏肿瘤，毒瘤占位，瘀血内停，邪实而正难复。治则转为标本兼顾，补虚泻实，培本补肾，活血化瘀，化痰散结，清热解毒。

方中取六味地黄之意补肾，川断、牛膝、郁金、丹参、川芎、赤芍、红花、炒没药等活血化瘀，炮山甲、生牡蛎、浙贝母化痰散结，白花蛇舌草、蛇莓、龙葵、白英、石见穿均有解毒散结消瘤之功效。如此以祛邪为主，兼顾扶正，期望邪祛而正不劫。值得注意的是，患者属内伤重病，需要长期服药，但治疗肿瘤之药性峻烈而易伐胃，因此，顾护胃气不能轻视。

第四节　慢性肾脏病诊疗特色及用药特点

在慢性肾脏病的辨证治疗中，除了上述临证经验外，陈权主任特别强调应注意以下几个问题。

一、辨证治疗

（一）辨病与辨证结合，宏观辨证与微观辨证结合

在慢性肾脏病的治疗中，许多患者仅有尿常规或肾功能

异常而无明显的临床症状，因此出现无证可辨的情况，陈权认为此时应从微观着手辨病治疗。从微观上看，病理显示非活动性变化，以纤维化明显者，多数血瘀，而应以活血化瘀为法，用药如川芎、桃仁、红花、水蛭、穿山甲等；病理示炎细胞浸润、系膜细胞及基质增生，处于活动期者，多为湿热瘀毒，当清热解毒、利湿通瘀，用药如半枝莲、积雪草、六月雪、鬼箭羽、白花蛇舌草、土茯苓等；大量蛋白尿者，可酌加僵蚕、猫爪草、地龙、全蝎、芡实等；血尿为主者，用茜草、三七、旱莲草、萹草等。

（二）血尿勿单纯止血

血尿是慢性肾脏病的常见症状，常迁延难消，治疗上切勿单用止血之药物，应当抓住血热伤络、湿阻络瘀、气虚或阳虚不摄、阴亏火旺等多种原因，审因论治，正本清源，而勿见血即止血，否则恶血不去新血难以归经，且治疗上注意以止血不留瘀为主要目的。

（三）见蛋白尿勿迳用涩补

蛋白尿之产生，或虚或实。虚者乃脾肾亏虚，失于固摄，实者系下焦湿热浊邪蕴郁，水道闭阻，气化失司，精微不升反下流所致。对于虚者，以固涩敛精治之；但属实者，当清热利湿化浊，活血通瘀，使肾脏气化正常，精微得以输布而不下泄，则蛋白尿即止。如不辨虚实而迳用涩补之剂，则属闭门留寇之举。

（四）坚持治疗，注意顾护脾胃

慢性肾脏病呈慢性进行性经过，其治疗是一个长期的系列的过程，故而治疗上当谨守病机，做到持之以恒，有方有守，而不可频繁调方或更改治疗方案。同时脾胃乃后天之本，气血生化之源，长期用药时应注意时刻顾护脾胃，务使脾胃充盛，一则使气血生化有源，二则有助于药物的吸收及疗效的发挥。具体而言，清热利湿通瘀时，切勿过用苦寒，以免伤胃；扶正培本切忌过用养阴滋腻或温补燥烈，以平和为期，或适当配合木香、陈皮、砂仁等醒脾和胃之品。

二、用药选择

所谓用药如用兵，在多年的临证中，陈权对很多药物形成了自己独特的见解与临床应用经验，同时也形成了很多验证于临床疗效可靠的方剂，兹归纳整理数种如下。

（一）常用中药

1. 僵蚕

首载于《神农本草经》，别名白僵蚕、天虫，味辛、咸，性平，归肝、肺经，具有息风止痉，祛风止痛，解毒散结的功效。《本草求真》言"僵蚕，祛风散寒，燥湿化痰，温行血脉之品"，《本草纲目》提到其能治"癥块，散风痰结核"，说明本品有软坚消癥，化痰祛风之功，其味咸入肾。临床用治慢性肾脏病常用量每日 10～15g，水煎服。

2. 蝉蜕

首见《神农本草经》，性寒，可疏风清热、透疹止痒、明目退翳、镇惊解痉。杨栗山认为其"轻清灵透，为治血病圣药"，可祛风胜湿，涤热解毒。张锡纯认为蝉蜕"尤善托癍疹外出也"，故而对于过敏性紫癜等属癍疹者，用之尤佳。药理研究显示，其具有抗惊厥、解热镇痛、抗感染、抗氧化及免疫抑制等作用，还可以降低毛细血管通透性。陈权认为，对于急性肾炎水肿期之外受风湿热者，取蝉蜕宣散透表的功效，可促进外邪的宣散，利于邪气的祛除，对减轻血尿、降低尿蛋白有良好的治疗作用。常用量每日 10 ～ 15g，水煎服。

　　临床上，陈权常将僵蚕和蝉蜕作为对药使用，两药均有散风泻热、止痉定惊的作用，蝉蜕不仅去外风又息内风，散风透疹；僵蚕入络搜剔，散风除热。陈权认为，对于链球菌感染后肾炎、紫癜性肾炎等由外感所诱发的肾脏病，或者对于各种急慢性肾炎合并急慢性扁桃体炎、咽峡部淋巴滤泡增生等，多由风邪或兼夹湿、热等邪气侵袭，循经损伤肾络所致，利用虫类药入络搜风，直达病所的作用，可彻底清除外感邪气，可控制上呼吸道感染及降低尿蛋白，无论对急慢性肾炎发作期及巩固期都有较好的治疗效果。僵蚕、蝉蜕合用，可升清阳、祛风化痰，加姜黄、大黄，取升降散意，可达到升降相因，气机调和的目的，无论对于慢性肾脏病初期的外感症状还是对于后期脾肾亏虚，湿热瘀毒内阻，气机升降失常，浊邪上泛所致呕恶等，均可起到升清降浊、宣郁散热、化瘀通络的作用。实验研究证实，升降散能够降低慢性系膜增生性肾小球肾炎大鼠肾组织 CTGF 及 α-SMA 表达，减弱肾小球系膜区及肾间质中细胞与基质的增生，减轻肾纤维化的程度。

3. 黄芪

味甘，性温，补气健脾，利水消肿，托疮生肌。王好古《汤液本草》谓其为"足少阴、命门之剂，……补肾脏元气"。《本经逢原》曰："黄芪，能补五脏诸虚……同人参则益气，同当归则补血。"

陈师认为，慢性肾脏病主要病机在于脾肾亏虚，湿热瘀血阻滞，黄芪补气健脾，大补后天，并且可以通过补后天以益先天，为陈权治疗慢性肾脏病最常用的药物之一。药理研究认为，黄芪可促进肾病综合征患者蛋白质合成，提高血浆蛋白水平；降低实验大鼠肌酐、尿素氮水平，提高肾小球滤过率。常用量每日 30 ～ 60g，甚至用量达到 300g。

黄芪配当归：《本草新编》曰"黄芪用之于当归之中，自能助之以生血也。夫当归原能生血，何藉黄芪，不知血药生血其功缓，气药生血其功速，况气分血分之药，合而相同，则血得气而速生。"两药合用，可补气养血活血，在此基础上再配伍地黄、附子等，则补气生血功效更显，若配伍丹参、桃仁、川芎等活血之品则明显增强补气活血之功。

黄芪配山萸肉：山萸肉，酸、涩，微温。《名医别录》谓其为："安五脏，通九窍，止小便利。"清代《本草新编》载："补阴之药也……惟山萸，大补肝肾专而不杂，既无寒热之偏，又无阴阳之背，实为诸补阴之冠。"陈权认为，本药平补阴阳，性温而不燥，补而不峻，能补能涩。临证中与黄芪配伍，对于慢性肾脏病肾虚封藏失职，水谷精微不能固摄所导致的蛋白尿、血尿和尿频、多汗等效果尤佳。

4. 地龙

味咸，性寒，归肝、肺经，可清热息风、清肺定喘、利尿通淋，能通经络，达气机。《医林纂要》言地龙"清肾去热，渗湿行水，去脾胃湿热，通大便水道……能通经活络，可治风痰入络，气血不调，下行而利尿。"《本经逢原》曰："蚯蚓……解湿热，疗黄疸，利小便，通经络。"地龙对肾脏有一定程度的保护作用，可以显著降低糖尿病肾病大鼠 24 小时尿微量白蛋白水平，减轻肾小球硬化及肾小管损伤。

临床上，陈权常以黄芪配合地龙联合应用，以黄芪补气利水，调理脾肺肾三藏功能，益气化瘀，促进全身血液循环；地龙化瘀通络利水，走窜通络，利尿降压，两药合用可益气利水，化瘀生新，对于慢性肾炎之本虚（肾气虚）标实（浮肿）证尤为贴合，在辨证中加入此对药，可以促使浮肿消退，血压降低，蛋白转阴。常用量黄芪每日 30 ～ 90g，地龙 10 ～ 15g。

5. 水蛭

咸苦，性凉，破血通经，逐瘀消癥。《本经》言其"主逐恶血、瘀血、月闭，破血瘕积聚，无子，利水道。"张仲景所创的抵当汤即含水蛭，可起到破血逐瘀的功效。张锡纯认为水蛭可以"破瘀血而不伤新血……于气分丝毫无损，而血瘀默消于无形"。水蛭的主要药用成分为水蛭素，能降血脂，抑制血小板凝集或直接溶解血栓，改善微循环，增加肾脏血流量，可有效阻止 MC 增生及细胞外基质积聚，防止肾小球硬化。由于本品腥味较重，故陈权常嘱患者研末装胶囊吞服，每日3g，入煎剂每日6～10g。

水蛭合大黄为陈权临床常习用，两药相合，推陈致新之功效倍增，有仿大黄䗪虫丸（《金匮要略》）治瘀血内积，干血成劳之意；两药用于肾功能不全者，可以延缓患者病程进展，有效改善患者血液流变学及脂质代谢异常。

6. 蛤蚧

味咸，性平，归肺、肾经。李时珍《本草纲目》言其"……下淋沥，通水道。补肺气，益精血，定喘止嗽，疗肺痈消渴，助阳道……蛤蚧补肺气，定喘止咳，功同人参，益阴血，助精扶赢，功同羊肉。"《本草备要》谓其"补肺，润肾，益精，助阳……房术用之甚效。"叶天士认为其可"温中益肾，固精助阳"。药理研究证实，蛤蚧醇提取物能增强免疫，具有抗衰老之功效，临床应用可改善肺功能。本品擅于温肾助阳，固摄下元，故对于慢性肾脏病晚期肾阳衰败之虚劳之证有较好效果，常如丸散使用，每日用量3～6g。

7. 鹿茸

甘，咸，性温，归肾、肝经，为血肉有情之品，功善壮肾阳、益精血、调冲任、托疮毒。《景岳全书》认为其可"益元气，填真阴，扶衰赢瘦弱，善助精血……补腰肾虚冷，脚膝无力，夜梦鬼交，遗精滑泄，小便频数，虚痢尿血，及妇人崩中漏血，赤白带下。"《本草崇原》认为其可"益肾脏之气，强肾藏之志也"。对于慢性肾脏病晚期脾肾衰败者，用之可以扶助肾阳、益气生血。常用量每日3～10g，入煎剂或丸散。

蛤蚧、鹿茸配对应用，温壮肾阳之功益甚。陈权对于晚期慢性肾脏病患者之肾性贫血严重者，常用蛤蚧、鹿茸配合黄芪、人参、当归、鸡血藤、制首乌、阿胶珠补气养血之品以填精益髓，益气生血。

8. 大黄

味苦，性寒，泻热解毒，凉血活血通经，破积滞，通肠胃。《本经》谓其："下瘀血，破癥瘕积聚，留饮宿食，荡涤肠胃，推陈致新，通利水谷，调中化食，安和五脏。"《医学衷中参西录》言："大黄，味苦、气香、性凉，能入血分，破一切瘀血，为其气香，故兼入气分，少用之亦能调气，治气郁作疼。其力沉而不浮，以攻决为用，下一切癥瘕积聚，能开心下热痰以愈疯狂，降肠胃热实以通燥结，其香窜透窍之力，又兼利小便。"陈权用大黄治疗慢性肾脏病，除取其荡涤肠胃积滞外，更取其"迅速善走，直达下焦，深入血分，无坚不破"之性以行血气、清湿浊、化瘀阻，使水道通畅，同时恢复脾肾之气化功能，使清浊升降有序，如此以减轻水肿、蛋白尿及肾脏损害。大黄可用于慢性肾脏病病程的各阶段，每日用量 3～20g。便秘者，可后下或泡服。

大黄配附子：大黄苦寒降泻，附子辛温散寒，两药一寒一热，相反相成，共用可苦辛通降，温散寒凝瘀血，达到温阳活血、泻浊解毒的功效。其中附子大热可制约大黄苦寒之性，而存走泄之用；大黄苦寒可制约附子辛热之性，而存温通之用，常用于慢性肾脏病之肾阳衰微无以温阳化气而导致的湿毒瘀滞或浊邪泛逆等证。

（二）经验方

1. 化浊固肾汤

组成：黄柏10g，白花蛇舌草30g，龙葵30g，石韦30g，黄芪30g，山药30g，茯苓30g，白术30g，菟丝子12g，益母草30g，泽泻12g，车前子30g，白茅根30g，竹叶12g，甘草6g。

功效：健脾益肾固本，利湿通瘀泄浊。

主治：慢性肾脏病顽固性蛋白尿。本方具有明显的抗感染、纠正脂质代谢紊乱、消降蛋白尿、改善肾脏血流的作用。

2. 肾力康胶囊

组成：黄芪30g，白术15g，茯苓30g，生地黄20g，山茱萸6g，川芎12g，金银花30g，丹参30g，赤芍15g，水蛭10g，六月雪30g，三七10g，丹皮10g，牛蒡子10g，白花蛇舌草30g，制大黄6g。

功效：补益脾肾，益气养阴，活血化瘀，清热利湿。

主治：系膜增生性肾小球肾炎。临床试验及动物实验证实具有明显消降蛋白尿、抗凝、抑制肾小球硬化的作用。

3. 延衰肾宝胶囊

组成：蛤蚧、鹿茸、熟地、黄芪、人参、白术、蝉花、肉苁蓉、川芎、水蛭、炮山甲、积雪草、黄柏、制大黄、车前子。

功效：健脾补肾，解毒利湿，化瘀泄浊。

主治：轻、中度慢性肾衰竭。延衰肾宝胶囊具有降脂、抗凝、抗纤维化、增加肾血流量等功效，可纠正蛋白质等代谢紊乱，改善肾之血液循环，减轻肾小球硬化，有效保护残存肾单位，延缓慢性肾衰竭进展。

4. 风毒清解汤

组成：金银花，连翘，重楼，防风，蝉蜕，僵蚕，炒栀子，生地，竹叶，甘草。

功效：祛风泄热解毒。

主治：过敏性紫癜属风毒外袭者。

第五节　中医辨治慢性肾脏病的独特优势

一、宏观辨证与微观辨证相结合，重视微观辨证的作用与地位

辨证论治是中医特色及精华，乃以望、闻、问、切四诊所收集的资料为依据，进行总结、归纳而成为证的过程。传统辨证方法属于对证的宏观的认识范畴，这种辨证方法受到医生学识、经验等因素的影响，存在一定的主观性。20 世纪 80 年代起，诸多学者开始了对微观辨证的探寻与研究。随着科学技术的发展与进步，我们更多地开始从实验室检查的角度来认识及阐述疾病，这种实验室检查的结果如尿常规、病理检查等可以作为望诊的一种延伸，进而扩展了我们四诊的视野，其同时也可以作为辨证的依据。

在慢性肾脏病的辨证治疗中，从传统宏观的角度来看，经

常存在"无证可辨"的情况,如患者仅在体检时发现单纯血尿或蛋白尿,而无明显自觉症状,此时除了根据舌象、脉象进行辨证外,可以从实验室检查指标中寻求辨证线索并指导治疗,如病理结果显示非活动性变化,纤维化明显者,此时辨证时应考虑血瘀的存在,用药上注重活血化瘀,如桃仁、红花、川芎、莪术、穿山甲、地龙、水蛭等药物;如病理结果显示处于活动期,炎性细胞浸润、系膜细胞及基质增生,此时应考虑湿热毒邪内蕴的问题,临证应注重清热利湿通瘀,选药如白花蛇舌草、半枝莲、积雪草、土茯苓、鬼箭羽等。另外,有学者认为,肾穿刺活检显示的系膜细胞增生、内皮细胞增生、新月体形成等病理现象具有生长的属性,因其有形可见,辨证时可考虑为"实"证之范畴,同时其具有来势急、变化快之特点,与中医"风邪"善行数变之性相似,也可考虑从"风"进行辨证。

微观辨证是中医传统之宏观辨证延伸的结果,可以补充宏观辨证之不足,并加深我们对疾病的认识,但同时微观辨证需要在中医理论的指导下进行,并同宏观辨证相互参照而运用,以整体辨证为主,微观辨证为参照。如只注重微观辨证,忽视宏观辨证,容易出现"一叶障目,不见泰山"之弊端;而强调宏观辨证,忽视微观辨证,则往往不能更进一步地从细节上认识疾病而达到精确的辨证。

二、注重外感邪气在慢性肾脏病发病中的作用

《灵枢·本输》中说"少阴属肾,肾上连肺,故将两脏",

"肾本肺标，子母俱病"，均说明肺肾关系密切，容易相互影响而发病。《灵枢·经脉》中指出："肾足少阴之脉……其直者从肾上贯肝膈，入肺中，循喉咙，挟舌本。"咽为肺之门户、肾经循行之所，外邪侵袭，侵犯咽喉，可循经脉直接侵犯至肾，伤及肾气。而风为百病之长，外邪侵袭，往往以风邪为先导，《临床指南医案》云："盖六气之中，惟风能全兼五气，如兼寒则为风寒，兼暑则为暑风，兼湿则曰风湿，兼燥则曰风燥，兼火则曰风火。""风邪上受，首先犯肺"，风邪或兼夹他邪侵犯人体，首先出现肺经症状，进而循经犯肾而诱发肾脏病，如《证治准绳》云"肺金者，肾水之母，谓之连脏，肺有损伤之血，若气逆上者则为呕血矣，气不逆者，此之何不从水道下降入胞中耶，其热亦直抵肾与膀胱可知也。"另一方面，风邪为患，亦可直接诱发肾脏病之发生，如《素问·水热穴论篇》所云"勇而劳甚则肾汗出，肾汗出逢于风，内不得入于脏腑，外不得越于皮肤，客于玄腑，行于皮里，传为胕肿，本之于肾，名曰风水"，可为肾炎水肿之发病病机之一；《河间六书》"伤风汗下不解，热郁经络，随气涌泄为衄"之论述，可与肌衄（过敏性紫癜）之发病相关。

除传统意义的外感六淫，药食因素从口而入，亦可以看作外邪之范畴。用药失误及药物副作用、不恰当地应用所谓保健品或壮阳药物、不合格的食物等都可以成为外来邪气引起机体阴阳失调，进而损伤脾胃，为慢性肾脏病的发生创造条件。如阴虚者或湿热体质者服用温阳的药物，妄用何首乌等药酒等损肝伤肾，三聚氰胺奶粉引起的肾脏结石，某些药物的副作用如造影剂、某些抗生素、非甾体抗炎药等对肾脏的损害，服用含有马兜铃酸的中药及其中药制剂如广防己、关木通、龙胆泻肝丸等所引发的肾脏损害等均为药食外邪为害的具体表现。药食外邪为害所导致疾病的性质多与所进服的药物药性相关，如嗜酒多生湿热，壮阳药物入体内多生火热之邪，热病误用热药则加重火热之邪等。

三、久病入络是慢性肾脏病缠绵不愈的重要因素，通络是重要的治疗方法

络脉是对经脉支横别出的分支部分的总称。它包括别络、络脉、浮络、孙络等几个层次。络脉遍及五脏六腑、四肢百骸、筋脉骨肉、五官九窍、内外上下，形成了一个遍布全身的网络结构，起着联络脏腑、沟通表里、渗灌气血、排泄废物等作用。

络脉是气血运行的通道，络脉细小而密的特点决定了其病理上易于瘀滞成病。肾络亦不例外，各种慢性肾脏疾病迁延日久，或其他疾病失治误治，易致肾虚气化功能异常，日久导致气郁成滞，血聚成瘀，津凝为痰，痰瘀互结化为浊毒，痰、瘀、毒相互搏结，痹阻肾络，久致肾功渐衰。

清代叶天士丰富发展了络病理论，他指出，"大凡经主气，络主血，久病血瘀""初为气结在经，久则血伤入络""经年宿病，病必在络"，指明了络病主要病机在于络中血瘀。在治疗上，叶氏提出"络以辛为泄""络以通为用"的观点治疗实证；

而对于虚者，叶氏提出"大凡络虚，通补最宜"，创立了辛味为主的通络诸法。临床以"通"为法治疗慢性肾脏病时，可分以下三法。

（一）祛风通络

风邪是导致慢性肾脏病发生及反复发作的一个重要因素。风邪初犯肺卫时，可使用金银花、连翘、荆芥、防风之类，疏风解表，防止其"客于玄腑，行于皮里，传为胕肿"。另一方面，外风容易引动内风，素有内风疾患者更是如此，内外相引，容易导致络脉绌急、脉管收引，治疗宜息风以止痉，常用药为天麻、钩藤、珍珠母、白蒺藜等，配合青风藤、络石藤、海风藤等通络之品，取藤类药祛风、通络之功，如《本草便读》所云："凡藤类之属，皆可通经入络"。另外，虫类药如僵蚕、蝉蜕、全蝎、地龙、水蛭等亦有祛风通络之功效，叶天士认为其功效在于"藉虫蚁血中搜逐，以攻通邪结"。临床上将虫类药用之于慢性肾脏病患者，可改善肾脏病理变化，对病程迁延、顽固难消之蛋白尿尤为有效。

（二）化瘀通络

慢性肾脏病一个重要的病机特点在于浊毒内蕴，阻滞肾络，络脉瘀阻，故活血化瘀通络为其常用治法。临床用之，需要区分瘀血之程度，一般和血药可用当归、赤芍、茜草、三七、益母草等；活血化瘀药可用桃仁、红花、川芎、丹参、刘寄奴、路路通等；对于瘀血更甚，可以选用虫类药以攻逐邪结，不仅可化瘀通络，更可起到起疴消瘤之效果，常用如全蝎、水蛭、蜈蚣、地龙、炮山甲、土元等；如同时伴有湿浊存在时，可以配合祛湿药物同用。同时，"辛温入血络"，临床可配合薤白、桂枝、小茴香、吴茱萸等应用，效果更加。

（三）补益通络

若素有脾肾亏虚、肾络气虚、推动乏力而导致瘀血内阻，应以通补之法为用，使通而不伤正，补而不留瘀，使络中之邪得祛，络之正气得复。临床应用时可分辛甘通补和滋润通补，前者用于脾虚为明显者，常以人参、桂枝、干姜等配伍桃仁、红花、当归，甚至全蝎、蜈蚣等以补血养血通络；滋润通补常用于久病瘀血难以消除者，常用生地、麦冬、白芍等配合桃仁、牡丹皮、泽兰、地龙、水蛭等。

第六节　陈权治疗过敏性紫癜经验

过敏性紫癜（Henoch-Schonlein purpura, HSP）是一种侵犯皮肤或其他器官的小血管炎，常伴有关节痛、腹痛及肾脏损害，多发于青少年及儿童。目前认为本病可能与感染、药物、食物或其他物理因素等有关。多数过敏性紫癜患者有明显的诱发因素，调查显示，46% ～ 90% 的患者发病前 1 ～ 3 周有上呼吸道感染的病史；另外，药物因素、疫苗接种等也被认为和本病的发生有较为直接的关系。约有半数以上的本病患者会合并引起肾脏损害，成为儿童期最常见的继发性肾小球疾病，也是导致儿童终末期肾病的重要原因。

目前多数医家在认识本病时，仍多认为外感为本病发生的主要诱因，但同时考虑到内伤的因素。丁樱从热、虚、瘀3个方面来概括本病病机，治疗上分期而治：早期以风热、血热等热邪为主，后期以阴虚、气虚等虚证为主，少数可出现脾肾阳虚的表现；但其认为血瘀贯穿过敏性紫癜的整个发病过程，拟定清热凉血、活血化瘀治疗本病，且将活血化瘀贯穿始终，同时重滋阴清热，慎用益气药物。詹文彦认为本病主要病机特点为风、热、瘀，在发病初期，风、热、瘀相互作用，随病情进展则往往耗气伤阴，损及脾肾，形成邪热未去、正气已伤的虚实夹杂病候，"治风先治血，血行风自灭"，治疗以活血化瘀、祛风解毒为法。许华从肺、脾两脏来论治过敏性紫癜，其认为本病发生与风、湿、热、毒、瘀、虚等相关，其中风、湿、热、瘀在发病上起主要作用，主张以清热为主进行治疗，并结合祛湿、活血化瘀等方法，且善用风药。赵炳南多从风邪的角度来认识本病，治疗也多以风邪立论，从血热挟风、血滞挟风、血虚脾弱等方面治疗。孙轶秋也常从祛风的角度来治疗本病，临床多运用疏风散邪、益气御风固表、祛风除湿、理血祛风、温肾祛风等方法，取得了很高的临床疗效。

　　过敏性紫癜是一种皮肤血管炎综合征，有皮疹、关节痛、腹痛、便血等多种不同的临床表现，目前西医针对本病治疗主要以对症治疗为主，包括缓解腹痛及关节痛，及时处理胃肠道出血等，抗过敏及肝素、双嘧达莫、阿司匹林的治疗被广泛应用。过敏性紫癜作为一种自身免疫性血管炎性疾病，尽管抗过敏治疗被广泛应用于临床，但从发生机理上来讲，抗过敏治疗并无理论基础支持。对于肝素的应用，有研究认为其具有预防肾损害的作用，但由于相关临床研究还较少，所以并不推荐常规使用；小样本研究也尚未证实抗血小板药物如双嘧达莫、阿司匹林有预防肾损害发生的作用。

2010年原卫生部颁布的《过敏性紫癜诊疗指南》提出，激素在过敏性紫癜中的应用指征为：①有严重消化道病变如消化道出血；②肾病综合征表现者；③急进性肾炎，可以采用甲泼尼龙冲击治疗。2012年KDIGO在《肾小球肾炎临床实践指南》中建议：对于持续蛋白尿每天大于$1g/1.73m^2$，已经应用ACEI或ARB治疗的过敏性紫癜性肾炎患儿，应给予6个月的糖皮质激素治疗。尽管目前激素在临床被广泛应用，但对于糖皮质激素治疗本病是否能够阻止肾病进展一直存在争议。有研究显示，早期糖皮质激素治疗不能降低过敏性紫癜患者肾脏损害的风险，不支持早期使用激素预防过敏性紫癜肾损害的发生。激素治疗对过敏性紫癜皮疹、病程长短和复发的频率没有任何明显的影响，甚至还有研究报道，应用糖皮质激素治疗可以增加过敏性紫癜的复发率，故而，对于激素在临床治疗本病中的价值需要进行重新评估。

一、对本病病因病机的认识

结合古今医家观点，并对陈权辨证治疗过敏性紫癜的经验进行总结，我们认为，风邪在本病的发病中有不可忽视的作用，风为百病之长，风邪兼夹湿热毒邪等为患，造成本病病机复杂且缠绵难愈。

（一）风邪在本病发病中起主导地位

中医本身并无过敏性紫癜的系统论述，从症状来看，本病可以按照中医"肌衄""葡萄疫""血证"等进行辨证治疗。历代医家的论述皆表明，本病发生与外感邪气如风、热等有关。如《外科正宗·葡萄疫》指出："葡萄疫……感受四时不正之气，郁于皮肤不散，结成大小青紫斑点，色若葡萄，发在遍体头面。"《河间六书》指出："伤风汗下不解，热郁经络，随气涌泄为衄。"《小儿卫生总微论方·血溢论》云："小儿诸溢血者，由热入血气也。"故而其治疗多从疏散外邪，或清热等方面进行。陈权认为，本病之发生主要乃外邪所导致，其中以风为最主要因素。

（1）过敏性紫癜皮疹发作多迅速，但消退也往往很快，且具有频繁复发的特点，符合"风者善行而数变"的特点。

（2）过敏性紫癜皮疹多伴随不同程度的瘙痒，符合"风盛则痒"的特点，如《诸病源候论》云"风瘙痒者，是体虚受风"。

（3）发病前大多有细菌、病毒等上呼吸道感染史，或与某些食物、药物、预防接种等有关，此皆外感风毒等的范畴。

（4）风为百病之长，常与他邪如热邪、湿邪、瘀血、毒邪等相兼而致病。

（5）从临床观察，本病常继发于上呼吸道感染及口服某些药物、食物等，其中发于上呼吸道感染者多见。陈权认为，此乃风邪兼夹其他邪气自口鼻或皮毛外袭，侵及血分致脉络受损，血溢脉外所致；若外邪不解，循经损伤肾络，导致肾脏气化失常，水道闭塞则发为肾炎。

（二）风夹湿、热、毒邪为患，造成本病缠绵反复

风乃百病之长，常合并他邪共同为患。《临床指南医案》曰："盖六气之中，惟风能全兼五气，如兼寒则为风寒，兼暑则为暑风，兼湿则曰风湿，兼燥则曰风燥，兼火则曰风火。盖因风能鼓荡此五气而伤人，故曰百疾之长也。"这较明确指出风邪兼夹他邪发病的特点。陈权认为，风邪善行数变，其发病较快，祛除也较为迅速，若为单纯性紫癜多仅为风邪所导致，治疗上也较为简单；但如风邪合并湿热毒邪为患，则为害较重，且病势亦将缠绵。

《素向·风论》指出"风之伤人，其病各异，其名不同"。风邪所兼的致病邪气不同，其临床表现也不尽相同。湿性趋下，过敏性紫癜初发多在双下肢，乃风邪夹湿为患；瘙痒或伴起风团乃风邪夹热发病；如若伴见水疱、血疱等皮疹，乃风夹湿毒之邪为患，病情经常较为严重；风湿毒邪流注关节，则表现为关节疼痛肿胀；若外邪入里，盘踞中焦，气机不利，升降失常，则腹痛频作，甚则湿热毒邪下迫，损伤肠络而为便血；"肾足少阴之脉，从肾上贯肝膈，入肺中，循喉咙，挟舌本"，如风邪夹湿热毒邪自口鼻或皮毛外袭，循经下迫于肾，损伤肾络则会引起肾脏损害而表现为血尿或蛋白尿等，这也是本病治疗的难点所在。

在临床实践中，诸多医家运用祛风药物为主治疗过敏性紫癜及其肾炎取得了良好的效果，佐证了风邪在本病发病中的地

位。赵炳南、孙轶秋等治疗本病多从风邪立论，治疗上也以祛风药为主，临床疗效显著。其他如银翘散、消风散、玉屏风散等具有祛风作用的中药成方也被广泛应用于临床治疗，且部分被证实可以有效地纠正疾病免疫紊乱状态，防止疾病的复发。陈权的经验方风毒清解汤在临床上治疗过敏性紫癜性肾炎也取得了良好的治疗效果。

二、治疗

陈权根据本病风毒自口鼻或皮毛外袭，侵及血分，灼伤脉络，血溢脉外，或循经损伤肾络这一主要病机，确定了祛风为主，根据兼夹病邪之不同，结合清热、化湿等治疗本病的方法，自拟风毒清解汤，经多年临床应用，疗效显著。

风毒清解汤基本组成：金银花，连翘，重楼，防风，蝉蜕，僵蚕，炒栀子，生地，竹叶，甘草。其中以金银花、连翘、重楼配防风、蝉蜕、僵蚕疏风清热；炒栀子、生地、竹叶利湿泻热凉血，使邪毒从下窍而出；甘草解毒清热，调和诸药。

（一）风热犯肤，血溢脉外

常见于单纯性紫癜，皮疹颜色较为鲜艳，发病时伴有发热、咽痛、口干等症状，舌质红苔薄黄，脉浮数。临证中在原方基础上可加重清热祛风药物如薄荷、苏叶，咽痛明显加牛蒡子、桔梗、北豆根，口干者加芦根。

（二）阴虚内热，复感外邪

患者多为素有阴虚，复感风邪或风热之邪，两邪相合所致。

临床见皮疹色红，伴口干、五心烦热，舌质红苔少或剥脱或有裂纹，脉细数。临证中在原方基础上加女贞子、旱莲草、茜草等；如伴腰膝酸软者加杜仲、续断；若皮疹色鲜红或绛红，伴口干渴、心烦，舌质红绛苔黄燥，脉数者，此乃外邪入于血分，迫血外出，在原方中加水牛角、赤芍，重用生地以清热解毒凉血。

（三）风夹湿热毒邪，肾络受损

此多风邪夹湿热毒邪自口鼻或皮毛外袭，循经下迫于肾，损伤肾络所导致。患者除出现皮肤损害外，尿常规亦呈异常，如出现隐血、蛋白尿。临证中在原方基础上加白茅根、茜草、积雪草、芡实、三七粉等以清热利湿，化瘀止血。

对于少数患者，会出现病情反复至病久迁延，血尿、蛋白尿缠绵持续，乃邪气深入，变生他证，当随证治之，而不必拘泥于风毒而延误病情。至于晚期患者脾肾衰败成肾衰竭者，陈权认为此多属脾肾两虚，湿浊瘀毒内结，当以调补脾肾，利湿解毒，活血通瘀为法贯穿治疗始终。

另外，对于小儿，其乃"稚阴稚阳"之体，治疗上不宜过用或久用苦寒，以免损伤阳气致血运不利而发瘀血，瘀血内阻，新血不得归经，而血尿难除；同时，过用苦寒伤脾，致脾气升清不能，精微下泄而致蛋白尿持续。治疗上见血不可随意止血，当辨证以清湿热、化瘀滞，或健脾气等为法，务以止血不留瘀为原则；对蛋白尿也不可妄用固涩，也需或调补或化湿祛瘀，使脾能升清，肾能固摄，湿瘀得散而蛋白尿自消。

三、病案赏析

（一）过敏性紫癜

【**病例1**】徐某，性别：女，年龄：7岁。

初诊日期：2015年2月16日。

主诉：双下肢瘀点瘀斑7天。

现病史：患者10天前受凉后出现发热，体温38℃，伴咽痛，静脉滴注头孢曲松等3天后热退，但于2天后于双小腿出现瘀点瘀斑，我院门诊血、尿常规检查均无异常，口服潘生丁、芦丁片、氯雷他定等5天，皮疹无明显消退。来诊时见：咽痛，无发热咳嗽，无腹痛及关节痛，二便调畅。查体：双下肢见密集瘀点瘀斑，以双小腿为甚，未见水疱、血疱、糜烂等。舌质红苔薄黄，脉数。

既往史：体健。

过敏史：无药物及食物过敏史。

辅助检查：血、尿常规无明显异常。

中医诊断：葡萄疫（风热伤络）。

西医诊断：过敏性紫癜。

治则治法：疏散风热。

处方：金银花15g，连翘10g，赤芍10g，重楼6g，防风10g，蝉蜕10g，僵蚕10g，桔梗10g，竹叶10g，茜草10g，甘草6g。

5剂，水煎服，日一剂。

复诊：因春节不便看病，患者按上方当地取药，共服 10 剂，皮疹基本消退，偶有新的瘀点出现，但很快消退，咽痛去，无瘙痒，二便调畅，舌淡红苔薄黄，脉数。尿常规检查无异常。上方加姜黄 5，大黄 3g。

> 7 剂，水煎服，日一剂。

三诊：皮疹全部消退，饮食正常，二便调，舌淡红苔薄黄，脉数。上方再用 5 剂巩固治疗。

【按语及体会】陈权认为，本病常继发于上呼吸道感染及药物、食物等过敏等，其中发于上呼吸道感染者多见，此乃风邪兼夹其他邪气自口鼻或皮毛外袭，侵及血分，灼伤脉络，血溢脉外所导致；若外邪不解，袭肺伤脾，损伤肾络，引起三焦气化失常，水道闭塞则发为肾炎。本例为单纯性紫癜患者，发病前有外感史，结合舌脉等，考虑为外感风热，伤及血络致血溢脉外，用经验方风毒清解汤加减治疗以祛风清热。由于本例存在风热伤络的因素，故而加茜草、赤芍以凉血清热，并防止风热伤及肾络而引发血尿。考虑到小儿稚阴稚阳之体的特征，不耐寒热，故苦寒药物不宜应用过久，以免伤阳而遏邪涩血，故而二诊时加姜黄、僵蚕、蝉蜕等，合升降散意，以升清降浊，疏散风热。

祛风为主治疗过敏性紫癜临床效果确切，赵炳南治疗本病时也多以风邪为主立论，辨证多从血热挟风、血滞挟风、血虚脾弱等方面进行治疗。如银翘散、消风散、玉屏风散等具有祛风作用的中药成方被广泛应用于临床治疗，且部分被证实可以有效地纠正机体免疫紊乱状态，防止疾病的复发。陈权的经验方风毒清解汤也早已经被证实对过敏性紫癜性肾炎有良好的治疗效果，且具有调节机体免疫，减轻肾脏免疫损伤作用。

【病例2】王某某，性别：男，年龄：8岁。

初诊日期：2007年2月13日。

主诉：双下肢紫癜反复发作半年。

现病史：患儿平素体弱易感，于半年前感冒发热，伴有咽痛、腹痛时作，约7天后出现双下肢皮肤紫斑，在当地卫生室抗过敏治疗后，紫斑消失随即复起，遂来本院小儿科就诊，尿检示BLD（+++），PRO（++），并以"紫癜性肾炎"收入院。住院后予泼尼松、潘生丁等药物治疗20余天，尿常规未有好转，紫癜消退而出院，出院后不规则服药治疗，尿蛋白及潜血时轻时重，每逢外感则加重，双下肢紫癜亦反复发作，遂欲服中药治疗。刻下症：5天前外感，现仍咽干咽痛、轻咳，头昏目多眵，纳呆，小便黄赤，大便干，2～3日一行。查体：咽部微红，双下肢对称散见鲜红色紫斑，压之不褪色，舌红苔薄黄，脉浮细数。

既往史：体健。

辅助检查：尿常规检查示 BLD（+++）、PRO（++），镜检见 RBC 40～46/HP。

辨证思路：外感风毒湿热之邪，侵及血分，袭肺伤脾，湿热毒邪下注，损伤肾络，血溢脉外，以成是证。

中医诊断：（1）紫癜；（2）溺血。

西医诊断：过敏性紫癜；紫癜性肾炎。

治则治法：祛风解毒，泄热凉血，活血散瘀。

处方：水牛角 10g，金银花 20g，连翘 6g，重楼 12g，防风 10g，蝉蜕 10g，僵蚕 6g，炒栀子 10g，竹叶 6g，白茅根 15g，制大黄 6g，生地 15g，茜草 10g，槐米 12g，桔梗 6g，牛蒡子 6g，甘草 6g。

7 剂，水煎服，日一剂。

西医治疗：无。

二诊（2007-02-19）：上方效佳，咽干痛、咳嗽及头昏目眵均已去，仍纳呆，小便黄赤减，大便正常，日一行。查体：咽部无红肿，双下肢紫斑消退，仅留少数呈暗红色，舌尖红苔薄黄，脉浮细数。尿常规：BLD（++），PRO（+），镜检：RBC 20～25/HP。

风毒之邪虽减，但肾络受损及脾胃运化未复。继用前法进退，前方去水牛角、炒栀子、桔梗、牛蒡子，加三七参 6g，焦三仙 12g。

7 剂，水煎服，日一剂。

三诊（2007-02-26）：近日紫斑完全消失，未有新起，纳增，觉口干，手心热，其母述患儿夜眠汗出长达 2～3 小时方退，余无明显不适，二便调。舌红苔薄，脉细数。尿常规：BLD（++），PRO（+），镜检：RBC 15～18/HP。

热毒蕴结日久，阴气耗伤，虚热内生。酌加滋阴凉血之品：金银花 20g，生地 15g，牡丹皮 6g，蝉蜕 10g，僵蚕 6g，竹叶 6g，白茅根 15g，知母 6g，黄柏 6g，女贞子 10g，旱莲草 15g，茜草 10g，阿胶 6g（烊化），三七参 6g，焦三仙 12g，甘草 6g。

7 剂，水煎服，日一剂。

四诊（2007-03-05）：服药后诸症悉减，无明显不适感，纳眠如常，二便调。舌红苔薄，脉细数。尿常规：BLD（＋），PRO（±），镜检：RBC 6～8/HP。

热退阴复，肾络渐安。滋阴泄热，凉血止血，活血散瘀法继进，上方继服 14 剂。

五诊（2007-03-19）：患儿一般情况良好，述 10 天前汗出着凉后又复外感，自服感冒药而愈，现无明显不适，纳少，小便调，大便偏干。舌尖红苔薄白，脉细。尿常规：BLD（－），PRO（－），镜检：RBC 1～3/HP。

肺气亏虚，表卫不固，脾胃运化尚未调复。祛风解毒，凉血散瘀，兼益气固表。予风毒清解汤合玉屏风散加减，处方如下：

金银花 15g，连翘 6g，防风 10g，蝉蜕 10g，僵蚕 6g，栀子炭 6g，竹叶 6g，白茅根 15g，制大黄 3g，生地 15g，茜草 10g，槐米 12g，三七参 6g，焦三仙 12g，黄芪 30，白术 6g，陈皮 6g，甘草 6g。

14 剂，水煎服，日一剂。

诊疗效果评价：患儿半个月之后复诊，精神状态佳，无明显不适感觉，纳眠正常，二便调。尿检潜血及蛋白均转阴性，后以上方加减调理巩固3个月，病情未有反复，病告痊愈，嘱常服玉屏风散，西药激素渐减量撤之。

【按语及体会】过敏性紫癜是一种免疫相关的微血管出血性疾病，其病变累及肾脏后所引起的继发性肾脏疾病称为紫癜性肾炎。其病因虽不甚明了，但患者多有细菌、病毒前驱感染史，并以上呼吸道感染居多，表现多为咽痛、皮肤紫癜、腹痛、便血、尿血或浮肿，与中医之"风毒湿热"致病特点相同，故此外感风毒湿热之邪，侵及血分，灼伤脉络，血溢脉外，袭肺伤脾，损伤肾络则为本病的主要病机。祛风泄热、凉血解毒为本病的治疗大法。陈权自拟方风毒清解汤以金银花、连翘、重楼配防风、蝉蜕、僵蚕，疏风散热达表；炒栀子、竹叶、白茅根解毒泄热，使邪毒从下窍而出。金银花、栀子、制大黄、生地、茜草、槐米、白茅根凉血止血。方中升降散，以蝉蜕、僵蚕疏风散热，大黄制用解毒清热兼活血散瘀，分消上下。临床应用多年，疗效甚佳。

本例风毒外袭，搏结血分，蕴郁肌肤，血热妄行。治以银翘，升降散配合水牛角、生地重以散风清热，凉血解毒，使病情很快得到缓解。小儿为稚阴稚阳之体，故解毒泻火，尤其苦寒败胃，不宜久用，以免伤阳，或遏邪涩血，反致血尿、蛋白尿难除，故后期减栀子、水牛角、大黄等，酌加芪术陈皮益气护胃；另外，见血不得随意止血，当清湿热、化瘀滞，血气和，水道通，尿血自止。因此，活血散瘀法贯穿于治疗的始终。

（二）过敏性紫癜性肾炎

【病例1】徐某某，性别：女，年龄：14岁。

初诊日期：2010 年 1 月 10 日。

主诉：皮肤紫癜反复发作 2 个月。

现病史：患者于 2009 年 11 月感冒后患过敏性紫癜，不久后出现尿蛋白及潜血。曾住院治疗效果不显。现劳累后紫癜仍起，以双腿内侧较多。平素易患感冒，易乏力，每逢外感后症状加重，尿蛋白及潜血加重，尿潜血高达（+++），尿蛋白高达（+++）。近 1 周来咽痛，咳嗽少痰。四肢皮肤满布鲜红紫癜，咽红，舌尖红，苔淡黄，脉弦细。

既往史：体健。

辅助检查：尿检常规检查示 PRO（+++），BLD（+++）；RBC 满视野 /HP。

辨证思路：素体禀赋原因，肾元欠盈，风湿毒热袭体，血溢脉外发为紫斑，损伤肾络，肾气不固，精微下注。风湿毒热未尽，隐匿肾络，每逢外邪引动而发病加重。

中医诊断：紫斑。

西医诊断：紫癜性肾炎。

治则治法：散风利湿，凉血解毒，滋阴固肾。

处方：桑叶 10g，蝉衣 6g，杏仁 10g，黄芩 10g，生地 15g，枇杷叶 10g，板蓝根 20g，草河车 20g，白茅根 15g，赤小豆 10g，元参 15g，连翘 15g，侧柏炭 10g，棕榈炭 10g，女贞子 10g，旱莲草 10g，炒蒲黄 10g，藕节炭 10g，三七粉 3g（冲）。

水煎服，日一剂。

处方分析：桑叶、蝉衣以解表清热；黄芩、连翘、板蓝根、草河车以清热解毒；杏仁、枇杷叶降肺止咳；女贞子、旱莲草滋补肾阴；生地、白茅根、赤小豆、元参凉血止血；侧柏炭、棕榈炭、炒蒲黄、藕节炭、三七粉化瘀止血。

西医治疗：无。

二诊（2010-01-17）：服药后，咳止，咽已不痛，紫癜渐消。舌尖红，苔淡黄，脉弦细。外邪渐退，上方去桑叶、蝉衣、杏仁、枇杷叶，加赤芍10g，丹皮10g，麦冬10g以加强清热养阴凉血之力。

三诊（2010-01-24）：患者诉每逢来诊坐车回家后，感觉劳累乏力，四肢紫斑就会加重，咽红，舌尖红，苔淡黄，脉弦细滑。尿常规：PRO（+），BLD（++）；RBC 20～25/HP。

肾精欠盈，外出风邪易袭。以疏风清热，滋阴凉血投方。处方如下：

浮萍6g，秦艽10g，黄芩10g，生地15g，元参15g，知母6g，连翘15g，大青叶20g，紫草10g，白茅根15g，生侧柏10g，藕节10g，棕榈炭10g，血余炭10g，女贞子10g，旱莲草10g，炒蒲黄10g，水牛角10g，三七粉3g（冲）。

水煎服，日一剂。

四诊（2010-03-24）：上方服用近2个月，胀药后精神大增，皮肤紫癜无复发，无外感发生，无明显不适感觉，舌淡红苔薄白，脉沉细。尿常规：PRO（-），BLD（±）；RBC 1～3/HP。

肾精渐盈，血热得平，上方去收敛止血的生侧柏、棕榈炭、旱莲草及凉血止血的水牛角、大青叶，加用化瘀止血的茜草

10g，继服 15 剂。

诊疗效果评价：以末次方药为主加减，症状及尿常规无复发，1 年后随访患者病情无复发，已恢复上学。

【按语及体会】本案患者表现为紫癜反复发作，尿中可见蛋白和潜血，治疗时陈权从以下几方面入手：①陈权从多年临床中总结出过敏性紫癜是由风、湿、毒、热多种邪气迫血妄行所致，所以多用以防风、浮萍、秦艽散风祛湿；以连翘、赤小豆、石韦、瞿麦清热利湿；以大青叶、紫草、生地、丹皮、元参、水牛角凉血解毒、化瘀消斑。②对于肾炎中的血尿要凉血止血，故加入血余炭、藕节炭、炒蒲黄、三七粉化瘀止血；侧柏叶、棕榈炭收敛止血，以加强止血之功效；配以白茅根以增强诸药之凉血止血、清热利尿之作用，诸药配合既消瘀斑，又消血尿。③在多年临床中观察到，急、慢性肾炎患者常伴有慢性咽炎、反复呼吸道感染等疾病，中医认为此乃肺胃毒热不尽，若与脾湿相合，则成湿热，下注膀胱，伤及阴络而成尿血。所以，陈权在治疗此病的过程中，极其重视以金银花、黄芩、板蓝根、草河车、牛蒡子、苦桔梗、生甘草等药清热利咽，如遇新感还要加入蝉衣、桑叶等药以解表清热，这样可以消除原始病灶。

【病例 2】王某，性别：男，年龄：10 岁。

初诊日期：2007 年 9 月 17 日。

主诉：皮肤紫癜伴尿常规异常 1 个月。

现病史：患儿于 1 个月前食用海鲜后出现腹痛剧烈，在当地卫生室用药后，腹痛减轻，但四肢皮肤出现紫癜，遂来院就诊。尿常规：PRO（+++），BLD（+++），RBC 满视野 /HP。即日住院治疗，住院后使用激素等药物治疗，皮肤紫癜及尿中潜血很快消失，但尿蛋白持续不消，特请中医科会诊。刻下症：稍觉乏力，自汗盗汗，无腹痛及皮肤紫癜，双下肢轻度浮肿，无明显不适感觉。纳食一般，无尿频尿痛，大便溏薄。舌质偏红，苔薄黄腻，脉细数。

既往史：体健。

辅助检查：尿常规检查示 PRO（+++），BLD（-）；RBC 0 ～ 2/HP。

辨证思路：风毒湿热之邪入侵，邪滞脾胃，升降失常而致腹痛；邪毒内恋，搏击血热，不能外透，又不能里解，内伤肾络，外溢肌腠。

中医诊断：（1）紫斑；（2）尿血；（3）水肿。

西医诊断：紫癜性肾炎。

治则治法：凉血止血，活血散瘀，健脾祛湿。

处方：金银花 15g，生地 10g，栀子炭 6g，蝉蜕 10g，赤芍 12g，当归 6g，茯苓 15g，白术 6g，薏米仁 30g，车前子 15g，石韦 15g，白茅根 30g，竹叶 10g，丹参 15g，川芎 6g，益母草 30g，甘草 6g。

　　　　　　　　　　　　　　　7 剂，水煎服，日一剂。

西医治疗：泼尼松、芦丁、潘生丁等。

二诊（2007-09-22）：患儿服药后无明显不适，双下肢浮肿减轻，大便已成形。昨日受凉，今晨觉咽干咽痛，微咳，双眼睑轻度浮肿，无发热及汗出，无流涕，纳可，小便调。舌尖赤苔薄黄，脉浮滑数。

外感风邪，肺卫守困，肺气不宣，水道失调。治拟宣肺利水，疏风清热，凉血散瘀。方拟麻黄连翘赤小豆汤合升降散加减。处方如下：

麻黄 6g，连翘 10g，赤小豆 30g，桑叶 10g，金银花 15g，生地 15g，蝉蜕 10g，防风 10g，制大黄 5g，栀子炭 8g，僵蚕 6g，桔梗 10g，射干 10g，白茅根 20g，竹叶 10g，赤芍 10g，紫草 9g，甘草 6g。

3 剂，水煎服，日一剂。

三诊（2007-09-24）：服药 3 剂，咽痛明显减轻未除，双眼睑浮肿明显减轻，微咳无痰，余无明显不适感，纳可，二便调。舌尖红苔薄黄，脉浮滑。尿常规：PRO（+），BLD（-）；RBC 0～1/HP。

外邪渐退未清。仍宗前法，上方继服 10 剂。

四诊（2007-10-05）：近日，患儿自感无明显不适，唯有自汗增多，其母诉夜间盗汗之多犹如水洗。纳眠可，二便调。舌偏红苔少，脉细数。尿常规：PRO（-），BLD（-）。

风热之邪未有退尽，余热伤阴，阴血愈亏，虚热逼津液外泄而发盗汗。治拟疏散余热，滋阴降火，凉血散瘀。方取银翘散、当归六黄汤之意：

金银花 20g，连翘 6g，淡豆豉 10g，生地 20g，熟地 15g，知母 10g，黄柏 10g，黄芩 6g，黄芪 15g，山药 10g，桔梗 12g，射干 10g，蝉蜕 10g，防风 10g，制大黄 5g，白茅根 15g，竹叶 9g，甘草 6g。

7 剂，水煎服，日一剂。

五诊（2007-10-12）：述药效佳，盗汗去，无明显不适感觉，纳眠正常，二便调。舌偏红苔薄，脉细。

表证已解，瘀热待清。治拟滋阴清热，凉血散瘀。上方去宣散风热之淡豆豉。

诊疗效果评价：患儿连续 3 次复查尿常规检查正常，出院后继续中药调理治疗 1 个月余后停药。

【按语及体会】患儿由食用海鲜后而发诸症，表明感受了风毒湿热之邪，邪滞脾胃，升降失常而致腹痛，邪毒内恋，搏击血热，不能外透，又不能里解，内伤肾络，外溢肌腠。因此初诊时，在清热凉血散瘀的同时，兼顾调理脾胃的运化，使升降之气顺，运化复然则湿邪易退。二诊再次外感风邪，肺卫守困，肺气不宣，水道失调而致咽痛，眼睑浮肿，此时以解表为主，予宣肺利水，疏风清热兼凉血散瘀，方投麻黄连翘赤小豆汤合升降散加减。表证解后，郁热伤阴，虚热逼津液外泄而发盗汗，此时表里上下同治，疏散余热、滋阴降火兼凉血散瘀。因辨证准确，投方得当，药后气机正常，外邪透解而里热清透，病自安矣。

【病例3】李某某，性别：男，年龄：18岁。

初诊日期：2013年10月25日。

主诉：双下肢瘀点伴血尿5个月余。

现病史：患者5个月前受凉后出现恶寒发热、咽痛、咳嗽，口服头孢类抗生素治疗1周，症状逐渐消退。1周后双下肢出现散在瘀点、瘀斑，部分融合成片，伴轻度瘙痒，小便呈浓茶色，遂到我院儿科就诊，诊为"过敏性紫癜"收入院。给予糖皮质激素及抗过敏等对症治疗10天后紫癜尽退，但尿常规检查改善不大。出院后继用前药治疗，1个月前复查尿常规PRO（－），BLD（＋＋＋＋），RBC满视野/HP。来诊时证见：咽干不利，鼻塞，微咳，激素已减量至5mg/d，面潮红，纳眠可，二便调畅，舌红苔黄根部略腻，舌下静脉略紫暗，脉浮滑略数。

既往史：平素体虚，经常外感。

过敏史：否认药物及食物过敏史。

辅助检查：血常规检查示：WBC 9.6×10^9/L，Hb 136g/L，RBC 366×10^{12}/L，N 64%，L 27%。PLT 237×10^9/L。尿常规检查示PRO（＋），BLD（＋＋＋＋），RBC满视野/HP，WBC（＋＋）。

中医诊断：葡萄疫（风热湿毒，损伤肾络）。

西医诊断：过敏性紫癜性肾炎。

治法治则：凉血解毒，散风清热利湿。

处方：麻黄6g，连翘10g，赤小豆30g，霜桑叶6g，杏仁6g，蝉蜕10g，射干10g，栀子炭6g，茜草10g，白茅根20g，淡竹叶6g，三七粉3g冲服，甘草3g，生姜2片，大枣2枚。

　　　　　　　　　　　　　　　　7剂，水煎服，日一剂。

复诊：患者自行停用激素。双下肢未见皮疹，咽干，无咳嗽，无鼻塞流涕，小便正常，舌红苔薄黄脉浮数。上方去杏仁，加芦根 30g，再用 14 剂。

三诊：患者无新发皮疹，无咽干咽痛，无咳嗽，纳眠可，二便调畅。复查尿常规：PRO（－），BLD（＋）；RBC 68/μl。上方去射干，加白茅根 30g。

四诊：上方再加减服用 30 余剂，患者无不适，纳眠可，二便调畅。舌淡红，苔薄黄，脉浮数。尿常规（－）。处方如下：

金银花 6g，白茅根 30g，益母草 10g，淡竹叶 6g，甘草3g。

30 剂，水煎代茶饮以善后。

【按语及体会】紫癜性肾炎是过敏性紫癜引起的肾损害。其病因多与细菌、病毒等感染相关，或某些食物、药物，或自然环境污染，或植物花粉、昆虫、物理刺激等所诱发免疫反应所导致。临床除皮肤紫斑、关节、腹部症状外，血尿和蛋白尿最为常见。陈权认为，本病多由于风邪夹湿热邪毒等为患，故而治疗上一般采用凉血解毒、散风清热利湿为法。但对于顽固性血尿或蛋白尿，相对疗程要长的多，陈权在临床多根据主证特点，抓其主要矛盾，详察病机，审因论治，均能获效。《伤寒论》54 条曰"伤寒瘀热在里，身必发黄，麻黄连翘赤小豆汤主之"，麻黄连翘赤小豆汤乃仲景为风热湿毒蕴郁血分之发黄而设，《医宗金鉴》注曰"伤寒表邪未解，适遇其人阳明素有湿邪，热入里而与湿合，湿热蒸瘀，外薄肌表，身必发黄也。若其人头有汗，小便不利，大便硬，则或清或下，或利小便，自可愈也。今乃无汗小便利，是里之瘀热未深，表之郁遏犹甚，故用麻黄连轺赤小豆汤，外发其表，内逐其湿也。"本例患者乃卒感风热湿毒，蕴郁血分，注下伤肾，损及血络，血溢脉外而成。虚邪常袭，经久不愈。此虽尿血与发黄证候迥异，但病因病机相贴合，方证相应，效果明显。

参考文献

[1] Zhang L, Wang F, Wang L, et al. Prevalence of chronic kidney disease in China: a cross-sectional survey. Lancet, 2012, 379（9818）: 815-822.

[2] 常娟，秦纪平，茅宇烽，等.崇明地区中老年人群慢性肾脏病的流行病学研究.中华临床医师杂志（电子版），2013，7（12）: 5260-5264.

[3] 仲丽丽.淮安地区老年人群慢性肾脏病的流行病学调查.中华全科医学，2013，11（11）: 1766-1767.

[4] 刘建林，王慧超，李铁军.杞县地区慢性肾脏病发病率及病因流行病学调查.中国现代医生，2015，53（23）: 122-124.

[5] 毛晓燕，赵京，卢晶，等.慢性肾脏病患儿父母的流行病学调查.广东医学，2015，36（13）: 1979-1981.

[6] 谢红萍，全丽，黄健，等.539例肾活检病理临床分析.中南医学科学杂志，2015，43（3）: 414-417.

[7] 高燕翔.张琪教授调脾补肾法治疗慢性肾脏病经验.中华中医药杂志，2015，30（8）: 2786-2789.

[8] 赵静，孙伟.慢性肾脏病从湿论治.中国中西医结合肾病杂志，2014，15（11）: 1010-1011.

[9] 冯慧玲，陈英，徐杰莹.陈明治疗早中期慢性肾衰竭经验.湖南中医杂志，2015，31（7）: 18-21.

[10] 李静.黄文政教授活血化瘀法治疗慢性肾脏病经验.中国中西医结合肾病杂志，2014，15（11）: 946-947.

[11] 陈建，曾莉，何立群.海派中医童少伯治疗慢性肾炎经验.光明中医，

2015, 30 (8): 1612-1614.

[12] 潘满立. 周静媛诊治慢性肾衰竭经验. 北京中医药, 2015, 34 (6): 444-445.

[13] 喻闽凤, 唐杨, 刘英, 等. 赵纪生教授治疗慢性肾功能衰竭经验. 中国中西医结合儿科学, 2014, 6 (6): 508-510.

[14] 占永立, 余仁欢, 魏仲南, 等. 慢性肾脏病常见兼证的中医辨证与治疗. 中华肾病研究电子杂志, 2013, 2 (5): 232-236.

[15] 高敏. 真武汤加减治疗慢性肾小球肾炎疗效观察. 云南中医中药杂志, 2015, 36 (6): 55-57.

[16] 何泽云, 廖春来, 何雅琴, 等. 六味地黄汤对 IgA 肾病大鼠血尿及蛋白尿的影响. 湖南中医杂志, 2015, 31 (8): 155-156, 165.

[17] 张茂根, 张兆琨, 朱宏佩, 等. 血府逐瘀汤加味治疗糖尿病肾病临床研究. 中医药临床杂志, 2015, 27 (2): 196-198.

[18] 赵枫. 黄葵胶囊治疗小儿原发性肾病综合征 81 例. 河南中医, 2015, 35 (9): 2290-2291.

[19] 陈瑛, 鲁云鹤, 尹慧. 海昆肾喜胶囊对慢性肾脏病患者脂质代谢紊乱的影响. 中成药, 2007, 29 (2): 1731-1733.

[20] 舒峤. 尿毒清、海昆肾喜胶囊对慢性肾衰竭患者疗效比较. 中国中西医结合肾病杂志, 2012, 13 (8): 741-742.

[21] 张守琳, 常天瀛, 任吉祥, 等. 肾炎康复片联合 ARB 类降压药治疗糖尿病肾病的 META 分析. 中国中西医结合肾病杂志, 2013, 14 (10): 893-896.

[22] 邹方鹏. 百令胶囊联合尿毒清治疗慢性肾功能不全疗效观察. 内蒙古中医药, 2015, (1): 89, 93.

[23] 刘红, 孙伟, 顾刘宝, 等. 尿毒清颗粒治疗慢性肾衰竭的 META 分析. 中国中西医结合肾病杂志, 2015, 16 (4): 303-309.

[24] 邵治国. 中药熏洗疗法配合中药保留灌肠治疗慢性肾功能衰竭的临床观察. 湖北中医杂志, 2015, 37 (7): 5-6.

[25] 马俊杰, 周春祥. 基于对 80 例慢性肾脏病患者炎症干预的研究探讨药浴疗法"洁净府"机制. 中华中医药杂志, 2012, 27 (3): 591-593.

[26] 关欣, 郑红光, 辛雨. 中药高位结肠透析对慢性肾功能衰竭患者免疫功能的影响. 中华中医药学刊, 2014, 32 (12): 3047-3049.

[27] 陈明霞，姚远友，赵钰荣，等.涤毒灌肠方灌肠治疗慢性肾衰大鼠的实验研究.现代中医药，2014，34（6）：75-78.

[28] 刘伟伟，张亮，孙平一，等.张法荣教授治疗无症状肾小球性血尿经验总结.广西中医药大学学报，2015，18（2）：45-47.

[29] 倪慧敏，巴元明，邵朝弟.辨证治疗肾性血尿的经验.江苏中医药，2015，47（8）：31-32.

[30] 田颖华，车树强.车树强补肾活血法辨治肾性血尿经验.江西中医药，2015，46（391）：25-26.

[31] 张婕，程丑夫.程丑夫教授论治慢性肾脏病蛋白尿经验.湖南中医药大学学报，2015，35（6）：36-38.

[32] 郭连梅，张丽，陈建邦，等.雷根平主任医师治疗肾病蛋白尿经验琐谈.广西中医药，2015，38（3）：44-45.

[33] 米齐悦，杨丽平，陈静.占永立教授辨治慢性肾炎的思路.中国中西医结合肾病杂志，2015，16（7）：572-574.

[34] 韩海燕，路建饶，王新华，等.叶景华治疗肾性贫血经验.中医杂志，2013，54（24）：2085-2087.

[35] 钱卫明，安国辉，郭慧娥，等.温肾通络补血方治疗肾性贫血临床观察.四川中医，2015，33（7）：119-120.

[36] 武伟丽，远方，李志明.扶正化瘀泄浊方对慢性肾衰大鼠 Leptin、IL-6 影响等效性随机平行对照研究.实用中医内科杂志，2015，29（6）：126-129.

[37] 杨彦裕，陈琳，魏明刚，等.加味当归补血汤通过调控 TGF-β1/Smad/ILK 的表达对阿霉素肾病大鼠足细胞的保护作用.中成药，2015，37（9）：1877-1883.

[38] 陈权.姚子扬治疗肾炎尿毒症经验拾萃.山东中医杂志，1993，12（4）：40-41.

[39] 陈权.经方应用.四川中医，2008，26（5）：121-122.

[40] 陈权.仲景"治未病"思想探析.辽宁中医杂志，2008，35（5）：707-708.

[41] 陈权，焦安钦，宋玉华，等.延衰肾宝胶囊延缓慢性肾竭进展的临床观察.山东中医药大学学报，2003，27（2）：117-119.

[42] 赖玮婧，刘芳，付平.慢性肾脏病评估及管理临床实践指南解读：从

K/DOQI 到 KDIGO.中国实用内科杂志，2013，33（6）：448-453.

[43] 滕立霞，于俊生.升降散对系膜增生性肾小球肾炎大鼠肾组织 CTGF 及 –SMA 表达的影响.中华中医药学刊，2011，29（6）：1358-1360.

[44] 戈娜，李顺民，孙惠力，等.地龙对糖尿病肾病大鼠肾脏保护作用的研究.上海中医药杂志，2010，44（6）：103-105.

[45] 陈权.化浊固肾汤为主治疗慢性肾小球肾炎顽固性蛋白尿 57 例.山东中医杂志，2002，21（11）：674-675.

[46] Kawasaki Y, Suzuki J, Sakai N, et a1.Clinical and pathological features of children with Henoch–Schoenlein purpura nephritis：risk factors associated with poor prognosis. Clin Nephrol，2003，60（3）：153-160.

[47] 任献青，郑贵珍，管志伟，等.丁樱教授从热、瘀、虚辨治小儿过敏性紫癜性肾炎经验.中华中医药杂志，2013，28（12）：3586-3588.

[48] 张俊英.詹文彦从风论治过敏性紫癜临床经验。河北中医，2013，35（5）：651-661.

[49] 罗文，许楷斯，陈晓晴.许华教授治疗小儿过敏性紫癜经验.广州中医药大学学报，2013，30（1）：101-103.

[50] 刘志勇，王莒生，张广中.赵炳南治疗过敏性紫癜经验.中国中医药信息杂志，2012，19（3）：87.

[51] 鞠丽.孙轶秋教授运用风药治疗过敏性紫癜经验简介.新中医，2011，43（5）：164-165.

[52] 吴小川.儿童过敏性紫癜循证诊治建议解读.中华儿科杂志，2013，51（7）：508-510.

[53] 储昭乐，陈智，李章.糖皮质激素预防儿童过敏性紫癜肾损害的 meta 分析.临床儿科杂志，2013，31（5）：470-473.

[54] Trapani S，Micheli A，Grisolia F，et a1. Henoch–Schonlein purpura in childhood：epidemiological and clinical analysis of 150 cases over a 5 year period and review of literature. Semin Arthritis Rheum，2005，35：143-153.

[55] 李媛媛.银翘散在中医儿科中的运用.中医儿科杂志，2012，8（1）：61-62.

[56] 尹继钊.消风散加味治疗过敏性紫癜 67 例.内蒙古中医药，2012，31（7）：19-20.

[57] 许周斌，曾萍，曾华松. 玉屏风散对儿童过敏性紫癜淋巴细胞亚群的影响. 中华中医药杂志，2013，28（2）：513-515.

[58] 丁艳，尹薇，何学莲，等. 儿童过敏性紫癜急性期免疫功能探讨. 中国免疫学杂志，2013，29（5）：518-521.

[59] 吴莹莹. 过敏性紫癜患儿急性期免疫球蛋白及T淋巴细胞亚群的变化及意义. 江苏医药，2013，39（7）：846-847.

[60] Jennette JC，Falk RJ，Bacon PA，et al. 2012 revised international Chapel Hill Consensus Conference Nomenclature of Vaseulitides．Arthritis Rheum，2013，65：1-11.

[61] Shin JI，Park JM，YN，et al. Serum IgA/C3 ratio maybe a useful marker of disease activity in severe Henoch-Schonlein nephritis．Nephron Clin Pract，2005，101（2）：72-78.

[62] Hisano S，Matsushita M，Fujita T，et al.　Activation of the lectincomplement pathway in Henoch-Schonlein purpura nephritis. Am J Kidney Dis，2005，45（2）：295-302.

[63] 易红，易著文，张国珍. 紫癜肾炎肾脏免疫复合物沉积与病理类型及临床的关系. 医学临床研究，2007，24（2）：309-311.

第二章

陈权治疗内外妇科
杂病经验

陈权熟读经典，并得名师相传，非唯肾病，其在内科杂病、妇科疾病等的治疗中也颇有造诣。

一、熟谙医理，精通药性

对于理法方药的关系，陈权非常认同"临证如临阵，用药如用兵"，他强调必须明辨证候，详慎组方，灵活用药。不知医理，即难辨证，辨证不明，无从立法，遂堆砌药味，杂乱无章。陈权擅于组方，精于配伍，丝丝入扣，君臣佐使，布阵有序。他推崇经方，也重时方，时用原方，时加减化裁而成，主次分明，结构严谨，浑然一体。

陈权精通药性，如数家珍，信手拈来。他认为只有对每味药物的性味归经、效果特点了然于胸，方能如矢中的，收桴鼓相应之效。所以他临诊治病常在准确辨证的基础上，重视经典的同时，遵其法而不泥其方，必自加斟酌，常自拟方药施治，药量视病情轻重有别，不失时方大家之风范。例如，他时时教导我们在治疗咳嗽疾病时，要根据患者的病证、病程全方位考虑，使用化痰止咳药时，切不可一味堆砌，要明辨哪些是温肺化痰止咳，哪些是清热化痰止咳，哪些是养阴润肺止咳，哪些是降气敛肺止咳，在外感初期咳嗽应多使用宣肺止咳药，切不可过早降气敛肺止咳，否则会使咳嗽迁延难愈。同样对于腹泻患者也是如此，应当分清何时使用健脾止泻，何时使用清热燥湿，在腹泻初期多应用因势利导，只有当病急病久时才考虑加用收涩止泻的药味，否则将导致闭门留寇。再如治疗风湿痹症，他对祛风湿药的寒热温凉之性更是胸有成竹，在治疗痹症时，根据患者的病情，寒温药味搭配精妙，用量比例精心策划，则会祛寒邪而不伤阴血，清湿热而不伤阳气。同时陈权也关注中药药理的研究，他在治疗肾脏病、糖尿病及肿瘤类疾病等的用药中，经常在辨证用药的基础上选择一些药理研究证实对疾病有效的中药，如此一药多能，自然提高疗效。

二、谨守病机，辨证求本

陈权临证遵《内经》"谨守病机，各司其属"之旨，"治病必求于本"。他认为人体乃一有机整体，脏腑内外，五官九窍，通过经络气血相互联系，疾病的发生也必然相互影响，所谓"有诸内者必形诸于外"，所以诊治疾病，必须望闻问切详加诊察，互为参照，蛛丝马迹，勿使遗漏，在四诊基础上，经综合分析，首辨阴阳表里寒热虚实，联系脏腑，找出疾病本质，而采取相应的治疗措施。

日常诊疗活动中，陈权诊治的疑难杂病甚多，均是病情缠绵，病机复杂者。对此他认为须在"治病求本"的原则指导下，详察细审，找本质，抓主证。他善于透过纷繁复杂的临床表现，申明主证，找到疾病的症结，补偏救弊，谨察阴阳而调之。他时常教导我们"熟读王叔和，不如临证多"，要坚持理论指导下的临床实践，磨练基本功，积累临床经验，临证的诀窍就在于：重视四诊合参，综合分析，认证无差。他指出，遇到病情复杂的患者，千万不要面面俱到，必须抓住主证，抓住主要矛盾，击中要害，逐步各个击破。即所谓病愈复杂，用药愈精，恰合孙思邈之言"胆欲大而心欲小，智欲圆而行欲方"。

三、四诊合参，重视舌脉

陈权认为在考虑体质、地域、时令节气等因素的基础上，再进行四诊合参，可以执简驭繁，并有所权变。患者所诉症状固然重要，但时常夹杂有患者自己的主观因素，因此在临诊中，他非常重视舌脉征象。

善于根据脉诊，判断疾病寒热、气血的虚实、外感之风寒暑湿燥火、内伤之气结痰凝血瘀，从而做到见病知源。并且通过不同部位脉象的异常，辨认病位之所在，做到有的放矢。遇到复杂的病机，如某些疾病在病情危重阶段可以出现一些与疾病本质相反的假象，掩盖了病情真相，陈权总是细心推求，切中肯綮，有时舍症从脉，屡收捷效。曾会诊一胆道出血之男性患者，反复发作，旬月不愈，诊见患者神疲声怯、气弱形羸、面色萎黄，一派虚象，然脉来弦急有力，兼之口苦、烦闷、胁痛、苔黄垢腻等体征，辨为肝胆湿热、血不循经，遂仿龙胆泻肝汤合犀角地黄汤化裁，3 剂而血止。唯脉弦急未缓，陈权分析此乃实热得清，血得归经，但肝络余热未尽，应继以上法、清肝泄热、凉血止血以解化复燃之虞。俟脉来和缓，诸症消除后，予以养血柔肝、健脾和中，调养月余，体健如初。

对于舌诊，陈权也积累了丰富的经验。在临诊中，遇到典型的舌象，他认为应用心观察；遇到复杂的病机，应从舌体、舌质到舌苔进行整体分析，综合辨证。陈权认为，舌象对于判断肿瘤患者的病情有着重要的指导意义。例如通过细心观察发现肺癌患者舌质多紫暗有瘀斑，验证了"肺朝百脉"的生理特点；放疗患者多舌红质干苔燥，此为射线之"毒热"所致津血耗伤；化疗患者脾胃虚弱，食滞中阻，血细胞下降，舌象多表现为舌质淡白苔中厚腻；肿瘤晚期患者则表现为舌体光红，一派胃阴亏耗的征象。诊治肾脏病之辨舌，由急性期到缓解期，随湿热清除，邪退正虚，舌质多由红赤转淡，此时应清补调理处之。陈权曾以清利通瘀法治疗一急性肾小球肾炎患儿，业经 2 个月，症状消失，尿常规检查正常，病情虽趋康复，但细察舌质仍红苔薄黄微腻。曾就诊他医，更方为六味地黄丸合以参芪等，服用几周，即出现口苦尿黄，血尿、蛋白尿复发。由此可见，辨舌的变化可知正气盛衰，病邪深浅，邪气性质，病情进退，转归预后等，对临床的辨证论治有着重要的指导意义。

四、重视肝脾，调理气血

临证重视调理肝脾，斡旋气机，畅达气血。陈权认为肝脾调和，血气畅达，则百病弗生。现代社会的生活节奏快，生活压力大而引发的肝失条达、疏泄不利的病机非常多见，疏肝理气、调畅气机是其常用的治疗大法。临证中重视脾胃，认为调理脾胃是治疗五脏虚弱之关键，病后和慢性病要照顾"胃气"，而急性热病在攻邪时更应注意顾护"胃气"。平时用药也主张平剂和胃，投以滋腻大补之剂时，定要加入健脾助运之药。平素慎用峻猛之药，绝不滥用辛散伤阴、苦寒伤阳之品，总是斟酌再三，不轻易使用，即使是实证患者，祛邪时也是"衰其大半而止"。

注重调理气血，善用活血化瘀法。陈权认为气血是机体的物质基础，强调"百病皆生于气""百病皆生于瘀""久病入络""久病多瘀"，诸多病证多与"瘀"有关，因而特别重视气血辨证，擅长用活血化瘀法治疗诸多疾病。大凡气滞、气虚、阳虚、痰阻、寒凝等均能导致不同程度的血瘀发生，故陈权常用活血化瘀法与理气活血、益气活血、化痰活血、温阳活血、通络活血、散瘀活血等法配合使用，疗效颇佳。

五、因人制宜，与时俱进

在学术上勤求古训，但师古不泥，知常达变。陈权重视素体，提倡因人制宜，主张与时俱进。

他深谙《灵枢·寿夭刚柔》中"人之所生也，有刚有柔，有弱有强，有短有长，有阴有阳"之理，认为疾病的发生和传变，与患者的体质、对疾病的易感性有关。例如，他分析肾脏病的发生，虽有劳逸所伤或因起居不慎、风湿热毒之邪外袭而致病，但是存在着发病的基础与条件，即先天禀赋不足，脾肾气弱，或禀赋异常。这就是体质方面表现的差异性，这种差异性就决定了对肾脏病的易感性。

学习伤寒、温病学理论，陈权认为必须结合实际。时世变迁，自然环境、社会环境及气候的异常变化使外感病的发病机理、病证类型均与古时大有差异，若单纯原方照搬，刻板泥古，则会谬误百出。治疗外感性疾病，同样应注重个体差异。虽同是感受风寒之邪，他在临证时会根据患者阳虚、阴虚或是血热、痰湿等体质的不同而治法相异，从而减少了患者病情传变的机会。同时，也会重视季节气候对身体的影响，在冬、春季，多辛温发汗投以麻桂剂；夏季多暑湿，常用香薷散；秋季多燥邪，更为桑菊杏苏剂。但也总是一再强调要知常达变，因人制宜，如夏季感冒，若是因于受空调冷风所致，仍是感受风寒之邪，那么即使在炎热夏季，仍可投以辛温发汗之麻桂剂。

陈权提倡与时俱进地更新观念，他认为随着时代的发展、社会的进步、自然生态环境的变化，以及人们生活起居、工作、心理状态的变化，疾病的发病特点也会有不同模式，不可单纯地因循沿袭，为成说所囿，必须在实践中深入观察，勤思考，善总结，获得真知，抒发己见，有所创新。例如，他认为脾胃病的发生受社会因素影响较为明显，东垣作《脾胃论》主益气升阳，创补中益气汤、升阳益胃汤等方，与其时代背景有重大关系，时值连年战争、饥荒、衣食不足，民病虚寒劳伤者众多。然现代社会则为多醇酒肥甘厚腻之饮食，附加工作压力大、夜生活繁多的特点，因此脾胃积热，阴伤津少的病证更为多见。陈权的这种观点，在我们的临床中验证颇多，发现纯粹的脾胃阳虚的患者非常少见，更多的是由于饮食方式造成的脾胃积热病证或是生活压力造成的肝胃不和病证，为辨证论治赋予了新的内涵。

第一节　肿瘤类疾病辨治经验

近年来，癌症患者日益增多，陈权不仅在门诊中诊治了大量的癌症患者，还担负着肿瘤科的中医查房会诊职责，在诊治癌症方面积累了丰富的经验。

一、扶正攻毒，不同分期各有侧重

陈权认为，恶性肿瘤产生的主要病机为本虚标实，正虚是肿瘤发生的根本，癌毒是肿瘤发生的直接因素。癌毒是由各种致病因素长期刺激，互相作用，机体阴阳失调，致使气滞血瘀，热结痰凝，病理产物聚结，日久则发生质的改变化为癌毒，发生肿瘤。那么基于以上病因病机，恶性肿瘤的治疗以扶正攻毒为大法。根据患者病程、病情轻重等将肿瘤分为早、中、晚三期论治。早期病情较轻，肿瘤无转移，以祛邪解毒为主，扶正培本为辅；中期肿瘤较大或已有局部浸润扩散，宜采用攻补兼施、扶正祛邪并举的治疗原则；晚期全身一般情况较差，肿瘤已有

远处转移，患者多有气血双亏，应以扶正培本为主，祛邪解毒
为辅的治疗原则进行治疗。

二、提倡中医与西医结合治疗

治疗癌肿，提倡中医与西医相结合。陈权认为西医的手术、
化疗、放疗，可以归纳到中医的攻邪范围，可以迅速地直接杀
伤肿瘤细胞，但只是针对肿瘤的局部作用，而对人的整体有一
定的负面作用。中医药则在整体调理、增强机体免疫功能、提
高生存质量、延长患者生存期等方面有着现代医学所不可替代
的优势，故陈权特别强调治疗癌症必须中西医结合，所谓尺有
所短，寸有所长，中医西医，互有长短，当优势互补，此乃治
癌症之大法也，实际上这也是攻补兼施治疗肿瘤的具体体现。

对于中西医结合治疗的具体方式，陈权主张将中医药始终
贯穿在手术、放疗、化疗过程中，针对不同的阶段，采用不同
的治疗方法。对早、中期有条件手术切除肿瘤者，首选手术治疗，
术后因大伤元气，亟待恢复，故以培补脾肾为主。术后患者需
要进行放、化疗，中医认为化疗是以毒攻毒之法，属于毒邪，
易损伤人体的气血阴阳；放疗是属热毒，主要损伤人体的阴液。
因化疗而致脾胃虚弱者、呕吐纳呆者治宜健脾和胃、降逆止呕，
投以香砂六君子汤等；化疗导致血细胞减少者，治宜益气养血、
滋补肝肾，投以归脾丸、大补元煎等；放疗而致口干咽痛者，
治宜清热解毒、益气养阴，选用金银花、牛蒡子、玄参、沙参等；
放疗而致直肠炎症者，治宜清热解毒、清肠化湿，选用败酱草、

白槿花、蒲公英、地榆等。在患者结束放、化疗之后，仍应以中药攻补兼施坚持治疗。

三、重视辨证与辨病相结合

处方用药，重视辨证与辨病相结合。陈权认为，肿瘤患者病因病机复杂，不适合方证路线，应辨证与辨病相结合。治疗上，首先中医辨证论治选用主方，其次西医诊断疾病，了解病位、病理类型及其进展规律，结合中药的现代药理知识及其性味归经功效，进行加味，以防肿瘤的复发和转移。如治疗鼻咽癌，常加用天葵子、山豆根、草河车；肺癌加用金荞麦、穿山龙、蚤休；食管癌加用生半夏、天南星、郁金、威灵仙；直肠癌加用败酱草、藤梨根；肝癌加用褚实子、垂盆草、鳖甲；宫颈癌加用土茯苓、墓头回；肾癌及膀胱癌加用蛇莓、龙葵；有局部淋巴结转移者加用天南星、白芥子；有骨转移者加用骨碎补、补骨脂；有脑转移者加羚羊粉、明矾、郁金。治疗癌肿，陈权尤其注重虫类药物搜剔攻毒之力，因肿瘤毒陷邪深，非攻不克，故以毒攻毒，常使用穿山甲、蜈蚣、全蝎、守宫等性峻力猛之品。总之，治疗癌肿需要辨证选方，辨病用药，选方是基础，用药是关键，灵活应用，方能有的放矢。

四、病案赏析

（一）鼻咽癌

【病例】刘某，性别：男，年龄：64岁。

初诊日期：2014 年 11 月 12 日。

主诉：鼻塞、涕中带血反复 3 个月。

现病史：患者 3 个月前感冒后渐出现鼻塞，每于受凉后出现，偶有涕中带血，患者一直未予重视。近两周来发作频次有增加，遂来院就诊行 CT 检查示鼻咽癌而住院治疗，行放疗 1 周后，患者出现咽部及口腔黏膜疼痛，进食困难，口干，大便干，为缓解症状而求中医治疗。刻下症：时流浊涕，咽痛咽干、口干，进食困难，大便干，小便黄，睡眠尚可。舌质红苔薄黄，脉数。

既往史：体健。

过敏史：无药物及食物过敏史。

辅助检查：血、尿常规检查无明显异常。

中医诊断：失荣（热毒壅盛）。

西医诊断：鼻咽癌。

治则治法：清热解毒，兼以养阴利咽。

处方：金银花 30g，连翘 10g，重楼 6g，北豆根 6g，玄参 10g，芦根 30g，麦冬 15g，沙参 15g，玉竹 15g，陈皮 5g，甘草 6g。

7 剂，水煎服，日一剂。

复诊：患者继续放疗中，仍有咽痛咽干、口干，但不影响进食，大便偏干，舌红苔薄黄，脉数。上方加桔梗 10g，黄芩 10g。

10 剂，水煎服，日一剂。

三诊：上方加减共服 1 个月余，放疗行将结束，现无口腔黏膜疼痛，偶有咽痛、口干，大便可，舌红苔薄黄，脉细数。
处方如下：

黄芪 30g，太子参 10g，山药 30g，莲子 15g，玉竹 15g，麦冬 15g，沙参 15g，桑叶 10g，炒黄芩 10g，玄参 6g，芦根 30g，生甘草 6g。

10 剂，水煎服，日一剂。

【按语及体会】放疗仍是目前鼻咽癌治疗的主要手段之一。陈权认为，鼻咽癌病位虽在鼻咽，但"肺开窍于鼻""咽喉为肺之门户""足少阴肾经夹咽喉系舌本"，故而，其发病与肺、肾也有着较为密切的联系。从性质来看，放射线是一种具有"火热"性质的毒邪，可消灼肺肾津液。从放疗整个周期来看，放疗初期，"火毒"之邪作用于鼻咽部，由于"火为阳邪，其性炎上""火易致肿疡"，患者常见口咽黏膜溃烂疼痛，口干喜饮，难以进食，牙龈肿痛，脓涕，鼻咽黏膜红肿、有分泌物；放疗数个周期后，火邪耗气伤津，患者出现口咽干燥，咽痛，干咳，声嘶，喜饮，消瘦，夜寐盗汗，午后潮热，颧红，小便短赤，大便干结等气阴两伤的症状；放疗后期及放疗结束后，火邪肆虐日久，气阴耗伤更甚，患者会出现神疲乏力，心悸气短，少气懒言，自汗，面色无华，口干，或伴白细胞计数降低等表现。本例患者初诊时放疗1个周期，反应较重，口腔黏膜疼痛，饮食难进，乃火毒为患，病情属实，乃拟清热解毒为主，药用金银花、连翘、重楼等清解热毒，北豆根、玄参等利咽解毒，并且加芦根、麦冬、沙参等养阴防治阴津进一步耗伤，所以加陈皮，以其理气健脾之功，防止诸养阴药物之滋腻。二诊加桔梗、黄芩在于清上部之热邪以利咽。由于中药的介入，患者症状消退较为明显，并且随后的几个放疗周期在清热解毒基础上，更加黄芪、太子参、沙参、玉竹等益气养阴为主的中药，患者出现的副作用始终较为轻微，证实了中药在调整鼻咽癌患者的全身状况、预防和减轻放疗的毒副作用、增强患者自身的抵抗力、提高生存质量等方面的独到之处。

（二）食管癌

【**病例**】李某某，性别：男，年龄：77 岁。

初诊日期：2014 年 12 月 3 日。

主诉：吞咽困难 3 个月余。

现病史：患者近 3 个月来无明显诱因出现进食梗阻感，伴食欲下降，消瘦，无胸骨后灼热感，无胸痛及腹痛，无发热，1 周前行上消化道钡透示食管癌，遂收入肿瘤科住院，给予营养支持等对症处理。刻下症：进食梗阻感，纳呆，活动后憋喘，痰多，呈泡沫状，遇寒加重，无恶心呕吐，无腹痛胸痛，大便干，小便可。舌暗，淡胖，苔薄白，脉沉弦。

既往史：哮喘病史 20 余年，每年冬天或遇冷加重。

过敏史：无药物及食物过敏史。

辅助检查：上消化道钡透示：食管癌。

中医诊断：噎膈（脾胃气虚，痰瘀内阻）。

西医诊断：食管癌。

治则治法：健脾益气，消瘀化痰散结。

处方：人参 10g，白术 20g，茯苓 15g，橘红 10g，半夏 10g，瓜蒌 30g，白芥子 10g，郁金 10g，丹参 20g，桃仁 10g，威灵仙 20g，枳壳 6g，鸡内金 15g，苏子 10g，炒莱菔子 20g，玄参 10g，浙贝母 10g，制天南星 20g，山慈菇 10g，守宫 10g，甘草 6g。

7 剂，水煎服，日一剂。

复诊：大便通畅，纳食增，仍有活动后憋喘，痰多呈泡沫状，舌暗淡有齿痕苔薄白，脉沉弦。上方加款冬花 12g，紫菀 10g，薏米 30g，白扁豆 45g，急性子 10g，五味子 6g。

7 剂，水煎服，日一剂。

三诊：憋喘减轻，痰量减少，大便通畅，2 日一行，进食较前顺畅，舌淡暗苔薄白，脉沉弦。上方加莪术 10g，穿山甲 6g。

10 剂，水煎服，日一剂。

四诊：患者现行放疗中，自觉胸骨后灼热，进食亦疼痛，口干，大便干，乏力，舌淡暗苔薄黄，脉沉弦。处方如下：

黄芪 30g，人参 12g，白术 10g，沙参 15g，石斛 15g，芦根 30g，白扁豆 40g，山药 30g，儿茶 6g，白及 10g，金银花 15g，重楼 6g，陈皮 6g，甘草 6g。

7 剂，水煎服，日一剂。

五诊：患者因放疗反应较大而停止，现乏力，神疲，纳食可，进食顺畅，口干，舌淡暗苔薄白，脉沉弦。处方如下：

黄芪 30g，人参 12g，白术 10g，茯苓 15g，当归 10g，熟地

15g，鸡血藤 30g，陈皮 10g，半夏 10g，制天南星 18g，急性子 10g，威灵仙 15g，郁金 10g，砂仁 5g（后下），蜂房 10g，白芥 子 10g，桃仁 10g，莪术 10g，白果 10g，沙参 15g，甘草 6g。

7 剂，水煎服，日一剂。

【按语及体会】食管癌传统上中医多归于"噎膈"进行辨治，历代医家对其论述颇多，如《诸病源候论》"噎膈者，饥欲得食，但噎塞迎逆于咽喉胸膈之间，在胃口之上，未曾入胃即带痰涎而出"；对于其病因病机，《订补明医指掌》言"噎膈多起于忧郁，忧郁则气结于胸，臆而生痰，久则痰结成块，胶于上焦，道路狭窄，不能宽畅，饮或可下，食则难入，而病已成矣。"李中梓认为"忧思悲恚则脾胃受伤，津液渐耗，郁气生痰，痰塞不通，气则上而不下，妨碍道路，饮食难进，噎塞所由成也"，指出痰是噎膈的重要病理因素。结合历代医家观点，陈权认为本病主要由于忧思气结，气滞血瘀，或饮食不节，痰瘀内生，或外来毒邪（过咸或辛辣刺激等）刺激致局部气机不利而梗阻，最终导致痰瘀结于食管而成，故而治疗上多以理气化痰散瘀为法。

本患者有哮喘病史多年，遇冷加重，痰多呈泡沫，舌暗，淡胖有齿痕，苔薄白，脉沉弦，辨证属虚无疑，故以四君子、二陈汤健脾益气化痰；三子养亲汤温肺化痰；玄参、浙贝母、山慈菇、天南星、丹参、桃仁等清热化痰散结，化痰不伤阴，使食管濡润，气机条畅，痰瘀而化；同时配合醒脾开胃之品以标本同治。其中，治疗食管癌时，陈权喜用威灵仙、郁金、砂仁等药物。威灵仙祛风湿，通经络，止痛，消骨梗，主要用于风湿痹痛及诸骨梗咽，药理研究证实，其具有良好的抗肿瘤、解痉、抗感染、镇痛作用，可使咽部或食管中下端局部平滑肌松弛，且增加其蠕动，达到消除食管梗阻的作用；郁金、砂仁行气和胃解郁，用于气滞痰阻之吞咽不畅，实验证实，郁金提取物对人食管癌 TE-1 细胞生长有抑制作用。

放射性食管炎为食管癌放疗常见的副反应，西医多以激素、抗生素等治疗，但疗效欠佳，而辨证配以具有清热解毒、益气养阴、消肿生肌、祛痰散结效果的中药可取得较好疗效。陈权认为，放射线属热毒，易伤人体阴津，甚至导致血脉运行不畅而瘀血内停，放疗联合中药一方面可提高肿瘤细胞对放射线的敏感度，另一方面可减轻放疗引起的副作用。对于放射性食管炎，治法上以清热解毒，养阴生津为主，兼以和胃降逆、消肿生肌。故在四诊时改以健脾益气养阴、清热解毒、消肿生肌治疗。

（三）放射性肺炎

【病例】郑某某，性别：男，年龄：70 岁。

初诊日期：2011 年 1 月 5 日。

主诉：咳嗽、咳血 3 个月，伴发热 1 个月余。

现病史：患者于 3 个月前因咳嗽，痰中带血伴胸闷、气短等症，被医院诊断为"中心型肺癌"。给予放疗 45 天后出现发热，晨起体温 37.2℃，至暮则体温上升至 38.5℃左右，应用抗生素静脉滴注 10 天发热不退。刻诊：发热，咽痒，咳嗽，痰稠色白，痰中带血，头晕，胸闷气短，口干咽燥，胃脘灼痛，无食欲，睡眠欠佳，周身无力，便秘，小便短赤。舌黯红，苔薄黄少津，脉沉滑数。

既往史：体健。

辅助检查：无

辨证思路：放射线为温热邪毒，本案发热、咽痒、咳嗽为温热邪毒直中肺脏，肺失清肃，宣降失职而见上证；温热邪毒顺传于胃腑可见胃脘灼痛，口干舌燥，饮水量多。本病辨证为肺胃邪热炽盛兼气阴两伤证。

中医诊断：咳嗽（肺胃热炽，气阴两伤）。

西医诊断：放射性肺炎。

治则治法：清泻肺胃，益气生津。

处方：黄连 12g，生地黄 10g，当归 10g，升麻 10g，牡丹皮 10g，石膏 40g，金银花 30g，连翘 20g，栀子 15g，紫草 12g，石菖蒲 12g，厚朴 6g，枳壳 12g，槟榔 12g，焦三仙 30g，鸡内金 12g，甘草 6g，党参 20g，黄芪 30g，人参 10g，知母 15g。

水煎服，日一剂。

处方分析：以清胃散清胃泻火，胃火得清，胃气得降则肺气复其肃降之功；白虎汤加人参汤清肺胃津伤之燥热，以复其气阴之虚；金银花、连翘清肺卫；石菖蒲、厚朴、枳壳、槟榔、焦三仙、鸡内金调整肠胃功能顾护后天，防止凉药害胃。

二诊（2011-01-12）：服药 7 剂后精神好转，发热已退，咳嗽、头晕、胸闷气短等症状均减，胃痛虽减但仍无食欲，口干舌燥，饮水量多，舌黯红，苔薄黄，脉沉滑。

热毒势折，气阴仍虚。原方去石菖蒲、紫草、生地黄，加山药20g，天花粉20g，以加强益气养阴之力。

三诊（2011-01-26）：服药7剂后精神可，发热、咳嗽已失，唯觉胃脘胀满，纳呆，偶有恶心，气短，舌红，苔腻，脉沉数无力。

痰热蕴胃，脾胃健运欠佳。上方加竹茹12g，橘红12g，炙枇杷叶12g。

诊疗效果评价：服药14剂后症状基本消失，随访3个月未复发。

【按语及体会】 放射性肺炎在中医学中并无记载。根据其临床表现，多归属中医学咳嗽、喘证、肺痿等范畴。陈权认为放射线为温热邪毒，其致病病理特点是本虚标实，以肺之气阴两虚为本，燥热瘀毒为标。其病机为温热邪毒直中肺脏，灼伤气阴，耗血动血，痰瘀毒胶结不解而引发各种变证。

本案发热、咽痒、咳嗽为温热邪毒直中肺脏，肺失清肃，宣降失职而见上证；热灼津伤则口干喜饮，痰稠色白；温热邪毒耗伤肺之气阴可见头晕、胸闷气短、周身无力，即"壮火食气"；温热邪毒顺传于胃腑可见胃脘灼痛，口干舌燥。陈权以温病的传变规律，将本病辨证为肺胃邪热炽盛兼气阴两伤证。治以清胃散清胃泻火，胃火得清，胃气得降则肺气复其肃降之功；白虎汤加人参汤清肺胃津伤之燥热，以复其气阴之虚；金银花、连翘清肺卫；石菖蒲、厚朴、枳壳、槟榔、焦三仙、鸡内金调整肠胃功能顾护后天，防止凉药害胃，方证合拍而效如桴鼓。

第二节　脾胃疾病辨治经验

治疗脾胃病，陈权强调理肝脾、和脾胃、调气血。脾胃同居中焦，脾以升为健，胃以降为用，中焦为气机升降之枢纽，脏腑精气的升降敷布无不赖于中焦气机的畅达，陈权认为脾胃病皆因气机失于调理。因此，治疗中焦脾胃之病，均旨在恢复脾升胃降的生理功能，其根本在于调理中焦气机。并且他非常重视肝胆疏泄升发功能对脾胃病的作用，认为肝与脾胃在生理上相互为用，在病理上亦互为因果，治疗中尤重调肝，疏木扶土为常用之法。

在多年的临床过程中，陈权发现，由于现代社会的生活方式导致脾胃积热阴伤津少的病证非常多见，胃性喜清凉滋润而恶燥热，气以降为用，以通为顺，但也不耐阴寒苦泄太过。于是摸索体悟出，只要胃中积热、升降失常者，投以灵巧轻活、寒凉清润之剂，均屡收佳效，从而首创"轻清凉润"的治疗大法。具体而言，"轻"，即是指用药轻灵；"清"，包括清利、清化，"清利"适用于脾胃湿热内蕴而以热为主者，"清化"适用于脾虚湿滞或湿热中阻者；"凉润"，是指慎用香燥助热之品及寒苦燥涌泄之品，可选用甘寒凉润清养之品，如此才能清而不伐，滋而能通。陈权的经验处方"竹茹清胃饮"即为"轻清凉润"之典范，处方选用竹茹、芦根、蒲公英、薄荷和少量煅石膏轻清凉润，清胃热、凉燥土；伍以柴胡、白芍、佛手疏肝和胃，承受纳、助腐熟；配丹参、桃仁活血通络，祛瘀生新。本方对肝胃不和、脾胃气虚或阴虚及胃脘积热者，疗效显著。总之，陈权的用药处方原则即以和缓为准绳，时时顾护胃气。

一、慢性萎缩性胃炎

【病例】王某某，性别：女，年龄：56 岁。

初诊日期：2010 年 4 月 27 日。

主诉：胃脘部疼痛阵作半年余。

现病史：患者胃脘部阵痛半年余，疼痛发作与饮食无关，每于情志刺激而加重。纳差，易感风寒，二便调。3 月 20 日胃镜检查示红斑渗出伴萎缩性胃炎，于某医院服用气滞胃痛冲剂及西药之后症状未见明显好转，体弱恶风，3 月份感冒 3 次。刻诊：剑突下疼痛明显，稍胀闷，时有泛酸，大便略溏。舌淡苔薄腻，脉左弦右细濡。

既往史：体健。

辅助检查：胃镜检查示红斑渗出伴萎缩性胃炎。

辨证思路：由患者胃痛症状每于情志刺激而加重，伴胀闷，时有泛酸，大便略溏，脉左弦右细濡分析认为属肝胃不和，湿滞中阻。忧思恼怒，伤肝损脾，肝失疏泄，横逆犯胃，脾失健运，胃气阻滞，均导致气机升降不利而发胃痛。

中医诊断：胃痛（肝胃不和，湿滞中阻）。

西医诊断：明显萎缩性胃炎。

治则治法：健中宣化，理气止痛。

处方：藿梗、苏梗各 6g，半夏 9g，川黄连 3g，吴茱萸 3g，生姜 3g，煅瓦楞 30g，柴胡 9g，延胡索 9g，川楝子 9g，枳壳 12g，桃仁、杏仁各 12g，桂枝 9g，白芍药 18g，砂仁 3g，太子参 15g，大枣 15g，甘草 6g。

水煎服，日一剂。

处方分析：柴胡、枳壳疏肝理气，川楝子、延胡索理气止痛；桃仁、杏仁活血化瘀；白芍药配甘草以缓急止痛；白芍药配桂枝以调营卫之滞；黄连、吴茱萸合用，取左金丸之意，以清胃降逆、制酸止呕；太子参合生姜、大枣、甘草、砂仁以健中气；藿香、苏梗、半夏化痰湿、理滞气；煅瓦楞重镇降逆，收敛固涩，制酸止痛。

西医治疗：无。

二诊（2010-05-20）：剑突下疼痛稍缓解，已无泛酸，胃脘胀闷不适感仍作；舌淡、苔薄，左脉弦势见弱。

肝气得以疏泄，横逆之势已挫。原方去煅瓦楞，加川芎 12g，川厚朴 9g，以活血行气、快膈畅中。

三诊（2010-05-25）：剑突下疼痛明显缓解，无泛酸，无明显胀闷不适；服上药后近 1 个月未感冒。舌淡、苔薄，左脉弦势不显。

脾胃气机升降功能恢复。治宗前法，上方去桂枝、白芍药、杏仁、川楝子、延胡索。

诊疗效果评价：患者服上方 7 剂后，诸症消失，嘱患者服用舒肝和胃丸善后。

【按语及体会】《内经》云："木郁之发，民病胃脘当心而痛",指出胃脘痛当首责之于肝气郁滞。陈权认为胃脘痛诸病因中,以肝气犯胃和肝胃不和较多。脾胃处中土,为斡运气机之枢纽,脾胃升降如常则肝升肺降有度,而肝升肺降有度亦有益于脾胃升降如常。本案辨证为肝胃不和,故予柴胡、枳壳疏肝理气,川楝子、延胡索理气止痛。然川楝子、延胡索苦寒,须中病即止。"气为血之帅,血为气之母",气滞日久,必及血络,故予桃仁、杏仁活血化瘀。杏仁有宣肺气、通肠腑、镇疼痛之功,孟河章次公多于治胃脘痛方药中酌加一味杏仁泥,每获卓效。然杏仁有小毒,不可多用、久用。白芍药配甘草以缓急止痛。患者易感冒,为营卫不和,故白芍药配桂枝以调营卫之滞。黄连、吴茱萸合用,取左金丸之意,以清胃降逆、制酸止呕,降低胃酸流量,于肝火犯胃之呕吐吞酸最为适宜。太子参具补气升提之功,而无温燥助火之虞,为清补要药,合生姜、大枣、甘草、砂仁以健中气;藿香、苏梗、半夏化痰湿、理滞气;煅瓦楞重镇降逆,收敛固涩,制酸止痛。二诊泛酸已无,胃痞明显,故去煅瓦楞,加川芎、川厚朴以活血行气、快膈畅中。三诊见病邪已去,则去延胡索、川楝子、杏仁、白芍药、桂枝。综观辨治始末,方药中寒温并用,攻补兼施;气血兼顾,营卫共调;君臣有序,相与宣摄。

二、泄泻

【病例】彭某某,性别:男,年龄:28岁。

初诊日期:2014年8月6日。

主诉：反复双下肢水肿、蛋白尿 1 年余。

现病史：患者于 1 年前学习紧张劳累，后逐渐出现不明原因腹泻，开始时每日 1～2 次，后逐渐增加至每日 3～4 次，大便呈稀糊状，甚则水样，夹杂不消化食物，腹痛雷鸣即泻，泻后痛减，每于情绪紧张状态下发作，泻后常有排便不尽感。半年前于我院行纤维肠镜检查，诊断为慢性结直肠炎，给予阿泰宁、培菲康、补中益气丸等治疗，病情稍有好转，但仍反复发作。后先后服用过二至丸、固本安肠颗粒等药物仍不见好转，遂来就诊。刻诊：纳呆，神疲，四肢倦怠乏力，食后时有两胁作胀，耳鸣，胃纳尚可，小便正常。查体：面色黄滞少华，舌淡胖边有浅齿印，苔黄腻，脉弦滑。

既往史：体健。

过敏史：无药物及食物过敏史。

辅助检查：肠镜检查示慢性结直肠炎。

中医诊断：泄泻（肝郁脾虚，痰湿中阻）。

西医诊断：慢性结直肠炎。

治则治法：疏肝健脾，祛湿化痰。

处方：黄芪 30g，党参 10g，白术 15g，茯苓 15g，白扁豆 30g，陈皮 10g，莲子 30g，山药 30g，薏苡仁 30g，柴胡 10g，炒白芍 20g，当归 10g，夜交藤 15g，炙甘草 6g。

　　　　　　　　　　　　　　7 剂，水煎服，日一剂。

复诊：上方服用 7 剂后，症状改善，精神略有好转，腹泻仍作，每日 2～3 次，夹杂有不消化食物，纳可，小便正常，夜寐稍安。舌脉同前，治守原法，再7剂。

三诊：患者面色转好，较前饱满，体重略有增加，精神可，腹泻减少至每日1～2次，稍成形，仍有少量不消化食物，纳眠可。舌淡红苔薄白，脉沉细。处方如下：

黄芪30g，党参10g，白术15g，茯苓15g，白扁豆30g，陈皮10g，淮山药30g，芡实15g，金樱子15g，薏苡仁30g，柴胡10g，白芍15g，当归10g，炙甘草6g。

7剂，水煎服，日一剂。

【按语及体会】泄泻之为病，多与外邪饮食、情志、劳倦等因素有关，又与脾、肝、肾三脏关系最为密切。病因关键在于湿，所谓"湿盛则濡泄"，但湿邪产生的核心又在于脾胃，如《医宗必读》所论："脾土强者，自能胜湿，无湿则不泄。若土虚不能制湿，则风寒与热皆得干之而为病。"而本例之泄泻，则是由于土虚木乘，肝脾不和，脾运失常所致。即《类经》所云："木强则侮土，故善泄也。"其腹痛泄泻，也在于此，如《医方考》所言："泻责之脾，痛责之肝，肝责之实，脾责之虚，肝实脾虚，故令痛泻。"其临床特点为痛即泄泻，泻后痛减，并常伴有排便不尽感。至于其病因，乃因长期学习紧张导致肝气郁结，失于条达，以致横逆乘脾，所谓木旺乘土者也；加之思虑太过，暗耗脾气，脾失健运，水谷不分，混杂而下，发为泄泻。《王旭高医案》有述："夫肝胆属木而喜升达，寄根于土，今脾胃为生冷忧思伤其阳和之气，布化运转失职，肝胆无湿润升达之机，郁久而肆其横逆，侮其所胜脾胃受克。"面色少华，神疲，四肢倦怠乏力，舌质淡胖，边有浅齿印，脉细，乃脾气虚之表现；腹痛雷鸣即泻，每于情绪紧张状态下泄泻，食后两胁作胀，脉弦，乃肝气郁结，失于疏泄之象；脾失健运，湿浊内生，故见苔腻；泄泻日久，脾累及肾，故见腰酸耳鸣。治以疏肝健脾，扶正祛痰，佐以补肾，标本兼顾，疏肝健脾为主，以渗湿浊、行气滞、补中气为辅，使肝气调畅，脾气健运，湿邪得去，则诸症自除。

三、便秘

【病例】刘某某，性别：男，年龄：73 岁。

初诊日期：2014 年 4 月 9 日。

主诉：大便困难 10 余年。

现病史：患者 10 余年前曾因大便带血于乡卫生院就诊，诊断为"痔疮"，后行手术治疗，但术后患者逐渐出现大便排解困难，渐至 3～5 天一行，伴有腹痛腹胀，先后口服中药及通便中药通便灵等治疗，用药可好转，但停药病情即加重，即外用开塞露等方可稍得缓解。来诊时症见：大便困难，4～5 天一行，伴腹胀，时有腹痛，纳食一般，劳动后乏力明显，时有口干，睡眠可，小便正常。舌淡红苔薄，脉弦细。

既往史：体健。

过敏史：否认药物及食物过敏史。

辅助检查：无。

中医诊断：便秘（气血亏虚）。

西医诊断：便秘。

治则治法：健脾益气，养血通便。

处方：黄芪30g，太子参12g，生白术40g，茯苓15g，山药30g，当归10g，桃仁10g，生首乌30g，神曲20g，败酱草15g，蒲公英30g，火麻仁30g，枳壳10g，甘草6g。

7剂，水煎服，日一剂。

复诊：服药后症状缓解，大便3～4天一行，但排解困难减轻，仍有腹胀，舌淡红苔薄黄，脉弦细。上方加槟榔15g。

三诊：服上方14剂，大便稍干燥，恢复至2～3天一行，腹胀减轻，口干，舌红苔薄黄，脉弦细。上方加芦根30g以清热生津。

诊疗效果评价：上方加减共调理约40余日，便秘基本缓解，约2天一行，但无排便困难感觉，无腹胀，遂停药。

【按语及体会】陈权认为慢性便秘以脏腑功能虚损为本，五脏虚损，脾胃为先，其治疗应将调理脾胃、和调畅气机贯穿于始终。脾胃为气机升降之枢，脾宜升则健，胃宜降则通，脾升胃降，气机和调，腑气通畅，传输有常，则糟粕按时而下无所苦。临证时常以脾胃为中心，以补脾益气通便为基本大法，再视兼证并用补益肝肾、温补脾肾、养阴生津或清热利湿之法，常效若桴鼓。

老年人之便秘多是由于脏气功能衰退而引起大肠津枯，无力行舟，临床上常可夹杂气滞、热结、寒凝等实证表现。治疗总以补虚行气润肠为主，用药上陈权常用气药行一身之气以推动排便，如枳壳、枳实、升麻、半夏、陈皮等，白术用量易重往往在 30g 以上，以健脾运气通便。由于肺与大肠相表里，辨证从整体观出发，亦可加入杏仁、枇杷叶、紫菀、黄芩、桔梗等药物宣降肺气。

本例患者年老体虚，气血不足，推动排便无力，加之肠燥津枯，故确定以补脾益气，养血通便为法，其中以黄芪、太子参、白术、茯苓、山药补脾益气养阴；蒲公英缓泻通便，清热化瘀；当归、何首乌补血养血，更加桃仁、火麻仁质润多脂，润肠通便；枳壳条畅气机，宣上通下；神曲健脾助运；甘草调和诸药。全方寓通于补，塞因塞用，虽有壅塞而不用大黄、芒硝等通利之品，纯用补益，脾胃气血同治，病在下焦治在中焦，见肠之病不独治肠，而治脾胃，洁流澄源。

四、慢性结肠炎

【病例】魏某某，性别；女，年龄：36 岁。

初诊日期：2010 年 8 月 4 日。

主诉：大便次数增多 2 年。

现病史：患者大便次数增多 2 年，曾行 3 次肠镜检查，均提示慢性结肠炎，服用得舒特、黄连素等缓解肠道痉挛及止泻药，症状未见缓解；2010 年 7 月 23 日在本院行肠镜检查示慢性结肠炎。刻诊：大便次数增多，日行 5～6 次，多则 10 余次，时有黏液及后重不适感，无脓血便，小腹胀痛，每遇情绪紧张时出现腹痛，泄后痛缓解。舌淡苔薄腻，脉弦细。

既往史：体健。

辅助检查：肠镜检查示慢性结肠炎。

辨证思路：情志不畅，易致肝气郁结，木郁不达，横逆犯脾，脾失健运，发为泄泻。患者小腹疼痛、泻后痛减、脉弦细，均为肝郁脾虚之候。

中医诊断：泄泻（肝郁脾虚湿盛）。

西医诊断：慢性结肠炎。

治则治法：抑木扶土，健脾宣化。

处方：藿梗 12g，苏梗 6g，炒白术 12g，炒白芍药 12g，柴胡 12g，枳壳 12g，蔻仁 3g，白扁豆 12g，太子参 12g，仙鹤草 12g，桔梗 3g，陈皮 6g。

水煎服，日一剂。

处方分析：柴胡、炒白芍药疏肝柔肝；炒白术、白扁豆、太子参健脾利湿；枳壳、陈皮、蔻仁、藿梗、苏梗理气化湿；仙鹤草健脾补虚；桔梗升提肺气，兼养血排脓。

西医治疗：曾服用得舒特、黄连素等。

二诊（2010-08-18）：上方服用 14 剂，大便日行 3 次，偶有黏液，仍有后重不适感；腹痛较前明显缓解，近日小腹稍冷痛；舌淡胖边有齿痕、苔薄腻，脉弦细。

肝郁得疏，脾阳不振。在原法基础上辅以温振脾阳，原方加炮姜 6g。

三诊（2010-09-02）：大便每日 1 次，尚成形，无黏液及后重不适感，小腹冷痛缓解，但饮食稍多则易腹胀。舌淡、苔薄腻，脉弦细。

脾阳已振，脾之健运尚弱，前方加入健脾消食之炒谷芽、炒麦芽各15g。

诊疗效果评价：患者服上方14剂后，诸症消失，病告痊愈。

【按语及体会】《类经》卷十三云"木强则侮土，故善泄也"，指出肝郁脾虚易致泄泻。《医六考》云："泻责之脾，痛责之肝，肝责之实，脾责之虚，脾虚肝实，故令痛泻。"秦伯未在《谦斋医学讲稿》中言"肝旺脾弱的腹泻，多系腹中先胀，继而作痛，泻下不多，泻后舒畅，反复发作"，指出痛和泄及泻后痛减是肝郁脾虚所致泄泻的证候特点。

本案患者初诊时小腹疼痛、泻后痛减、脉弦细，均为肝郁脾虚之候，因此治拟抑木扶土之法。扶土予太子参、白扁豆、白蔻仁、白术，抑木予柴胡、枳壳、白芍药、陈皮。《内经》云："湿盛则濡泻。"陈权认为脾虚易致湿盛，然不宜多用淡渗利湿之品，虞其阻碍脾阳升发之性，宜用芳香化湿之品，冀其宣化悦脾，本案用藿梗、苏梗即为此意。仙鹤草健脾补虚；桔梗升提肺气，兼养血排脓，盖肺与大肠相表里，用之若提壶揭盖，则后重自除。此药对亦被国医大师朱良春所喜用，其所创"仙桔汤"用于治疗慢性痢疾及结肠炎，历验不爽。二诊中患者舌淡胖边有齿痕、小腹冷痛，皆为脾阳不振之候，加一味炮姜守而不走，"燥脾胃之寒湿，除脐腹之寒癖"，若离照当空，阴霾自散。全方合而观之，既有辨证施治之法，又寓辨病论治之意。

五、溃疡性结肠炎

【病例1】梁某某，性别：男，年龄：18岁。

初诊日期：2011年5月27日。

主诉：间断性大便带脓血1年。

现病史：患者间断性大便带脓血1年余，2010年曾于某医院诊断为慢性溃疡性结肠炎。现患者大便每日7～8次，便质稀溏，夹带脓血黏液，里急后重，左下腹痛，泻后减，脐周胀满，肠鸣不已，便时肛门灼热，小便黄，畏寒肢冷，周身乏力，面色萎黄，纳差，寐不安。舌质淡红，苔白根黄腻，脉弦。

既往史：体健。

辅助检查：曾做肠镜检查，具体检查报告未见。

辨证思路：患者既有周身乏力、畏寒肢冷等脾阳虚证，又有便带脓血黏液、腹痛腹胀、苔白根黄腻等肠道湿热证的表现，据此辨证为本虚标实，寒热错杂，属脾阳亏虚，湿热内蕴型。

中医诊断：痢疾（脾阳亏虚，湿热内蕴型）。

西医诊断：溃疡性结肠炎。

治则治法：温里清热，涩肠止痢。

处方：党参20g，黄芪20g，白术15g，茯苓15g，吴茱萸15g，胡黄连15g，防风10g，柴胡10g，白芍15g，砂仁10g，莱菔子10g，焦山楂25g，地榆15g，仙鹤草15g，乌梅10g，酒大黄5g，陈皮15g，甘草6g。

7剂，水煎服，日一剂。

处方分析：方中党参、黄芪为君以益脾健；白术、茯苓、吴茱萸、胡黄连为臣，温脾阳、清湿热；佐以防风、柴胡升阳除湿、升提中气；砂仁、莱菔子、焦山楂行气消胀、化食除积；白芍、甘草解痉止痛；地榆、仙鹤草止血止痢；乌梅、酒军通腑泄浊，涩肠止泻；合入一味陈皮，一药多用，既可健脾理气，又可使"补而勿滞"以加强君药的功效。

西医治疗：曾用药柳氮磺吡啶、黄连素等。

二诊（2011-06-04）：7日后复诊，患者自述服药期间大便每日4～5次，便质稀，脓血明显减少，腹胀消失，腹痛稍有缓解，纳和，余症如前。舌质淡红，苔腻微黄。

邪实已减，但未尽去。上方去砂仁、莱菔子，酒军减为3g，胡黄连减为10g，整理如下：

党参20g，黄芪20g，白术15g，茯苓15g，吴茱萸15g，胡黄连10g，防风10g，柴胡10g，白芍15g，焦山楂15g，地榆15g，仙鹤草15g，乌梅10g，酒军3g，陈皮15g，甘草6g。

三诊（2011-06-18）：服方14剂，患者自述大便每日2～3次，里急后重感，脓血仍见，但已大为减少，腹痛明显减轻，腹暖肢温，饮食尤佳。舌淡苔白，脉弦。

邪实已祛大半，正气渐复，气血仍须调和。原方加入调气行血之枳实、厚朴、当归、赤芍、乳香、没药。上方调整为：

党参20g，黄芪20g，白术15g，茯苓15g，吴茱萸15g，胡黄连6g，白芍15g，焦山楂15g，仙鹤草15g，乌梅10g，陈皮15g，乳香6g，没药6g，枳实10g，厚朴10g，当归15g，赤芍

15g，甘草 6g。

诊疗效果评价：服上方 7 日后来诊，大便每日 2 次，排成形软便，脓血消失，患者神清气爽，余无明显不适，行电子结肠镜检查，全结肠未见异常。遂嘱患者停用上方，继服成药参苓白术散自行调理，随访 3 个月未见复发。

【按语及体会】 此为临床中常见的且具有较强代表性的典型病例，患者既有周身乏力、畏寒肢冷等脾阳虚证，又有便带脓血黏液、腹痛腹胀、苔白根黄腻等肠道湿热证的表现，本虚标实，寒热错杂。陈权治疗以扶正祛邪为原则，以温脾阳祛湿热为治疗大法，通涩兼施、消补并用。脾虚湿滞，湿为阴邪，易困脾阳，脾阳虚衰则畏寒肢冷；脾主肌肉，化生气血，脾虚失职，气血化源匮乏，则周身乏力，面色萎黄。湿热蕴滞肠中则见脓血黏液便，里急后重，肛门灼热，小便黄赤等。二诊邪实已减，但未尽去，遂去砂仁、莱菔子，酒军、胡黄连减量。三诊里急后重感、脓血仍见，因酒军已用半个月，继用恐伤正气，遂去酒军，根据"调气则后重自除，行血则便脓自愈"的原则，加入积实、厚朴、当归、赤芍四味调气行血药，并佐以乳香、没药，以促溃疡向愈。四诊邪实已祛正气渐复，遂嘱患者自服健脾之品以巩固疗效。

【病例 2】 周某某，性别：男，年龄：41 岁。

初诊日期：2010 年 7 月 29 日。

主诉：大便带脓血 2 年。

现病史：患者近 2 年来无诱因出现大便每日行 1～4 次，质稀薄，赤白脓血相间，伴腹部针刺样疼痛。就诊时还诉有纳谷欠馨，食后脘胀。舌淡红苔薄，根稍腻，脉细。查体：脐周压痛（－）。

既往史：既往有十二指肠球部溃疡史，现已痊愈。

辅助检查：2009 年 12 月 24 日肠镜检查示溃疡性结肠炎。

辨证思路：本案患者素有胃疾，脾胃虚弱，受纳运化功能减退，故见纳谷欠馨、食后饱胀、清浊不分、大便溏薄；久而肠道运化失司，湿食蕴而化热，灼伤脂络，腐败化为脓血，故见痢下赤白脓血相间，质稀薄；湿热黏滞，肠道气机不畅，则可见腹痛。

中医诊断：痢疾（脾气虚弱，下焦湿热）。

西医诊断：溃疡性结肠炎。

治则治法：益气健脾，凉血治痢，解毒排脓。

处方：党参 12g，炒白术 15g，生白芍 15g，茯苓 15g，甘草 9g，广木香 9g，砂仁 9g（后入），柴胡 12g，枳壳 12g，大腹皮 15g，附子 12g（先煎），败酱草 20g，生薏苡仁、熟薏苡仁各 15g，地锦草 20g，葛根 15g，黄连 9g，淡黄芩 15g，荜茇 9g，徐长卿 15g，白头翁 15g，黄柏 12g，秦皮 15g，生黄芪 30g。

处方分析：以四君子汤益气健脾，白头翁汤凉血治痢，薏苡附子败酱散解毒排脓。方中还配有黄芪，《神农本草经》云："黄芪，主痈疽久败创，排脓止痛。"地锦草清热解毒、凉血止血；荜茇、徐长卿祛风利湿解毒；白芍药、大腹皮、柴胡、枳壳理气缓急止痛；葛根、淡黄芩升阳止泻、解毒燥湿。

西医治疗：曾服多种西药，现停用。

二诊（2010-08-12）：大便每日行1～2次，稍成形，无黏冻脓血，脐部偏左有针刺样疼痛；纳谷渐增，寐中梦多；舌淡红苔薄，脉细。

脾虚改善，气血不和，肠络瘀阻，不通而痛。前方去党参、大腹皮，加乌药15g，生蒲黄（包）15g，延胡索20g以行气止痛、活血祛瘀。

三诊（2010-08-20）：大便每日行1次，黏冻脓血消失，已成形，脐部压痛；胃脘时痛，腹胀纳差，夜寐梦减；舌淡红苔薄，脉细。

气血欠和，肠络瘀阻欠畅，前方去生蒲黄、广木香，取法丹参饮加川芎12g，丹参15g，檀香6g（后入）活血行气止痛。

四诊（2010-09-09）：大便每日行1次，质稍溏薄，无腹痛腹胀，胃痛止，纳可，夜寐渐安；乏力，腰酸，双下肢酸软；舌淡红苔薄，脉细。

肠络气血渐畅，脾肾亏虚待复。将四君子汤调整为补中益气汤，酌加补肝肾、强筋骨药。前方去砂仁、茯苓，加当归15g，升麻3g，陈皮9g，怀牛膝15g，千年健20g。

诊疗效果评价：上方加减服用1个月余，随访半年，大便成形，无黏冻脓血，腹痛消失，临床症状痊愈。

【按语及体会】陈权治疗此病例用药特色主要有以下三点。其一，补泻结合，温清并用。陈权认为，慢性泻痢病，久治不愈，辨证既有脾气虚弱的一面，又有湿热滞留的存在，即所谓的虚实并见、寒热错杂，故而在治疗上既需补脾益气，又需通郁滞、化湿热。其二，调气和血并进，重视气血关系。调气和血即是顺畅肠腑凝滞之气血，祛除腐败之脂脓，恢复肠道传送功能，促进损伤之脂膜血络尽早修复，以改善腹痛、里急后重、下痢脓血等临床症状。其三，活用经方，灵活加减。陈权常运用经方薏苡附子败酱散治疗溃疡性结肠炎，此方张仲景用治肠痈，借治肠痈之力治痢疾，一因病位都在肠，二因病机皆为湿热郁遏，三是本方温清并用，配伍精妙。方中薏苡仁既利肠胜湿，又补益脾胃；败酱草辛苦微寒，具清热解毒化湿之能，擅治肠炎；尤妙在用附子，借其温行通达之力，以通肠间湿热之蕴结，合补脾胃之品，使患者气机畅通，脾胃健运，郁遏之湿热顿消而泄止。综观此案，处方用药与病机相符，加减进退亦丝丝入扣。

【**病例3**】周某某，性别：男，年龄：44岁。

初诊日期：2014年5月7日。

主诉：黏液脓血便反复1年，加重1个月。

现病史：患者1年前饮酒后出现黏液脓血便，伴腹痛，行肠镜检查示溃疡性结肠炎，入院治疗约2周后症状好转出院。出院后一直口服柳氮磺吡啶等药物治疗，后由于脓血便消退患者自行停药。但此后每于饮食不慎即出现腹痛，偶有脓血便，但症状持续数日后可自行消退，患者亦未再重视。1个月前患者饮酒后再次出现黏液脓血便，伴便时腹痛，仍未治疗，至今症状持续而来诊。刻下症：腹痛，黏液脓血便，大便每日3～4次，腹痛即欲便，便后痛减，纳食可，小便正常。舌红苔白厚，脉弦滑。

既往史：体健。

过敏史：否认药物及食物过敏史。

辅助检查：肠镜检查示溃疡性结肠炎。

中医诊断：肠风（湿热蕴结）。

西医诊断：溃疡性结肠炎。

治则治法：清热凉血解毒，燥湿止痢。

处方：蒲公英30g，苦参10g，连翘10g，黄芩10g，防风10g，茯苓15g，木香6g，砂仁6g，白芍10g，白及10g，三七3g冲服，干姜6g，甘草6g。

7剂，水煎服，日一剂。

复诊：便时腹痛减轻，仍有大便带血，每日2～3次，质可，纳眠可，小便正常。舌淡红苔白厚，脉滑。上方加黄柏15g，白槿花10g。

10剂，水煎服，日一剂。

三诊：腹痛基本缓解，脓血便偶作，每日2次，质可，纳眠可，小便正常。舌红苔薄白，脉滑。上方加仙鹤草50g，桔梗10g。

7剂，水煎服，日一剂。

四诊：黏液脓血便消退，无腹痛，饮食正常。舌淡红苔白，脉滑。处方如下：

人参10g，白术30g，茯苓15g，白扁豆30g，陈皮10g，干姜 10g，白及 10g，仙鹤草 30g，木香 6g，白槿花 10g，蒲公英 30g，桃仁 10g，甘草 6g。

　　　　　　　　　　　　　　　10 剂，水煎服，日一剂。

【按语及体会】溃疡性结肠炎的发病机制尚不十分明确，病情迁延难愈，复发率较高，给临床治疗带来一定困难。中医的辨证施治，在改善患者的症状和体征的同时，可以有效缩短治疗时间，减少治疗不良反应。陈权认为，本病当归于中医学"肠风""泄泻""痢疾"等范畴进行辨证治疗。其病机表现多为虚实夹杂，虚在脾胃，实在湿邪，或化热，或夹瘀。

　　本病在活动期往往以标实为主，此期患者多表现为腹部疼痛，痢下赤白脓血，肛门灼热且有重坠之感，舌质红，苔黄腻或厚，脉洪或滑数，故而应侧重清热化湿解毒，用药以白头翁汤意，以清热凉血、燥湿解毒之意；热毒脓血明显可加苦参、蒲公英、连翘以清热解毒、散结消痈；"调气则后重自除，行血则便脓自愈"，药用槟榔、厚朴或陈皮、香附以通腑气以除后重。另外，对于黏液脓血，陈权认为此乃"离经之血"，"离经之血即为瘀"，故而在急性期凉血活血解毒基础上，应应用活血化瘀之品蒲黄、三七、五灵脂，此类药物多具活血止血之功，止血而不留瘀；如疼痛剧烈也可加桃仁，因其不但可活血化瘀，还有散结消痈的功效。在应用上述寒凉药物的同时，也要注意适量应用肉桂、砂仁等药物，以防寒凉之品闭门留寇，也有反佐以防拒药之意。

　　缓解期要侧重健脾除湿，此期腹痛隐隐，大便溏稀，白多赤少，舌质淡，苔白腻或厚，舌边多见齿痕或瘀点、瘀斑，脉沉弦或涩，一派脾虚湿盛之象。用药可加白及、白蔹以消肿生肌、解毒敛疮；或以参苓白术散补脾胃之气又燥湿止泻；王清任《医林改错》云："腹肚作泻，久不愈者，必瘀血为本"，"泻肚日久，百方不效，是瘀血过多"，"久病多虚多瘀"，如有血瘀之象，应加用桃仁、莪术等消瘀之品；"肾为胃之关"，如有长期下痢而至脾肾阳虚，见胃脘冷痛，腰酸腰冷，可加肉豆蔻、补骨脂、砂仁、小茴香温补脾肾阳气。

第三节　其他类内科杂病辨治经验

一、咳嗽

【病例】李某，性别：女，年龄：55岁。

初诊日期：2015年3月25日。

主诉：咳嗽反复半年。

现病史：患者半年前受凉后出现恶寒发热，伴咽痛、咳嗽，咳吐黄白痰，曾在附近诊所予头孢曲松等输液治疗1周，发热、咽痛等症状去，但仍有咳嗽，痰量不多，后间断服用抗生素和止咳化痰等中成药共3个月余，咳嗽仍不能消退。刻下症：咳嗽，痰黏量不多，每劳累或遇冷风咳嗽加重，无咽痛咽痒，时有口干，乏力，纳眠可，二便调。查体：双肺呼吸音稍粗，未闻及干湿性啰音，心律齐，无杂音。舌质淡红苔少，脉细数。

既往史：体健。

过敏史：无药物及食物过敏史。

辅助检查：胸片示肺纹理稍紊乱。

中医诊断：咳嗽（肺气阴不足）。

西医诊断：慢性咳嗽。

治则治法：益气养阴止咳。

处方：黄芪30g，太子参10g，山药30g，炙紫菀10g，百部10g，白前10g，桔梗10g，芦根30g，沙参10g，杏仁10g，陈皮6g，甘草6g。

5剂，水煎服，日一剂。

复诊：服上方后咳嗽基本消退，口微干，舌淡红苔少，脉弦细。上方加白果10g。

5剂，水煎服，日一剂。

【按语及体会】无论从中医还是西医角度来看，慢性咳嗽由于病因复杂，治疗往往比较棘手。张景岳总结为"咳嗽之要，止唯两证，一曰外感，一曰内伤"，可谓提纲挈领地概括了本病辨证的大纲。从本例来看，病程达半年之久，外证已去，故当从内伤辨治，而对于内伤咳嗽，"五脏六腑皆令人咳，非独肺也"，后世据此又有五脏咳及六腑咳等不同，给辨证带来较大困难。陈权认为，尽管咳嗽涉及气血阴阳、五脏六腑，但抓住其病位在肺，再结合症状体征等，辨明具体脏腑及气血阴阳的盈亏，便可较好地理清思路。本例患者，病位在肺，从乏力、口干及舌脉看，其涉及脾脏，患者久咳，必耗伤肺之气阴，具有气阴不足的表现，故而以益气养阴为法，起到了明显效果。《内经·咳论》提出"感于寒则受病，微则为咳"，提示咳嗽由寒引起者为多，且患者亦遇冷风加重，故方中除以黄芪、太子参、沙参等益气养阴外，止咳药选择紫菀、百部、白前、桔梗、杏仁等温润之品以温润辛金。

二、支气管哮喘

【病例 1】范某，性别：女，年龄：35 岁。

初诊日期：2009 年 11 月 22 日。

主诉：憋喘咳嗽反复 20 年。

现病史：哮喘反复发作，每于气候变化时发作，近日受凉后阵咳，痰量少色黄，黏稠不易咳出，咽痛，口干喜饮，汗出，胸闷喘息，喉间可闻及喉鸣音，纳可眠安，二便调。舌红，苔黄厚腻，脉细滑。

既往史：哮喘 20 余年。

辅助检查：无。

辨证思路：痰热蕴肺，壅阻气道，肺失清肃。

中医诊断：热哮（痰热壅肺）。

西医诊断：支气管哮喘。

治则治法：宣降肺气，清肺止咳化痰。

处方：炙麻黄 3g，杏仁 10g，浙贝母 10g，连翘 10g，牛蒡子 10g，百部 10g，白前 10g，鱼腥草 30g，金银花 12g，紫菀 12g，竹茹 6g，黄芩 6g，苏子 6g，甘草 6g。

5 剂，水煎服，日一剂。

西医治疗：曾多次静滴抗生素，具体不详，效果欠佳。

二诊（2009-11-27）：服上方后症状有所缓解，痰量少，质黏色黄，口干苦，喜饮，纳可，眠安，二便调，正值经期，小腹微胀。舌淡、苔微黄，脉细滑。

痰热见折，肝经气血欠畅。增宣肺定喘之力，加疏肝活血之药。处方如下：

炙麻黄5g，甘草5g，杏仁10g，苏子10g，款冬花10g，浙贝母10g，桑白皮10g，黄芩10g，白果10g，香附10g，益母草30g，陈皮6g。

5剂，水煎服，日一剂。

三诊（2009-12-02）：服上方后症状减轻，偶咳，无呼吸困难，痰少黏，口干喜饮，纳可，寐安，二便调。舌淡红质干、苔微黄，脉细滑。痰热蕴久，有渐耗肺阴之象。去疏肝活血之药，增润肺止咳之力。

上方去香附、益母草，加紫菀12g，百部10g，白前10g。

10剂，水煎服，日一剂。

诊疗效果评价：药毕诸症均释，哮喘已平。嘱患者服用六君子汤善后。

【按语及体会】本案证属痰热壅肺。陈权认为，痰热壅肺，肺失清肃，肺气上逆，故喘而气促，喉中有痰鸣声，咳呛阵作。热蒸炼液成痰，痰热胶结，故痰黏色黄，不易咳出。病因于热，热伤津液，故口干喜饮。陈权组方遣药以宣降肺气，清肺止咳化痰为基本原则，初诊以定喘汤为基本方加减。方中炙麻黄宣肺定喘；黄芩、金银花、连翘、牛蒡子、浙贝母、鱼腥草清泻肺热；杏仁、苏子、紫菀、百部、白前、竹茹降气平喘化痰；甘草调和诸药。诸药合用，以求药到病除之效。

二诊时，陈权在遵循宣降肺气，清肺止咳化痰的治疗基础上，加大了炙麻黄和苏子的用量，以增宣肺定喘之功，另加入了款冬花、陈皮、桑白皮等降气化痰药和敛肺祛痰定喘药白果，且考虑到患者月经将至，加入香附、益母草以疏肝活血调经。

三诊时针对患者咳嗽一症仍存，加入紫菀、百部、白前。综观整个治疗过程，陈权始终以宣降肺气，清肺化痰止咳为组方遣药基本原则，以定喘汤为基本方，并在初诊处方的基础上根据临床症状加减化裁，动静之间，拿捏自如。

【病例2】刘某某，性别：女，年龄：36岁。

初诊日期：2009年12月15日。

主诉：咳喘反复发作3年余。

现病史：患者近3年未反复发作咳喘，每逢冬季加重，曾多方寻求中西医治疗，效果欠佳。来诊时见：呼吸急促，咳嗽，痰清稀呈泡沫状，易于咳出，喉间痰鸣音，胸膈满闷如塞，汗出，纳可，寐安，二便调。舌淡，苔薄白，脉弦滑。

既往史：体健。

辅助检查：无。

辨证思路：内有伏痰，外感风寒，内束于肺，肺郁不宣，肺气上逆，痰随气升，气因痰阻，相互搏结，壅塞气道而发病。

中医诊断：寒哮（寒痰束肺）。

西医诊断：支气管哮喘。

治则治法：宣肺散寒，化痰平喘。

处方：炙麻黄 5g，杏仁 10g，橘红 10g，浙贝母 10g，款冬花 10g，清半夏 10g，白果 10g，紫菀 12g，鱼腥草 30g，竹茹 6g，甘草 6g。

3 剂，水煎服，日一剂。

西医治疗：每遇发作即静脉滴注抗生素及止喘药物，疗效不佳。

二诊（2009-12-18）：咳喘减轻，觉口咽干，喜饮，痰黄白相间，舌尖红苔薄白，脉浮弦。

表寒外束日久，肺热内郁，加用清宣肺卫郁热之药。上方加金银花 12g，连翘 10g，桔梗 10g，芦根 30g。

5 剂，水煎服，日一剂。

三诊（2009-12-23）：服药后诸症减轻，但仍有呼吸急促、咳嗽，痰清稀呈泡沫状，喉间有痰鸣音，胸膈满闷。纳眠可，二便调。舌尖红苔薄白，脉弦滑。

表寒渐解，痰饮仍存。略减宣肺之力，酌增化痰之功。炙麻黄减至 3g，加苏子 10g，白芥子 6g。

14 剂，水煎服，日一剂。

四诊（2010-01-07）：上方服完后诸症基本消失，舌尖红，苔薄白，脉弦滑。

表寒已解，痰饮已化。巩固疗效，在上方基础上，去金银花、连翘、浙贝母，继服 14 剂。

诊疗效果评价：药毕诸症尽释，嘱服用六君子丸善后，随访 2 个月未复发。

【按语及体会】本案证属寒痰束肺。陈权认为，外感风寒，内束于肺，肺郁不宣，肺气上逆，故咳喘，胸部闷胀；寒邪伤肺，凝液成痰，故痰多稀薄色白。治以宣肺散寒，止咳化痰为基本治法。前后 4 诊均以三拗汤为基本方加味，并据病情需要，酌加入橘红、浙贝母、紫菀、款冬花、鱼腥草、黄芩、半夏、竹茹、白果等止咳敛肺化痰药，使宣中有敛，既不耗损肺气，又能止咳化痰，以达邪去而正不虚之效果。综合本案及陈权其他哮喘医案用药规律，陈权善用的止咳药对源于止嗽散，即紫菀、百部、白前；善用的平喘药为三拗汤加白果、苏子等。

三、肺结节病

【病例】杨某，性别：女，年龄：31 岁。

初诊日期：2010 年 3 月 11 日。

主诉：干咳 1 个月余。

现病史：患者无明显诱因出现干咳，以频繁"清嗓"为临床特征。在某医院诊断为结节病，因本人拒绝激素疗法寻求中医药治疗。刻下症：干咳无痰，咽喉不利，胸闷气短，倦怠乏力，面色少华，纳谷不香，月经量少。舌质微红，舌苔薄，脉弦细。

既往史：体健。

辅助检查：X 线片和胸部 CT 片清晰可见两侧肺门和纵隔淋巴结肿大，呈 2cm 的结节状，对称地分布于两侧。血常规检查无明显异常。

辨证思路：因肺阴虚，虚火灼津，津燥失润，故干咳无痰，咽喉不利；又虚火化燥，炼液成痰，凝结于肺经循行部位，形成积聚结节。因其阻遏气道不利，故胸闷气短，不得侧卧。由于思虑和劳倦导致脾胃气虚，化源不足，因而倦怠乏力，面色少华，纳谷不香，月经量少，同时加重了肺燥的病情。

中医诊断：咳嗽（肺胃之气阴两虚，燥邪郁结）。

西医诊断：结节病。

治则治法：益气养阴，化痰散结，解毒消肿。

处方：麦冬 60g，半夏 15g，太子参 20g，沙参 15g，甘草 10g，白花蛇舌草 30g，半枝莲 30g，黄芪 30g，白术 20g，当归 15g。

7 剂，水煎服，日一剂。

西医治疗：无。

二诊（2010-03-18）：服方 7 剂，诸症同前。尤以咽喉不利，不能侧卧为重，舌脉同前。

肺胃气阴两虚，痰毒互结。增强化痰散结，解毒消肿之力。遂将《外科真诠》消瘰丸加入方中。原方黄芪用量改为 50g，加玄参 20g，生牡蛎 40g，浙贝母 25g，夏枯草 20g，黄药子 15g。

7 剂，水煎服，日一剂。

三诊（2010-03-25）：该患笑容可掬，主诉"清嗓"症状明显减轻，已有两夜醒来时发现自己可以侧卧。因其假期临近，故提出带药请求。胸部 X 线片结果示两侧肺门和纵隔淋巴结已缩小至 1cm，边界呈模糊状，其他无著变。痰毒渐消，效不更方，原方继服。

诊疗效果评价：上方服用 20 余剂时，告知其病情进一步好转。为巩固疗效，在原方基础上随症加减，最终获愈，胸部检查完全恢复正常。

【按语及体会】结节病可视为中医之"痰核""瘰疬""肉瘿"等范畴。其病因病机目前尚无确切的认识，有因忧思郁怒、痰湿凝结所致；而本病例乃由思虑、劳倦导致脾胃气虚，日久伤阴化燥，燥火郁结，炼液成痰，形成积聚结节，治宜润燥化痰散结，解毒消肿法。《外科真诠》消瘰丸主治阴虚火旺之瘰疬，以夏枯草、玄参泻肝火散郁结；生牡蛎、浙贝母化痰软坚以散结。此外，黄药子入心、肝经，化痰散结消瘰效佳，然该对肝功能有损害，当慎用。因方中有当归配伍，可起到减毒增效作用。临证时合麦门冬汤润肺清燥，益气养阴，紧扣病机，因而奏效。麦门冬汤堪称是养阴润燥的鼻祖之方，原方出自《金匮要略·肺痿肺痈咳嗽上气病》篇，主治虚热肺痿、虚火咳喘及胃阴虚证。方中麦冬与半夏的用量之比为 7∶1，意在重用麦冬以养阴润肺清虚热为主，半夏下气化痰，虽性味辛燥，但有"去性取用"之妙。况且，有人参、甘草、粳米、大枣一派益气养阴之品，能助化源，使津液得生，以去燥性伤阴之弊，而存其化痰降逆之功。

陈权经验：临床凡见与肺胃生理、病理相关或与肺、胃经循行分布有关的属气阴两虚的病证，麦门冬汤为基础方取效满意。该患所用加减方无粳米、大枣，加黄芪、白术补益脾肺之气；当归与黄芪相伍，补气生血；为增强养阴润肺之功，又添沙参一药；为加速解毒消肿之效，选用半枝莲、白花蛇舌草。

四、抑郁症

【病例】王某，性别：女，年龄：46岁。

初诊日期：2010年3月6日。

主诉：心烦、入睡困难1个月。

现病史：患者于1个月前因家事烦扰，思虑过度，出现入睡困难，前额头昏然而痛，周身乏力，精神不振，记忆力下降，烦躁，喉中黏痰附着不爽，胸闷，口苦，食欲差，二便调。舌淡红苔黄而腻，脉沉弦。

既往史：体健。

辅助检查：曾在心理科做心理测试，示中度抑郁。

辨证思路：患者因家事烦扰，思虑过度而出现入睡困难，因情致刺激导致肝气郁结，加之思虑过度损伤脾气，肝郁脾虚，水湿失于运化，湿聚成痰，产生气滞痰阻的病变，痰湿上扰头目，神明被阻则发为头昏而痛。气痰互结于喉则为黏痰不爽。肝郁日久，最易化火，肝火怫逆，冲激肝魂，则魂摇而睡卧不宁。辨证属于肝郁化火，痰气互结。

中医诊断：不寐。

西医诊断：抑郁症。

治则治法：疏肝泻火，理气化痰。

代表方剂：柴胡加龙骨牡蛎汤加减。

处方：柴胡 10g，党参 15g，黄芩 10g，半夏 10g，龙牡各 15g，桂枝 6g，茯苓 30g，橘红 10g，香附 12g，川芎 10g，郁金 10g，合欢皮 10g，竹茹 10g，枳壳 6g，甘草 6g。

3 剂，水煎服，日一剂。

处方分析：柴胡、黄芩清泻肝热，党参、茯苓健脾化痰；橘红、枳壳理气化痰；半夏、竹茹化痰安神；川芎、郁金、合欢皮疏肝解郁；桂枝、龙牡通阳安神；甘草调和诸药。

西医治疗：无。

二诊（2010-03-09）：睡眠较前好转，早醒，手足发凉，咽部及胃脘有堵塞感，嗳气频繁，心悸时作，纳呆，大便略稀。舌暗苔薄黄，脉沉细。

肝火渐折，仍有肝郁痰凝，脉络不畅，阳气内郁，加强通阳透达之力。上方加木蝴蝶 15g，细辛 5g，徐长卿 12g。

三诊（2010-04-04）：患者睡眠明显改善后，再次来门诊抄原方继服 10 剂而停药。近日时觉目热而胀，阵发性烦热，头目不清，纳一般，二便调。舌红苔黄，脉沉细。

停药后，肝火复盛，扰乱心神。当疏肝泻火，理气化痰，宁心安志。首诊方加五味子 6g，远志 6g，酸枣仁 30g。

诊疗效果评价：患者服上方 10 剂后，睡眠正常，精神好转而停药。半年后电话回访诉睡眠正常。

【按语及体会】本病案诊断病因较为明确，属于肝郁化火，痰气互结。陈权予以柴胡加龙骨牡蛎汤加减治疗，效果良好。柴胡加龙骨牡蛎汤由大、小柴胡汤，柴胡桂枝汤，桂枝加龙骨牡蛎汤，苓桂姜枣汤，半夏汤，茯苓甘草汤等众方加减而成，具有和解少阳，扶正达郁，调理枢机，畅达气机，疏理三焦，温阳化饮，平冲降逆，泄热化痰，镇惊安神及调阴阳，和荣卫，助升降等功效，侧重于疏理、调和。

陈权分析，凡少阳失和，机枢不利，肝郁气结，三焦郁滞，热郁痰聚，心阳不振，水气上冲，神不潜藏及阴阳失调，荣卫不和，升降失司所致诸多病证，均可在辨证的前提下，以本方化裁治疗，而辨证总以伴见胸胁满闷、性情急躁或抑郁、心烦寐差易怒或悲愁、口苦、苔黄、脉弦等症为依据。本病案恰和方证，因此效如桴鼓。

五、口腔扁平苔藓

【病例】李某某，性别：男，年龄：46 岁。

初诊日期：2010 年 1 月 13 日。

主诉：口腔黏膜白色扁平丘疹样变反复发作多年。

现病史：患者近年来常因口腔黏膜及舌边溃疡作痛，在多家医院皆诊断为口腔扁平苔藓，迭经西医治疗仍多次复发。近月初觉口颊两侧粗糙，服口腔败毒胶囊未效，又现口腔两颊黏膜成条状白斑，舌两边溃破糜烂，疮周呈暗红色，形状不规则，舌体灼热疼痛伴心悸心烦，夜寐欠安，口渴喜饮。舌暗红苔少，脉弦细数。

既往史：体健。

辅助检查：无。

辨证思路：从本例病灶征象及症状表现分析，此乃心肝肾阴不足，虚火扰心袭窍使然。

中医诊断：口蕈。

西医诊断：口腔扁平苔藓。

治则治法：滋阴泻心，解毒敛疮。

处方：生石膏 30g，知母 12g，熟地 15g，麦冬 20g，牛膝10g，石斛 18g，蜂房 12g，穿山龙 15g，赤芍 15g，丹参 15g，白鲜皮 12g，甘草 6g。

5 剂，水煎服，日一剂。

西医治疗：无。

二诊（2010-01-18）：症状有所减轻，口腔颊黏膜白斑及舌边糜烂溃疡灶明显缩小，且周边颜色红润，舌体灼痛已消失。但觉黏膜白斑处似肿硬不适。舌暗红苔少，脉弦细数。

阴津渐充，虚火渐折，加强散结通络之力。上方加制天南星 6g，牡蛎 15g。

三诊（2010-02-04）：口腔左颊黏膜白斑已退，右侧仅见芝麻大小白斑 2 个，舌两边溃疡已愈合。颊部肿轻，溃疡部灼痛不甚，疲劳后加重，遇热加重，纳一般，大便稀。舌暗红苔少，脉沉细。

热毒大势已去，肾阴待充。上方加女贞子 18g，旱莲草15g，天葵子 15g，薏米仁 20g，白扁豆 30g。

四诊（2010-02-22）：患者服用上方后，效果良好，病变部位几近消失，无明显不适感觉而因春节停药。期间饮酒后症状加重，苔藓面积又复增大，遇热辣痛，饮酒即泄。再服用2月4日方后，症状明显缓解。

热毒伏潜，气阴欠盈，正邪两立。症情稳定，为解余毒，更防复发，予扶正补益之品。处方如下：

生黄芪30g，白术10g，当归10g，赤芍10g，苦参6g，白鲜皮15g，竹茹12g，芦根18g，儿茶10g，知母10g，石斛12g，白槿花12g，蒲公英30g，防风6g，甘草6g。

水煎服，日一剂。

诊疗效果评价：上方服用20余剂，口腔颊黏膜白斑已全部消退，舌边未见溃疡灶，自觉症状消失。随访至今，未见复发。

【按语及体会】口腔扁平苔藓是口腔两颊、唇黏膜及舌体等部位出现大小不一的乳白色扁平丘疹样病变的自身免疫性疾病，常致患者饮咽进食困难而痛苦不堪。本病西医病因不明，故无特效疗法，且易于复发。中医学认为其多系内伤七情、外感风热，湿热壅滞蕴结化火，或阴虚火旺，热毒燔灼，上攻于口所致。

从本例病灶征象及症状表现分析，实因久病心肝肾阴亏虚，虚火上炎，扰心袭窍所致，故以滋阴泻心，解毒敛疮为治则投方。石膏辛甘大寒，清阳明有余之火而不损阴；知母、石斛苦寒质润滋阴清热；熟地滋养肾阴；麦冬清心养阴；牛膝导热引血下行；

蜂房、白鲜皮解毒止痛；穿山龙、赤芍、丹参活血通络；甘草解毒、调和诸药。后期在解毒泻心凉血方中又加黄芪、白术等益气滋补之品，尤能调节机体免疫功能，更防复发。

六、口腔溃疡

【病例】季某某，性别：男，年龄：38岁。

初诊日期：2014年11月12日。

主诉：口腔黏膜反复溃疡伴疼痛3年余，发作1周。

现病史：患者近3年来口腔反复出现溃疡，少则1个，多则近10处，每进食辛辣刺激食物或劳累后即发作或加重，且几乎每月均有发作，曾多次于县医院口腔科及中医科就诊，用中药及云南白药、西瓜霜喷剂等治疗，但溃疡仍有反复，每次持续约10天方可愈合。近3天来口腔黏膜及舌面再次出现数个溃疡，乃来诊。刻下症：口腔溃疡及舌面数个溃疡伴疼痛，口干欲饮，纳食佳，眠可，大便干，小便可。查体：口腔黏膜、舌面散在数个溃疡，舌红苔薄黄，脉滑数。

过敏史：无药物及食物过敏史。

辅助检查：无。

中医诊断：口糜（心脾积热）。

西医诊断：阿弗他口腔溃疡。

治则治法：清心脾积热。

处方：黄芩10g，栀子10g，连翘10g，黄连10g，肉桂3g，薄荷10g，竹叶10g，大黄6g，芒硝6g（化），白及10g，儿茶 6g，海螵蛸 18g，芦根 30g，甘草 6g。

5 剂，水煎服，日一剂。

复诊：用药 5 剂后疼痛基本消退，溃疡开始愈合，口干明显减轻，纳眠可，二便调。舌红苔薄黄，脉数。上方去芒硝，加黄柏 10g。

7 剂，水煎服，日一剂。

三诊：溃疡愈合，疼痛尽消，纳眠可，二便调。舌红苔薄黄，脉弦数。上方去大黄，黄连改用 6g，加女贞子 15g，旱莲草 15g。

10 剂，水煎服，日一剂。

诊疗效果评价：随访 3 个月，无复发。

【按语及体会】阿弗他溃疡是一种以周期性、复发性为特点的口腔黏膜溃疡性损害，其病程较长，反复发作，病灶具有"红、黄、凹、痛"的特征，其发病机制不甚明确，目前多认为与免疫功能异常、口腔菌群紊乱、微循环改变、社会心理因素等相关。中医目前多按照"口糜""口疳""口疮"等进行辨证治疗。"口疮"之名始见于《内经》，《素问·气交变大论》云："岁金不及，炎火上行……民病口疮，甚则心痛。"可见本病之发生主要与火热有关。后世医家在此基础上进一步丰富了对于本病的认识，如《丹溪心法》云："口疮服凉药不愈者，因中焦土虚，且不能食，相火冲上无制"，指出脾气虚弱，相火上冲在本病发病中的作用。《圣济总录》认为"口疮者，由心脾有热气冲上焦，熏发口舌，而为口疮"，指出了口疮与心脾二脏的关系。清·齐秉慧在《齐氏医案·口疮》中进一步提出"口疮上焦实热，中焦虚寒，下焦阴火，各经传变所致，当分辨阴阳虚实寒热而治之"，对本病分实热、虚寒、阴火而辨证治疗。

总结陈权治疗本病经验，多从阴虚内热、脾胃湿热、心脾积热进行治疗。《内经》云"诸痛痒疮，皆属于心"，本例患者体质较为壮实，嗜食肥甘，口干喜饮，大便干燥，结合舌脉表现乃心脾实热之证，以清热泻火之凉膈散应用恰合病机。其中以硝黄泻下导脾胃积热，黄芩、连翘、竹叶清心泄热，栀子清利三焦，薄荷散风泄热，另加儿茶、白及活血止痛生肌，促进创面愈合，芦根清热生津，防止热邪伤阴。陈权认为，口腔溃疡反复发作的原因除脾胃湿热，湿邪缠绵外，常由于肾阴不足，相火妄动，而引动中上焦热邪而发生，故以交泰丸交通心肾，后期加二至丸滋养肾阴、黄柏清下焦虚热为法以巩固疗效。

七、舌痛

【病例】刘某某，性别：男，年龄：49岁。

初诊日期：2014年2月21日。

主诉：舌体灼热疼痛1年余，加重半个月。

现病史：患者1年前发热后出现口干，口舌灼热感，在附近卫生室治疗，先后口服牛黄解毒丸、黄连上清丸等治疗，症状有所缓解，但停药或进辛辣饮食后即加重。近半个月患者饮酒后再次出现舌痛，口服清胃火中药5剂，症状无明显缓解，遂来诊。症见：舌痛，每进食益甚，伴口咽干燥，夜间烦热，足热，后背凉，小便短黄。舌暗红有裂纹，脉细数。

既往史：体健。

过敏史：否认药物及食物过敏史。

辅助检查：血常规检查无明显异常。

中医诊断：舌痛（肾水不足，虚火上炎）。

西医诊断：灼口综合征。

治则治法：补肾养阴清热。

处方：胡黄连 10g，阿胶 10g（烊化），白芍 15g，黄柏 10g，知母 10g，生地 15g，山萸肉 10g，牡丹皮 10g，牛膝 10g，鹿角片 6g，郁金 10g，莲子心 5g，地骨皮 12g，车前子 18g（包煎），肉桂 3g。

7 剂，水煎服，日一剂。

复诊：药后舌痛大减，脊背已温，小便调。时有困倦，嗜睡，乏力。舌淡紫有裂纹，脉细数。前方去滑石、车前子防伤阴。

7 剂，水煎服，日一剂。

三诊：药后舌痛全消，寐可睡充，精神转佳。舌淡红伴细小裂纹，脉细。前方去知母、黄柏。

【按语与体会】"舌痛"最早见于《灵枢·经脉》篇："是主脾所生病者，舌本痛。"后世因所见甚广，多泛称舌痛，相当于西医之"灼口综合征"等疾病的范畴。热甚则痛，故而本病多从热论治。心肾均属少阴，舌为心之苗，且肾足少阴之脉，……斜走足心，……循喉咙，挟舌本。肾阴不足，阴不制阳，虚火上炎，舌窍受灼，故而舌痛。故而，此证多从心肾入手，或为实热，或为虚热，抑或兼夹湿邪、瘀血等，故在临床当详辨虚实，随证而治。本例乃心经火热久炽，灼伤肾水，阴虚无以制阳，虚火上浮所致。足心觉热，舌裂纹，脉细而数，均为真阴不足、虚火上浮之象。患者屡服苦寒之剂，徒伤其阴，阴愈伤则火愈亢，令病情缠绵难愈。真阴虚而虚火无制，宜壮水之主、引火归原。治以黄连阿胶汤合知柏地黄汤加减化裁。方中以胡黄连易黄连，取其善退虚热之功。白芍味兼苦酸，苦则善降，酸则善收，可收降失制之火，使之复归其宅，其性凉能滋阴而兼洁净府，故善滋补肾阴，更能引肾中之热随小水出也。阿胶既能滋阴又善潜伏，可直入少阴以生肾水，肾精充足，自能制热伏邪以镇浮越之火。生地黄甘寒，用以滋肾阴而降亢火。山萸肉既能滋肝肾之阴，又因味酸而能敛上浮之火。牡丹皮犹以清透阴分伏热见长。车前子利水不伤阴，导热下行而绝复炽之源。知母与黄柏乃滋肾阴、泻肾火之绝配，封藏相火。有学者认为本症多与心理因素有关，故而在方中加郁金解郁疏肝，"舌为心之苗"，以郁金同时合莲子心清心达窍。地骨皮味甘性寒，引药入骨，长于"解骨蒸肌热"，牛膝"引气血下注，是以用药欲其下行者，恒以之为引经"，并能率浮越之火以下行，伍以肉桂则共奏引火归原之功。《珍珠囊》谓鹿角"秘精髓，而腰脊之疼除"。督脉总司全身阳气，为"阳脉之海"，且与任脉相贯，任脉调节全身阴经，为"阴脉之海"。患者脊背时凉，药择鹿角寓阳中求阴意，更有补督以助坎离相交之妙。诸药合用，滋肾水，清心热，引火归原，药证相符，故能效如桴鼓。

八、痛风

【病例】江某某，性别：男，年龄：36岁。

初诊日期：2014年3月12日。

主诉：右踇趾红肿疼痛反复3年，再发1周。

现病史：患者3年前无明显诱因出现右踇趾红肿疼痛，牵及右侧足背疼痛，到我院就诊，查血尿酸601μmol/L，口服秋水仙碱、新癀片等药物治疗后好转，后患者断续用药，病情时有发作，用上药后可缓解。1周前患者再次出现右踇趾疼痛，伴红肿，行走困难，查血尿酸330.3μmlo/L，遂来就诊。症见：右踇趾疼痛，行走困难，纳食可，眠安，二便调。查体：右踇趾红肿，局部皮温增高，舌红苔白，脉沉滑。

既往史：体健。

过敏史：否认药物及食物过敏史。

辅助检查：血尿酸330.3μmol/L。

中医诊断：浊瘀痹（湿浊瘀血痹阻）。

西医诊断：痛风。

治则治法：清热利湿，化瘀止痛。

处方：土茯苓30g，虎杖15g，薏苡仁30g，萆薢15g，忍冬藤12g，黄柏10g，泽泻12g，威灵仙20g，木瓜15g，丹参15g，泽兰10g，制乳没各6g，苍术10g，甘草6g。

7剂，水煎服，日一剂。

复诊：关节疼痛减轻，但趾关节处仍红肿，纳眠可，二便调。舌红苔薄黄，脉沉滑。上方加络石藤15g，蒲公英30g。

14剂，水煎服，日一剂。

三诊：红肿疼痛消失，周身无明显不适感，纳眠可，二便调，舌红苔薄黄，脉弦数。上方去苍术，再服14剂。

【按语及体会】 既往本证大多遵循"历节""痹证"等进行辨治。《丹溪心法》曰："肥人肢节痛，多是风湿与痰饮流注经络而痛，瘦人肢节痛，是血虚。""大率痰火多痛，风湿多肿，亦必血热而瘀滞污浊，所以作痛，甚则身体块瘰，痛必夜甚者，血行于阴也。"国医大师朱良春据此而为之名曰"浊瘀痹"。陈权认为，本病病因病机为脾肾亏虚为本，湿浊瘀血为标。在治疗上，急性期当清热利湿，间歇期宜通络止痛，缓解期重在益肾健脾。方中重用土茯苓、虎杖、薏苡仁为主药以冀化浊祛瘀。土茯苓为治疗本病的主要药物，《滇南本草》认为土茯苓利湿祛风，能治筋骨挛痛。朱良春认为："痛风乃嘌呤代谢紊乱所造成，中医认为其为湿浊瘀阻，停着经隧而致骨节肿痛，应予搜剔湿热蕴毒，故取土茯苓健胃、祛风湿之功。脾胃健则营卫从，风湿去则筋骨利。"《本草拾遗》谓虎杖"主风在骨节间及血瘀"。《本经》记载苡仁"主筋急拘挛不可屈伸"。萆薢、忍冬藤、黄柏、泽泻、威灵仙、木瓜佐以主药增强清化湿浊之力，丹参、制乳没活血通经止痛。"不通则痛、通则不痛"，活血化瘀药不但能改善微循环，缓解局部疼痛，达到"通则不痛"的治疗目的，还可抑制炎症、扩张血管、降低毛细血管通透性、减少炎性物质渗出和促进炎性物质吸收，并能增加肾动脉血流量，增加排尿，有利于尿酸排出和痛风结石的析出。实验研究证实：秦皮、车前草、大黄、苍术可促尿酸从肾排除，大黄能促尿酸从大便排出体外；百合、山慈菇等具有类秋水仙碱样作用，可抑制白细胞趋化性，从而减轻痛风性关节炎的炎症反应；冬瓜皮、大腹皮、桑白皮、陈皮、木香、茯苓皮等行气利水药可提高内生肌酐清除率，增加尿量，排出尿尿酸，降低血尿酸。陈权主张这些药物均可在辨证的基础上多随证选用，能增加疗效。

九、痛风性关节炎

【病例】刘某某，性别：男，年龄：45岁。

初诊日期：2011年4月15日。

主诉：左内踝反复红肿热痛5年。

现病史：左内踝反复红肿热痛5年，被诊断为痛风，常服别嘌呤醇等，但每年发作3～5次，症状时轻时重。每次均自服镇痛类药物以镇痛，15天左右症状才可缓解，由于药物刺激经常出现胃脘不适而不能耐受治疗。5天前患者在夜寐中又突发左内踝部肿胀疼痛，夜不能寐，自取红花油、扶他林凝胶外涂，症状不缓解，遂来就诊。刻诊：左内踝红肿热痛，夜间明显加重，不能行走，口中黏腻，胃纳欠佳，小便黄，大便正常。舌质红，苔薄黄腻，脉弦滑数。

既往史：体健。

辅助检查：血尿酸787μmol/L。

辨证思路：患者平素饮酒过多，喜嗜甘肥厚腻海鲜之物，此酒热海腥发物属湿热之邪，长期食用导致脾运失健，湿热痰浊内生，壅于经络，痹阻气血经脉，滞留于关节筋骨，发为痹证。

中医诊断：痹证（湿热下注）。

西医诊断：痛风性关节炎。

治则治法：清热利湿，消肿止痛。

处方：茵陈 30g，土茯苓 30g，威灵仙 20g，黄柏 12g，苍术 10g，白术 10g，泽泻 10g，防己 10g，葛根 15g，苦参 12g，猪苓 15g，知母 15g，川牛膝 15g，薏苡仁 30g，车前子 30g（包煎），秦艽 12g，当归 10g。

水煎服，日一剂。

西医治疗：服中药时无西药治疗。

二诊（2011-04-22）：7 剂后局部疼痛明显缓解，夜间已能安眠，红肿亦较前减轻，口干、口苦、口黏腻，胃纳如常，小便黄，大便正常。舌质红，苔薄黄微腻，脉弦滑微数。

湿热之邪得以清泄，上方分别减少茵陈、土茯苓、黄芩、知母用量，加老鹳草 30g。

三诊（2011-05-08）：服药 14 剂后左足踝部疼痛几近消失，行走时已无痛感，局部肿胀尚未完全消失，饮食正常，二便正常，已恢复正常工作、生活。

邪实已尽去，正气待复。为巩固治疗，治宜健脾补肾，兼清湿浊。方选参苓白术散加减，药物组成：

黄芪 30g，土茯苓 30g，威灵仙 15g，党参 20g，黄柏 10g，

苍术 10g，白术 10g，泽泻 10g，秦艽 12g，川牛膝 15g，薏苡仁 30g，车前子 30g（包煎），白扁豆 20g，山药 15g，何首乌 12g，熟地黄 15g，菟丝子 12g。

诊疗效果评价：上方加减治疗 30 余剂，复查血尿酸正常，症状悉除，嘱长期服用六味地黄丸以巩固疗效。

【按语及体会】 痛风性关节炎为由于先天遗传或后天获得性的多种病因，造成嘌呤代谢障碍、尿酸排泄减少或生成过多，致使血清尿酸浓度持续升高、高尿酸血症形成的病症，属中医学痛痹范畴。陈权将本病分为急性发作期与缓解间歇期进行分期辨治，并指出急性发作期以祛除湿热毒邪为首要，符合中医"急则治其标"的原则，主方选择当归拈痛汤合三妙丸，方中主药多重用土茯苓达 30～50g，威灵仙亦为本病必用之品，量取 30g 左右。陈权认为中药秦艽具有较好的降低血尿酸的作用，为方中必用之品。缓解间歇期湿热毒邪已祛，以正虚不足为病理特点，陈权认为以健脾补肾，防湿浊内生为要务，可有效防止痛风再次发作。

初诊方由当归拈痛汤合三妙丸加减组成，前者利湿清热之中尤显利湿之功，主治湿热痛痹；后者清热燥湿之力较强，以小便短赤，舌苔黄腻为证治要点。两方优势互补，清热与利湿并重，共同达到标本兼治的目的。亦完全符合"治湿不利其小便，非其治也"之旨，同时亦是给邪以出路的有效途径，防止闭门留寇迁延病情，耗伤正气。中医治疗着重调整人体内环境，不仅可降低血尿酸，还可改善肾功能。

十、类风湿性关节炎

【病例】吴某某，性别：男，年龄：46岁。

初诊日期：2011年3月15日。

主诉：周身关节疼痛2年余，加重半年。

现病史：患者被诊为风湿性关节炎2年多，近半年加重。开始手足关节、腰、脊、背、肩游走掣痛，曾口服泼尼松，注射中药针剂，兼饮药酒，辅以外治法，病情有增无减。就诊时，患者诸多关节红肿灼热，游走掣痛，并有严重功能障碍，腰不能直立，手不能握，口不能大张、咀嚼无力，入夜盗汗，手足心热，咽红肿痛，口干欲饮，小便色深黄。舌质红赤，苔少薄白，脉象细而略数。

既往史：体健。

辅助检查：类风湿因子阳性，红细胞沉降率30mm/h，抗"O"正常。

辨证思路：细查患者曾服中药处方，不外温经散寒、活血通络、祛风除湿、补益肝肾等类，疗效欠佳，系辨证不确所致。四诊合参，此为湿热之邪浸淫脉络、深入筋骨、流注关节之历节病。

中医诊断：痹症（风湿热痹）。

西医诊断：类风湿性关节炎。

治则治法：清热凉血，活血通络。

处方：石膏30g，知母10g，萆草15g，秦艽12g，桑枝

15g，桂枝 12g，连翘 15g，络石藤 30g，防己 10，薏苡仁 30g，滑石 30g，赤小豆 30g，蚕沙 10g，牡丹皮 10g，赤芍 15g，生地 30g，地龙 10g，穿山龙 15g，乳香 10g，没药 10g，甘草 6g。

7 剂，水煎服，日一剂。

处方分析：石膏、知母、连翘清热除烦，萆草、秦艽、桑枝、络石藤、地龙、穿山龙清热通络，桂枝疏风通络，防己、薏苡仁、滑石、赤小豆、蚕沙清热利湿，牡丹皮、赤芍、生地凉血化瘀，乳香、没药活血止痛，甘草调和诸药。

西医治疗：曾口服泼尼松。

二诊（2011-03-22）：患者诉服中药 2 剂后，晚间即觉倦卧思睡，夜半醒来，疼痛减轻。7 剂服完，蹒跚能行，疼痛大减，仍有口渴、舌赤、脉数等证。

湿热之邪得以清泄，脉络痹阻渐通。仍宗上法，加入寒水石 15g，石斛 15g 以加强清热养阴之力。

三诊（2011-04-07）：服方半个月，诸症缓解，但觉胃脘部不适，纳呆腹胀，大便时有溏薄，舌转淡红，脉略数。

热毒邪实已衰大半，但寒凉之药性妨碍脾胃运化。上方去寒水石、防己，加入砂仁 10g，木香 10g，炒谷芽 30g 等健运脾胃。

诊疗效果评价：患者服上方加减，症状平稳缓解。以后一直守方，仅随证略有加减，如咽喉红肿疼痛，加桔梗、射干、牛蒡子；手足心热，加白薇、地骨皮等。前后服药 90 余剂，治疗 3 个多月，症状消失，行动如常，生活自理。复查红细胞沉降率 10mm/h，余无异常，上班 2 个月余，未见不适。

【按语及体会】本病属于中医"痹病"范畴，该病自《内经》提出"所谓痹者，各以其时，重感于风寒湿之气也"，"风寒湿三气杂至，合而为痹也。其风气胜者为行痹也，寒气胜者为痛痹，湿气胜者为着痹"。就本例而言，关节红肿灼热、疼痛，盗汗，手足心热，咽红肿痛，口干欲饮，系一派热毒浸淫脉络之征象，前医治疗多温经散寒、活血通络、祛风除湿、补益肝肾等。陈权接诊时，借鉴了前医的失误，详参了临床现实，"关节灼热，红肿疼痛，小便色深黄，舌尖红赤"等，抓住了湿热浸淫脉络这一病理实质，用清热凉血，活血通络的治则，使病情有了转机，终使数年顽疾百余日痊愈。

十一、强直性脊柱炎

【病例1】孙某某，性别：男，年龄：28岁。

初诊日期：2011年2月28日。

主诉：颈胸腰脊疼痛5年，加重7天。

现病史：患者颈胸腰脊疼痛5年，曾在某医院诊断为强直性脊柱炎，服用西药控制，病情尚稳定，近1周疼痛加重。脊柱活动受限、僵直，稍活动即出现腰背疼痛，阴雨天疼痛更加明显。症见：形体肥胖，胃纳尚可，口干、溲赤、大便黏腻。舌苔薄，边有齿痕，脉细滑。

既往史：体健。

辅助检查：骶髂关节压痛（+），颈椎压痛（+）。CT示双侧骶髂关节模糊不清，轻度破坏。血检：HLA-B27阳性。

辨证思路：强直性脊柱炎早期主要表现为腰脊疼痛，屈伸困难。其病机为气血失和，风寒入侵，湿邪化热，风湿热邪壅滞经脉，气血闭阻不通产生诸症，痹证日久，痰瘀互结，而使病情顽固难愈。

中医诊断：痹证（湿热壅滞，痰瘀阻络）。

西医诊断：强直性脊柱炎。

治则治法：清热祛湿，化瘀止痛。

处方：赤芍药 12g，川芎 12g，生地 9g，炙黄芪 15g，柴胡 9g，当归 9g，党参 12g，苦参 12g，苍术 9g，白术 9g，升麻 9g，防风 12g，羌活 12g，葛根 9g，知母 9g，猪苓 12g，茵陈 12g，黄芩 9g，泽泻 9g，炙甘草 6g，露蜂房 15g，炙地鳖虫 9g，制南星 12g，石菖蒲 18g，炙僵蚕 9g。

水煎服，日一剂。

西医治疗：曾服激素治疗，具体治疗药物不详。

二诊（2011-03-15）：服药 14 剂，颈腰疼痛已缓，胃纳、二便尚可。舌苔薄，脉细。实验室检查：抗"O"、CRP 略高，红细胞沉降率正常。

痰瘀启通，湿热势折，疼痛已缓，故去制南星、石菖蒲以防伤阴。仍宗前法，加鸡血藤 15g 活血通络，炒谷芽 20g，大枣 15g 调和脾胃、顾护胃气。

三诊（2011-03-29）：诸症已缓，颈腰疼痛大为减轻，胃纳、二便、夜寐正常，舌苔薄，脉细。诸症已缓，湿热已除，气血渐畅。谨守原法，搜风祛湿，舒筋活血，巩固疗效。处方如下：

赤芍 12g，川芎 12g，生地 9g，炙黄芪 9g，柴胡 9g，当归 9g，党参 12g，苦参 12g，苍术 9g，白术 9g，升麻 9g，防风 12g，羌活 12g，葛根 9g，知母 9g，猪苓 12g，茵陈 12g，黄芩 9g，泽泻 9g，炙甘草 6g，炙全蝎 3g，大蜈 3g，制川乌 9g，炒谷芽 12g，伸筋草 12g。

水煎服，日一剂。

诊疗效果评价：随访 1 个月后患者诸症均解，颈腰活动自如，正常工作，病情得以控制。

【按语及体会】强直性脊柱炎病机多为气血失和，风寒入侵，湿邪化热，治当清热祛湿，化瘀止痛。陈权选用圣愈汤合当归拈痛汤加减治疗。当归拈痛汤方中羌活透关节，防风散风湿；升麻、葛根味薄，引而上行，苦以发之；白术甘温和平，苍术辛温雄壮，健脾燥湿；苦参、黄芩、知母、茵陈苦寒以泄之；当归辛温以散之；党参、甘草甘温，补养正气，使苦寒不伤脾胃；猪苓、泽泻甘淡咸平，导其留饮，以清利湿热之剂化关节之湿热；配圣愈汤以益气养血，气血运行则风湿之邪可祛。因露蜂房能散肿止痛、温阳益肾，故加入以治"历节肿出"；加炙地鳖虫以活血化瘀止痛；加制南星、石菖蒲、炙僵蚕以化痰止痛。二诊时患者疼痛已缓，故去南星、石菖蒲以防伤阴，以谷芽、红枣顾护胃气。三诊时加全蝎、蜈蚣以祛风散寒，舒筋活血；加制川乌而治风寒湿痹、历节风痛。

【病例 2】周某某，性别：女，年龄：33 岁。

初诊日期：2015年5月25日。

主诉：腰背痛反复5年余。

现病史：患者5年前出现腰背部疼痛，每于劳累或受寒凉后加重，不间断于当地诊所服用中药或理疗等，症状缓解不明显。1年前症状加重，诊断为强直性脊柱炎并住院治疗半个月后症状缓解出院。出院后口服白芍总苷、乐松等治疗，病情稳定。2个月前患者自行停药后症状加重，遂来就诊。刻下症：腰痛，受寒后、劳累后加重，腰部活动受限，头晕时作，身体沉重乏力，畏寒，入睡困难，饮食正常，二便调畅。舌淡红苔白厚，脉沉滑。

既往史：体健。

过敏史：无药物及食物过敏史。

辅助检查：血、尿常规无明显异常。

中医诊断：痹证（肝肾不足，风湿外袭）。

西医诊断：强直性脊柱炎。

治则治法：补肝肾、强筋骨、祛风湿。

处方：苍术10g，薏苡仁30g，怀牛膝10g，杜仲15g，续断10g，木瓜15g，穿山龙15g，草薢10g，独活10g，茯苓15g，菖蒲12g，远志10g，乌蛇10g，络石藤15g，土元6g，川芎10g，甘草6g。

7剂，水煎服，日一剂。

复诊：症状稍减轻，舌淡红苔白稍厚，脉沉细。上方加骨碎补20g，鹿角10g。

7剂，水煎服，日一剂。

三诊：腰痛减轻明显，晨起明显，畏寒，舌淡红苔薄白，脉沉细。上方去苍术、薏苡仁，加桑寄生 15g，细辛 6g，附子 10g 先煎。

7 剂，水煎服，日一剂。

【按语及体会】痹证之相关记载最早见于《内经》，如《素问·痹论》"风寒湿三气杂至，合而为痹也"，后世也多以此作为辨证治疗痹证的依据。本例患者畏寒喜暖，舌淡苔白，关节疼痛明显，表现为寒邪偏胜；肢体沉重，苔厚腻，则为湿邪胜的表现；但风为百病之长，是外邪趁虚而入的重要载体，其常夹寒或夹湿侵袭人体。如《济生方》所云"风寒湿三气杂至合而为痹也，皆因体虚，腠理空虚，受风寒湿之气而成痹也。"然本病病在腰，腰为肾府，肝主筋，藏血以濡养，肝肾不足，腰府失养，加之御邪能力下降，故风寒湿邪得以外袭。《诸病源候论·背偻候》指出："肝主筋而藏血，血为阴，气为阳。阳气者，精则养神，柔则养筋。阴阳和同，则气血调适，共相荣养也，邪不能伤。若虚则受风，风寒搏于脊膂之筋，冷则挛急，故令背偻。"故而本病本在肝肾不足，标在寒湿外袭。治疗上选用补肝肾祛风湿之法，方以四妙散合独活寄生汤意。同时，"久病入络，久病必瘀"，寒湿侵袭人体，必然导致血行滞涩而为瘀，瘀血同时又会痹阻脉络，不通则痛，故而加土元、川芎以化瘀行气。待湿邪渐去后，患者三诊表现为寒邪偏胜，加附子、细辛以温通散寒。

十二、肺部肿块原因待查

【病例】吴某某，性别：男，年龄：49岁。

初诊日期：2011年3月20日。

主诉：咳嗽伴咳吐腥臭浊痰、脓血痰2个月余。

现病史：患者2个月前无明显诱因出现咳嗽、咳痰、痰中带血，诊断为右上肺占位伴周围炎性改变（不排除恶性肿瘤），但肺穿刺等检查未予证实（详见辅助检查）。经西药抗感染治疗症状略有缓解不除，特来求诊。就诊时咳吐大量腥臭浊痰、脓血痰，描述像鸡血，伴右胸痛。无发热，精神尚好，矢气多，舌质偏紫，舌苔淡黄腻，脉滑数。

既往史：体健。

辅助检查：3月3日肺部CT示右上肺占位6.7cm×5.8cm，怀疑肺部肿瘤；3月4日淋巴结穿刺病理示左锁骨上淋巴结慢性炎；3月10日肺穿刺病理示大量炎性及成团柱状上皮细胞，排除结核。

辨证思路：患者症状见咳吐大量腥臭浊痰、脓血痰如鸡血状，虽无明显发热亦足见热毒之壅盛；肺中蓄脓，脉络瘀滞故胸痛。舌脉为热毒内壅之象。患者平素体健，正气未衰，为邪盛正未衰之象。

中医诊断：肺痈（溃脓期）。

西医诊断：肺部肿块原因待查。

治则治法：清热解毒，化瘀排脓。

处方：芦根 30g，生薏苡仁 30g，冬瓜子 30g，桔梗 10g，黄芩 10g，鱼腥草 30g，败酱草 30g，金荞麦 30g，旱莲草 15g，侧柏炭 20g，半枝莲 15g，半边莲 15g，陈皮 10g，半夏 15g，茯苓 30g，枳壳 10g，生甘草 6g。

水煎服，日一剂。

处方分析：方用千金苇茎汤、桔梗汤清热解毒排脓，并选用鱼腥草、败酱草、金荞麦、黄芩、半枝莲、半边莲加强清热解毒之力；加旱莲草、侧柏炭凉血止血；枳壳理气；二陈汤顾护胃气，祛邪不伤正。

西医治疗：曾用抗生素治疗，服用中药后停用西药。

二诊（2011-04-15）：药后 14 剂觉呼吸舒畅，咳嗽咳痰、咯血减少，诉右胸痛。舌由紫转红，苔淡黄腻。

痰热之邪渐折，肺络渐畅，方证投合，原方基础上加用桃仁 12g，穿山龙 30g，加强活血通络之效。

三诊（2011-04-29）：患者症状明显减轻，已无咯血，胸部疼痛偶作。但觉胃纳减少，食后易腹泻。舌质转为淡红，苔薄黄。4 月 27 日增强 CT 示右上肺病灶与前片比明显缩小。

痰热尽除，肺络得畅，脾胃运化欠佳。原方去旱莲草、侧柏炭、败酱草、金荞麦、穿山龙均减量为 15g，加用淮山药、白术、白扁豆各 15g 以健运脾胃。

诊疗效果评价：患者以上方出入调理 3 个月余，症状完全消除，期间多次复查肺部 CT 病灶逐渐缩小终至消失，予益脾气养肺阴之剂调理月余，临床痊愈。

【按语及体会】该患者经西医多方检查，诊断不明。陈权根据患者咳嗽，咳吐大量腥臭浊痰、脓血痰，伴右胸痛等症状，从中医的"肺痈"论治。陈权认为，患者过食辛辣厚味致使湿热内蕴，感受风热之邪，内外合邪。初则病在肺卫，继则邪热内郁于肺，气分之热毒浸淫及血，热伤血脉，热壅血瘀，酝酿成痈；首诊时已失治误治2个月余，终成血脉阻滞，热盛肉腐，血败成脓。患者正值壮年，平素体健故精神尚好，正气未衰，为邪盛正未衰之象。

治疗特色：前期急则治其标祛痰排脓止血，后期缓则治其本疏通气机、活血通络、调理脾胃，以助生化之源，匡扶正气。分期及治疗源于《金匮要略》，根据实际情况又有所不同。该患者就诊时因误治已处于溃痈期，无明显表证期、成痈期；《金匮要略》治疗肺痈后期扶正以养阴为主，而该患者素体强壮，陈权先以二陈汤顾护胃气，后以淮山、白术、扁豆等调理脾胃，以助生化之源。方中半枝莲、半边莲、金荞麦、穿山龙等有抗肿瘤作用。充分体现了辨证与辨病相结合，衷中参西的学术思想。

十三、发热原因待查

【病例】高某某，性别：女，年龄：55岁。

初诊日期：2011年1月15日。

主诉：反复发热3个月。

现病史：患者3个月前受凉后出现发热，体温39℃左右，且皮疹外发，异常瘙痒，诊为副伤寒、嗜酸粒细胞性皮炎。两次住院，皆以皮质类固醇治疗后缓解，但出院不久发热又起，皮疹亦起。此次来诊发热已1周，曾用抗生素治疗，效果不显。诊见精神不振，面色偏红，体温39.5℃，伴有斑丘疹样皮损，以手臂较多，瘙痒，口渴，咽红，心烦闷，少眠，尿色黄。舌四周鲜红，中部覆以白黄苔，不厚，脉弦数。

既往史：体健。

辅助检查：血常规检查无明显异常。

辨证思路：本例患者诊前已发高热多次，且有皮疹外发，口渴，咽红，心烦闷少眠，尿色黄，舌四周鲜红，中部覆以白黄苔，当属温病，辨为气营同病证。

中医诊断：温病（气营两燔证）。

西医诊断：发热原因待查。

治则治法：气营两清。

处方：生石膏30g，金银花20g，玄参15g，生地黄30g，水牛角20g，牡丹皮10g，赤芍15g，淡豆豉10g，连翘15g，竹叶10g，薄荷8g，麦冬15g，丹参15g，石斛10g，大青叶15g，牛蒡子10g。

5剂，水煎服，日一剂。

处方分析：生石膏、淡豆豉、金银花、连翘、竹叶、薄荷清解气分热盛，玄参、生地黄养阴解毒，水牛角、牡丹皮、赤芍、丹参、大青叶凉血散瘀，麦冬、石斛滋阴清热，牛蒡子解毒发疹。

西医治疗：服中药期间停服西药。

二诊（2011-01-20）：服上方2剂后热大减，体温在37.5～38.2℃，午后最高达38.2℃，皮疹颜色变淡，瘙痒减。但服至第四、第五剂后体温无明显下降，午后仍在38℃左右。见其精神萎靡，少食甚则拒食。气营之热已减，有肝失条达而邪热内郁之征象，调整祛邪药，加入调和营卫、和胃疏肝药。处方如下：

沙参20g，桑叶10g，竹叶10g，生石膏20g，半夏10g，麦冬15g，柴胡10g，郁金10g，黄芩10g，枳壳10g，炙甘草6g，牡丹皮10g，玄参15g，竹茹10g，淡豆豉10g，炒山栀子10g。

5剂，水煎服，日一剂。

三诊（2011-01-26）：服药后饮食恢复如常，体温平时多在37℃左右，但午后仍偏高，下午来诊时测其体温为37.5℃，皮疹少有新发，仍晚间瘙痒，舌之红色明显减淡，脉数亦减。但夜眠不安，心烦转侧，足心热。

热势大减，阴液已伤，外邪恋表，治以清营养阴，泄热通络，方以清营汤为主化裁。处方如下：

水牛角15g，生地黄15g，麦冬10g，玄参15g，牡丹皮10g，金银花15g，连翘10g，竹叶10g，蝉蜕6g，炒山栀子10g，赤芍10g，莲心10g，大青叶15g，神曲15g。

5剂，水煎服，日一剂。

诊疗效果评价：5天后来诊，热退3天，皮肤瘙痒减，亦无新疹外发。予竹叶石膏汤与玉女煎合方化裁7剂，未再求诊。电话随访病愈。

【按语及体会】本例患者诊前已发高热多次，初来诊时高热达 39.5℃，且有皮疹外发，当属温病无疑，辨为气营同病证，治后有效验，由高热降为中到低热之间，但精神状态和饮食都不佳。陈权考虑到患者受疾病折磨多日，当有肝失条达而邪热内郁的因素，在二诊中加入疏肝解郁和脾胃之品，使病情有明显转机，说明温病的治疗中也可照顾到内在脏腑不调的问题。三诊来时已为低热，一般认为，低热已属阴虚，当以养阴为主，但陈权认为本病得之于温邪的侵袭，虽热势大减，阴液已伤，但病期已长，皮疹外现，仍有外邪的存在，当祛邪与扶正兼顾。选用清营汤治疗最为适合，且方中生地黄、牡丹皮、大青叶、玄参四药正合《温病条辨·上焦篇》第十六条治太阴温病发疹的银翘散加减方中所加的四味药，可见欲用好古人方，当先识准证候。

十四、抽动症

【病例】胡某某，性别：男，年龄：7 岁。

初诊日期：2014 年 10 月 27 日。

主诉：眨眼、喉中发声 4 年，遗尿 6 个月。

现病史：患儿 4 年前无明显诱因出现不自主眨眼，后喉中出现不自主发声，耸肩，咧嘴，无秽语，住院治疗，口服硫必利等治疗半年余，效果不佳，近半年停药。6 个月前出现遗尿，多在白天出现，夜间盗汗、心烦、多梦，入睡困难。查体：双肺呼吸音清，未闻及干湿性啰音，心律齐，无杂音。不自主眨眼、耸肩。舌质淡红苔少，脉细数。

既往史：体健。

过敏史：无药物及食物过敏史。

辅助检查：无。

中医诊断：搐搦（肝肾阴虚，肝风内动）。

西医诊断：小儿抽动症。

治则治法：补益肝肾，平肝潜阳。

处方：生熟地各 10g，枸杞 10g，桑葚 10g，茯苓 10g，山萸肉 6g，牡丹皮 6g，制天南星 10g，天麻 10g，菖蒲 6g，远志 6g，龟板 10g，羚羊粉 1g（冲），竹茹 6g，白术 10g，黄芪 15g，僵蚕 6g，五味子 6g，麦冬 10g，灯芯 2g，酸枣仁 15g，柏子仁 15g，炙甘草 5g。

> 7 剂，水煎服，日一剂。

复诊：服药后遗尿减轻，摇头亦减轻，盗汗去，睡眠改善，仍时有清嗓、眨眼、心烦，耸肩，纳食可。舌淡红苔薄白，脉细。上方加香附 10g，郁金 10g。

> 7 剂，水煎服，日一剂。

三诊：症状进一步减轻，近 1 周无遗尿、盗汗，睡眠可，偶有摇头、眨眼，纳食正常。舌淡红苔薄白，脉细。上方继续 10 剂。

【按语与体会】小儿抽动症的治疗有药物、行为、心理等方法。目前西医较为广泛应用大脑皮质抑制剂等，尽管其在短时间内有一定疗效，但由于患儿在服药同时会出现嗜睡、静坐不能、锥体外系反应、认知迟钝及心功能损害等副作用，家长较难接受。陈权认为，筋惕肉𥆧、肢麻震颤、不自主眨眼等均为肝风内动的病理表现，其特征是突发突止、动摇不定，故本病临床上可从"肝"论治。肝为风木之脏，以阴为体，以气为用，体阴而用阳。小儿肾气不充，且阳常有余，阴常不足，肝肾阴亏，不能涵木，致肝阳偏旺，生风化火，出现风气内动之症。其总的病理特点为阴虚阳亢，本虚标实，上实下虚。上盛则为头摇目𥆧，心烦易怒等，下虚为肝肾不足，肾气失约而遗尿。治疗上，处方以六味地黄丸合枸杞、桑葚等补肝肾之阴亏，麦冬、五味子、枸杞、山萸肉、龟板等滋水以涵木，另以菖蒲、远志、酸枣仁、柏子仁宁心安神，灯芯清心除烦，羚羊粉、牡丹皮、龟板等清肝以降逆，黄芪、白术补脾益气，先天后天并补，使化源无穷。

十五、病态窦房结综合征

【病例】温某某，性别：女，年龄：67岁。

初诊日期：2011年1月15日。

主诉：反复发作，偶发黑矇、晕厥2个月。

现病史：患者心悸反复发作，偶发黑矇、晕厥2个月。查心电图示窦性心动过缓，心率51次/分；动态心电图示：平均心率48次/分，偶发窦性停搏，偶发室性期前收缩。诊断为病态窦房结综合征，快慢综合征。患者拒绝安装起搏器，寻求中医治疗。首诊时症见：心悸频发，偶有黑矇、晕厥。四肢厥冷，畏寒，腰膝酸冷，偶有胸闷、胸痛，烦躁不安，纳可，失眠多梦，大便不畅，3～4天一次，小便可。面色㿠白，口唇紫绀，舌质淡暗有瘀斑苔白，脉迟沉。

既往史：既往冠心病病史13年，高血压病病史7年，均口服西药控制。

辅助检查：心电图示窦性心动过缓，心率46次/分。

辨证思路：据患者症状分析应属中医之"心悸"或"迟脉证"。依据症状四肢厥冷，畏寒，面色㿠白，口唇紫绀，舌质淡暗有瘀斑苔白，脉迟沉等分析应属阳气不足兼有郁闭，瘀血阻络证型。

中医诊断：心悸（阳气郁闭，瘀血阻络）。

西医诊断：病态窦房结综合征。

治则治法：宣通阳气，活血通络。

处方：柴胡10g，枳实8g，薤白10g，桂枝6g，黑附子6g，干姜10g，川芎8g，当归12g，丹参15g，炙甘草6g。

水煎服，日一剂。

处方分析：黑附子、干姜振奋心阳，薤白、桂枝温通心阳，柴胡、枳实理气通络，川芎、当归、丹参活血通络，炙甘草调和诸药。

西医治疗：无。

二诊（2011-01-19）：患者症状稍有缓解，时感胸闷心悸，昨日又有黑矇症状，舌脉如前。阳气未通，心脉瘀阻，上方加大通阳力度，附子增为10g，桂枝增为12g，加郁金15g。

三诊（2011-01-26）：病情明显缓解，心悸症状明显减轻，但每遇劳累后觉症状明显。舌淡暗，脉沉迟。心率 56 次 / 分。

心脉阳气渐通，心阳不足，无以充养，予益气温阳，活血通络。处方如下：

红参 10g，黄芪 30g，桂枝 10g，附子 10g，干姜 10g，枳实 10g，薤白 6g，丹参 15g，当归 12g，川芎 15g，红花 6g，葛根 15g，郁金 12g。

水煎服，日一剂。

诊疗效果评价：患者间断在门诊就诊，病情逐渐好转，2 个月后症状基本消失，心率 60 ～ 65 次 / 分，未安装起搏器。

【按语及体会】本例为病态窦房结综合征患者，除阳虚血瘀症状外，尚有阳气郁结的症状。阳气郁结不能通达于脑，故见黑矇、晕厥；阳气不能通达四肢，则可见四肢厥冷；阳气郁于胸中，则可见烦躁不安，失眠多梦；阳气郁结于肠腑，则可见大便不畅等。首诊时陈权先予"通"法，疏肝解郁，通达阳气，此为"开路"。二诊时摸准患者耐受用量，加大附子等用量，增加行气通阳开郁之力，阳气得通，脏腑、四肢得以温煦，故而心率增加，心悸明显减少，四肢也见温。待脉络渐通，再予"补"法，加用红参、黄芪等益气温阳之品，症状明显缓解。如此治疗循序渐进，步步为营，使阳气渐充，心阳得振，脉络充畅，机体得以温养，从而收功。

十六、心律失常（频发室性期前收缩）

【病例】高某某，性别：女，年龄：78 岁。

初诊日期：2011 年 3 月 30 日。

主诉：阵发性心悸半个月。

现病史：患者于 2010 年 3 月开始出现，以晨起为著，下午较轻，每次发作 1 ～ 10 分钟不等，由每日发作 3 次渐发展为 10 次左右，伴有心情紧张、焦虑恐惧，双手不自主颤抖，胸闷气短，疲倦乏力，自汗较重，入睡困难，后半夜易醒，醒后再难入睡，纳食不馨，二便调。曾在多家医院就医，诊断为"心律失常（频发室性期前收缩）"。间断口服西药，室早或有减少，仍有心慌胸闷，焦虑恐惧等症。查体：血压 144/76mmHg，体质偏瘦，双肺听诊无异常，心率 86 次 / 分，律不齐，期前收缩 7 ～ 8 次 /分，双下肢无水肿。舌质红、体瘦，少苔，脉弦细结。

既往史：既往有高血压病 30 余年，血脂异常 10 年，2 型糖尿病 2 年余。

辅助检查：心电图示窦性心律，频发室性期前收缩；24 小时动态心电图示室性期前收缩 3056 个，未见 ST-T 改变；心脏超声未见异常。

辨证思路：由患者症状体征分析，胸闷气短，疲倦乏力，自汗较重，舌质红、体瘦，少苔，脉弦细结，辨证属于气阴两虚，心失所养，心神不宁。

中医诊断：心悸（气阴两虚，心神不宁）。

西医诊断：心律失常（频发室性期前收缩）。

治则治法：益气养阴，安神定志。

处方：西洋参（另煎）10g，麦冬 12g，五味子 5g，黄精

12g，当归 12g，川芎 8g，炒酸枣仁 18g，茯苓 20g，知母 12g，莲子肉 15g，炒白术 12g，生谷芽、生麦芽各 30g，桂枝 6g，炙甘草 10g，紫石英 30g，陈皮 6g。

水煎服，日一剂。

西医治疗：曾服用盐酸美西律、酒石酸美托洛尔等。

二诊（2011-04-13）：患者服药后阵发性心悸减轻，觉气力明显增加，余症如旧。舌质嫩红，苔薄白，脉弦细。

气阴渐复，心气渐增，心神趋安。考虑患者年高病久，治须缓图，上方去川芎、茯苓、桂枝辛温燥药以防过用伤阴，加山药 15g，山茱萸 12g，炒枳壳 12g，鸡内金 12g，炒酸枣仁改 20g 以增强养阴敛汗、理气和胃之功效。

三诊（2011-04-28）：药后心悸气短明显减轻，汗出减少，饮食、睡眠好转，时感腰膝酸痛。复查血压 140/70mmHg，心率 84 次 / 分，律齐，未闻及期前收缩。

气阴复原，心神得养。上方加桑寄生 15g，怀牛膝 15g，强壮腰脊补肾以收全功。

诊疗效果评价：患者服用上方加减 20 余剂，症状完全消失，3 个月后随访，未再复发。

【按语及体会】心律失常（室性期前收缩）发病原因很多，一般分为功能性与器质性两大类。本案患者虽年逾古稀，且有高血压、血脂异常、糖尿病等病史，但检查未见病理性改变，故考虑其室性期前收缩仍属功能性，与其心情紧张、焦虑恐惧等精神因素有关。辨证属气阴两虚、心神不宁，病位在心、肝。

以"心者，君主之官，神明出焉"、"肝者，将军之官，谋虑出焉"。心肝血虚，气阴不足，使心神不宁，谋虑失用，致心悸气短、紧张焦躁。故治疗须注意益心气、滋心阴，以助心行血，统领神明；养肝血、疏肝气，以调畅气机、安神定志。方中西洋参、麦冬、五味子乃生脉散之意，益气养阴，固表止汗；黄精、当归、川芎、炒酸枣仁、知母养血育阴，安神定志；茯苓、莲子肉、炒白术、陈皮、生谷芽、生麦芽益气健脾，助气血生化之源；桂枝、炙甘草辛甘化阳以通心脉，助心行血；紫石英镇心安神。随后复诊皆宗此方意随证加减，不离"心主血脉""心主神明"之主线，病终告愈。总之，本案辨证准确，谨守病机，寒温并用，动静结合，益气养阴，心肝同治，兼顾脾肾，可谓出神入化，效应必然。

十七、冠心病心绞痛、室性心律失常、高脂血症

【病例】郑某某，性别：男，年龄：48 岁。

初诊日期：2011 年 5 月 16 日。

主诉：反复胸闷，伴心慌 1 年余。

现病史：患者于 1 年前出现胸前区憋闷反复发作，伴心慌，常在劳累或活动后发作，每次发作持续几分钟，休息、含服硝酸甘油片或速效救心丸可以缓解。近年感觉精力不济，体力下降，纳食可，睡眠欠佳，眠中多梦，偶有盗汗。舌暗红，苔薄白，脉弦。

既往史：体健。

辅助检查：24 小时动态心电图（Holter）示：频发室性期前

收缩；心脏 B 超示左心室顺应性减退，动脉弹性减退；生化检查示胆固醇 6.87mmol/L，低密度脂蛋白 3.12mmol/L。

辨证思路："年四十而阴气自半"。根据患者的临床表现，气阴两虚是本，痰瘀互阻是标。气阴两虚，推动乏力，阴血凝滞不行，痹阻脉络发为胸痹。

中医诊断：胸痹（气阴两虚，痰瘀互阻）。

西医诊断：冠心病心绞痛、室性心律失常、高脂血症。

治则治法：益气养阴，化痰祛瘀。

代表方剂：瓜蒌薤白半夏汤、四君子汤合生脉散加减。

处方：瓜蒌 15g，薤白 12g，半夏 9g，党参 15g，西洋参 6g，茯苓 12g，酸枣仁 15g，生地 15g，桑葚 12g，麦冬 12g，五味子 6g，丹参 15g，红花 6g，白芍 10g，甘草 6g。

7 剂，水煎服，日一剂。

西医治疗：曾服用硝酸甘油、丹参滴丸及降脂药。

二诊（2011-05-23）：服药 7 剂后，胸闷、心悸本已明显好转，近日因打球等活动量过大，出现病情反复，余无特殊。舌脉如前。

气阴待复，心脉欠畅，因患者血脂高，加用鬼箭羽 15g，红曲 30g 以活血降脂。

三诊（2011-05-30）：服药 7 剂后症状明显好转，但仍有疲乏感，睡眠质量转佳。诊查：血压 120/86mmHg，心率 70 次/分，未见期前收缩。舌暗转淡，脉弦势见轻。

心脉渐畅，气阴待复。在原方基础上加大益气化瘀力量。

拟方如下：

瓜蒌 12g，薤白 6g，西洋参 6g，党参 20g，黄芪 30g，何首乌 12g，茯苓 15g，丹参 30g，赤芍 10g，三七粉 6g（冲服），桑葚 12g，酸枣仁 15g，麦冬 10g，五味子 6g，鬼箭羽 15g，红曲 30g。

30 剂，水煎服，日一剂。

诊疗效果评价：服用上方 1 个月后，复查心电图示大致正常心电图；心脏超声示心脏舒缩功能正常。为巩固疗效，原方研末，水泛为丸，嘱继续服丸药。

【按语及体会】本案患者为中年男性，西医明确诊断为冠心病心绞痛、室性心律失常、高脂血症。平常工作压力大，反复发病，病情复杂。《素问·阴阳印象大论》曰："年四十而阴气自半。"陈师认为冠心病之基本病机乃本虚标实，治疗当标本同治。就本案而言，根据患者临床表现，气阴两虚是本，痰瘀互阻是标。其病位主要在心，但与脾肾也有一定的关系。本病的治疗原则应先治其标、后治其本；必要时可根据标本虚实的主次，兼顾同治。祛邪治标常以活血化瘀、辛温通阳、泄浊豁痰为主；扶正固本常用温养补气、益气养血、滋阴益肾为法。方中瓜蒌开胸中痰结，半夏化痰降逆，薤白辛温通阳、豁痰下气，生地、麦冬养阴清热，西洋参益气养阴，茯苓、酸枣仁安养心神，五味子收敛耗散之心气，丹参、红花、三七活血化瘀，生地、白芍养血滋阴以达扶正祛邪、标本兼治之效。

十八、肺源性心脏病

【病例】刘某，性别：男，年龄：66 岁。

初诊日期：2010 年 10 月 20 日。

主诉：反复咳嗽、咳痰、气喘 30 余年，加重 5 天。

现病史：患者反复咳嗽、咳痰、气喘 30 余年，曾多次在医院诊断为"慢性支气管炎、肺心病"，经西医多种药物治疗仍难阻止病情发展。本次因天寒受凉感冒而诱发。刻诊：面部乌紫，咳嗽、气喘，咳痰，夜不能平卧，面部、下肢浮肿，小便量少，大便偏稀，日行 1～2 次。舌质瘀紫，苔薄腻。

既往史：慢性支气管炎。

辅助检查：X 线检查示胸廓扩张，肋间隙增宽，双肺纹理增粗、紊乱，右下肺动脉干扩张，右心室增大。

辨证思路：本病多因久病肺虚，痰浊潴留，而致肺不敛降，气还肺间，肺气胀满，水饮凌心，肺心同病。

中医诊断：肺胀（痰瘀痹阻，水饮凌心）。

西医诊断：肺源性心脏病。

治则治法：温阳化饮，涤痰化瘀，益气活血。

处方：炙麻黄 5g，炙附片 10g，淡干姜 3g，炙桂枝 10g，茯苓 20g，汉防己 12g，苏木 10g，炒苏子 10g，葶苈子 15g，生黄芪 25g，桃仁 10g，五加皮 10g，党参 15g，法半夏 10g，泽兰、泽泻各 15g，石菖蒲 10g。

7 剂，水煎服，日一剂。

西医治疗：无。

二诊（2010-10-27）：服药后面唇紫绀显减，尿量增多，下肢肿消不尽，咳逆喘息痰黏，咳吐困难，舌质瘀紫减轻，苔薄腻。

痰浊渐涤，水瘀渐行，守原法进取，仍防变化。原方加砂仁5g，炙远志6g，陈皮10g，以加强健脾利湿之效。

三诊（2010-11-02）：服14剂，症状改善显著，面部紫黑转黄，口唇爪甲紫绀消退，稍有胸闷，喘息不著，食纳知味，大便日行，小便量多。

瘀通水利，气机升降渐复。仍守原法，加沉香3g以暖肾纳气，继续巩固。

诊疗效果评价：上方加减服用月余，咳喘症状消失，面色红润，无明显不适感觉。

【按语及体会】肺心病急性发作期以肺肾阳虚为本，痰瘀阻肺、水气凌心、心脉瘀阻为标。因此治疗以温阳化饮、涤痰化瘀、益气活血为基本大法。方中麻黄一药，既取其宣肺平喘之效，更重要的在于与温少阴之里寒，补命门之真阳之附子相配以发越凝寒、通达阳气，改善患者"缺氧"状态；桂枝温通心阳；苏木、桃仁、泽兰、五加皮、防己、泽泻活血化瘀、利水消肿；苏子、葶苈子降气涤痰平喘；半夏、菖蒲化痰开窍；党参、黄芪配苏木等益气活血，利水消肿。现代药理证明，方中麻黄、附子、泽兰、苏木、五加皮、党参、黄芪均有不同程度的增强心肌收缩力、强心利尿、抗缺氧等作用。此外，该患者面色青紫表现突出，符合《黄帝内经》"手少阴气绝，则脉不通，脉不通则血不流，血不流则毛发不泽，故其面黑如漆柴者，血先死"的描述。通过温阳通脉、涤痰化瘀治疗，血脉通畅，面色青紫得以改善，严重病势得以逆转。

十九、失眠

【病例 1】陈某，性别：男，年龄：35 岁。

初诊日期：2011 年 4 月 20 日。

主诉：失眠反复发作 3 年。

现病史：患者失眠反复发作 3 年，入睡困难，多梦易醒，醒后难以入睡，平素性情急躁，伴心悸，时发热汗出等。近几日诸症又有所加重，而来就诊。诊见：患者精神不振，情绪抑郁，倦怠乏力，时有心悸不安，手足心汗出多如水洗，饮食尚可，大便稀溏不成形，日行 2～3 次，时有腹痛欲泻之势，小便正常。舌淡苔薄白，脉左弦右细沉而不数。患者曾多次求诊中医，服用丹栀逍遥丸、知柏地黄丸、安神补肾丸等均不效。

既往史：体健。

辅助检查：无。

辨证思路：患者失眠多年，烦躁汗出，似有肝火旺盛之机，但患者长期服用清热滋阴之剂，细察患者舌淡苔白，脉左弦右细沉而不数，大便稀溏，时有腹痛欲泻之势，证属阴阳不和，肝郁脾虚。

中医诊断：不寐病（阴阳不和，肝郁脾虚）。

西医诊断：失眠。

治则治法：调和阴阳，疏肝扶脾。

处方：桂枝 10g，炒白芍 10g，炙甘草 5g，淡附片 3g，炒枣仁 15g，干地黄 15g，龙骨 30g，牡蛎 30g，浮小麦 30g，生姜 3 片，红枣 5 枚。

7 剂，水煎服，日一剂。

西医治疗：无。

二诊（2011-04-27）：患者自述服第 1 剂后，失眠症状即得到很好改善，再服几剂，手足心汗出也有明显减少，唯大便稀溏之症改善不甚明显，舌脉如前。

阴阳渐调和之兆，肝郁脾虚仍存，在原方基础上酌加疏肝健脾之柴胡 6g，焦白术 15g，木香 5g。

三诊（2011-05-10）：患者述五一劳动节期间外出旅游，奔波劳累，而且未服中药，近日失眠、出汗及腹泻症状又有反复。舌淡苔薄白，脉左弦右细。

阴阳趋于调和，但不耐劳累，又复失和，原方加入酸敛安神之五味子 6g，继续服用 10 剂。

诊疗效果评价：患者服用 5 剂后症状消失，继服 5 剂症状未复发，痊愈收功。

【按语及体会】桂枝加附子汤，《伤寒论》中主治"太阳病，发汗，遂漏不止，其人恶风，小便难，四肢微急，难以屈伸者"。陈权认为本方临床用治阳虚多汗最效，本例患者虽为失眠之证，然其手足心汗出多如水洗，有"汗漏不止"之机。《素问·阴阳别论》曰："阳加于阴谓之汗。"汗为人体阴液与阳气所化，大汗不但伤阳，同时也能伤阴，阳虚则卫阳失于固护，阴虚则营阴不能内守，从而出现阴阳失调，营卫不和之证。所以用桂枝汤滋阴和阳，调和营卫，加附子复阳固表，以使卫阳复，表气固，漏汗止，阴液复。诚如柯韵伯说："是方以附子加入桂枝汤，大补表阳也。表阳密，则漏汗自止。"另加浮小麦固表止汗，炒枣仁养心阴益肝血安神，干地黄滋阴补血，佐龙牡重镇安神且有敛汗之用。诸药合用，共奏调和阴阳，安神止汗之功。因陈师抓住"汗漏不止"之辨证关键，灵活运用经方，故能收奇效。后因肝郁脾虚之大便稀溏仍在，故加柴胡疏肝解郁，焦白术健脾燥湿止泻，木香调理脾胃之气，如此标本兼顾，而获痊愈。

【病例2】张某某，性别：男，年龄：80岁。

初诊日期：2014年10月22日。

主诉：失眠1年，头晕1个月。

现病史：1年前无明显诱因出现失眠，入睡困难，每夜入眠2～3小时，间或彻夜不眠，易醒，服用安定类药物可缓解，并长期间断服用。近1个月来患者出现头晕，伴视物模糊，腰酸乏力，无头痛，无肢体活动障碍，纳食一般，二便调畅。舌红苔薄黄，脉弦细。

既往史：高血压10年，长期服用络活喜等治疗，血压控制可。

过敏史：无药物及食物过敏史。

辅助检查：无。

中医诊断：不寐病（肝肾阴虚，肝阳上亢）。

西医诊断：失眠，高血压病。

治则治法：补益肝肾，平肝潜阳。

处方：熟地 18g，山萸肉 10g，枸杞 15g，菊花 10g，赭石 10g，龟板 20g，知母 6g，黄柏 6g，山药 30g，白术 10g，夜交藤 30g，龙骨 30g，朱砂 1g（冲），怀牛膝 6g。

10 剂，水煎服，日一剂。

复诊：睡眠改善，仍时有头晕，舌红苔薄黄，脉弦细。加煅牡蛎 30g，夏枯草 10g。

14 剂，水煎服，日一剂。

三诊：睡眠改善明显，夜可入眠 5～7 小时，时有头晕，舌红苔薄白，脉细。上方加天麻 10g。

10 剂，水煎服，日一剂。

【按语及体会】失眠是临床上常见的病证，可单独出现，或出现在其他疾病中，其发病涉及五脏六腑，证型繁杂。陈权认为，失眠的病位主要关乎心、肝，临证中要抓住主证进行辨治。针对近 20 年有关失眠文献的统计也发现，失眠脏腑病位以心和肝出现频次最多，说明失眠病位主要在心和肝。本例主要表现为失眠、头晕，有高血压病史，舌红苔薄黄，脉弦，辨证属肝无疑。历代对于从肝论述失眠颇多，如《素问·刺热论》曰："肝热病者……热争，则狂言及惊，胁满痛，手足躁，不得安卧"；《普济本事方》曰："平人肝不受邪，故卧则魂归于肝，神静而得寐，今肝有邪，魂不得归，是以卧则魂扬若离体也"；《血证论》也记载："肝病不寐者，肝藏魂……若阳浮于外，魂不入肝，则不寐"。

从本例辨证看，患者头晕、视物模糊，结合舌脉属于肝阳无疑，加之老年人肾气渐衰，阴血不足，水不涵木，肝阳扰动心神故失眠，腰为肾府，肾虚失却濡养故腰酸。处方中以杞菊地黄丸养肝肾之阴，滋水涵木，赭石、龟板、龙骨平肝潜阳，黄柏清虚火，朱砂重镇清心，山药、白术补脾益气，扶助后天。全方滋养肝肾，平肝潜阳，标本同治，收效明显。

【病例3】吴某某，性别：女，年龄：43岁。

初诊日期：2003年12月27日。

主诉：失眠反复1年余。

现病史：患者1年前无明显诱因出现入睡困难，伴多梦，易醒，夜间可间断入睡3～4小时。伴有心悸，气短，善太息，手足心热。曾在当地服用中药1个月余，效果不明显，间断服用抗抑郁药物等治疗。来诊时症见：失眠，多梦易醒，头目不利，气短心悸，善太息，纳食正常，二便调畅。舌质红苔白腻，脉弦滑。

既往史：体健。

过敏史：否认药物及食物过敏史。

辅助检查：无。

中医诊断：失眠（痰热扰心）。

治则治法：理气化痰，宁心安神。

处方：陈皮10g，半夏10g，竹茹10g，茯苓15g，枳壳10g，香附12g，乌药6g，合欢花15g，黄连6g，菖蒲12g，远志6g，酸枣仁30g，郁金10g，川楝子6g，白芍15g，甘草6g。

7剂，水煎服，日一剂。

复诊：症状改善，夜可入睡 5～6 小时，仍易醒，但心悸、头目不清等症状均较前改善。舌红苔白腻，脉弦滑。上方加茯神 15g，继用 7 剂。

三诊：症状改善，夜可入眠 6～7 小时，无头晕头痛，心悸气短去。舌淡红苔白，脉弦。效不更方，上方继用 10 剂。

【按语及体会】失眠总属阴阳失调，营卫不和，分虚实两种，虚者多由心脾两虚心虚胆怯心肾不交所致；实者多由痰火内扰胃气不和气滞血瘀所致。痰火是导致失眠的重要病理因素，《血证论·卧寐》认为，盖"以心神不安，非痰即火"，《景岳全书·不寐》曰："痰火扰乱，心神不宁，思虑所伤，火炽痰郁，而致不眠者多矣。"本例患者中年女性，从症状及舌脉看，当属痰热内扰心神所导致，乃平素五志过极，肝郁气滞，肝胆疏泄不利，日久化热生痰，痰热内扰心神所致。治疗以清胆和胃化痰之温胆汤加减治疗。温胆汤为治痰方之首，早在《备急千金要方》即载有本方证，《三因极一病证方论》又将上方加茯苓、大枣后延用至今，原治大病后虚烦不得眠，见痰热者始效。《成方便读》云："痰为百病之母，所虚之处，即受邪之处，故有惊悸之状。此方纯以二陈、竹茹、枳实、生姜和胃豁痰，破气开郁之品，内中并无温胆之药，而以温胆名方者，亦以胆为甲木，常欲得其春气温和之意耳。"陈权治疗痰热内扰所导致失眠时，常根据患者自身病机特点酌情加酸枣仁、柏子仁、合欢花等对症治疗，更有助于病情的缓解。

二十、脑梗死

【病例】聂某某，性别：男，年龄：63岁。

初诊日期：2011年9月22日。

主诉：左侧肢体偏瘫，活动不利3个月。

现病史：患者于2011年6月11日突然出现言语不利，左侧肢体活动不灵，急诊诊为"脑梗死"，并住院治疗1个月余，症状好转出院。但出院后，症状缓解不明显，左侧肢体偏瘫，活动不利，肩周僵硬，稍有舌僵，语言欠利。遂求诊于中医。诊见：口干苦有异味，欲饮，左少腹抽痛，腰痛，困倦欲睡，食纳尚可，小便频、色黄，大便每2～3天一行，干结坚硬如栗。舌紫暗、苔淡黄薄腻，脉小弦。

既往史：体健。

辅助检查：6月11日脑CT示腔隙性脑梗死。

辨证思路：患者年逾花甲，本有肝肾阴亏，水不涵木，筋脉失养，络脉不和。肝阳亢盛，挟风痰上扰，则出现舌僵，言语不利；风痰阻络，则导致肢体活动不利。中风后患者长期卧床，运动减少，导致脾胃功能失调，酿湿生痰，而见口角流涎，痰多质黏等症；痰湿停滞，郁久化热，致湿热瘀滞，湿热为阳邪，加剧耗伤阴津，两者互为因果，恶性循环，导致湿热瘀滞，肝肾阴伤。

中医诊断：中风（湿热瘀滞，肝肾阴伤）。

西医诊断：脑梗死。

治则治法：通腑泄热，化瘀通络，滋补肝肾。

处方：生大黄（后下）10g，芒硝6g（冲），炙水蛭3g，桃仁10g，炮穿山甲5g，地龙6g，姜黄12g，生地黄15g，玄参15g，知母12g，麦冬15g，天花粉15g，石斛12g，沙参12g，胆南星10g。

水煎服，日一剂。

处方分析：生大黄、芒硝、桃仁通腑泄热祛瘀，给痰热积滞以出路；阴津不足，伍以生地黄、玄参、麦冬、知母、天花粉、沙参、石斛等养阴药以滋补肝肾，养阴生津，又起到增水行舟作用；炙水蛭、桃仁、炮穿山甲、地龙、姜黄活血通络；胆南星豁痰通络。诸药共奏通腑泄热，化瘀通络，滋补肝肾之效。

西医治疗：无。

二诊（2011-09-28）：患者诉左侧偏瘫不遂，左侧手臂腿足疼痛，语言不利，口角流涎，喉中痰多，质黏难咳，大便转软，每日一行。苔淡黄薄腻，脉细滑。

湿热已除大半，风痰瘀阻显现，清阳失展，肝肾亏虚。加强化痰逐瘀通络之力。处方如下：

大黄6g，炮穿山甲6g，炙水蛭4g，白薇15g，泽兰15g，桑寄生15g，桃仁10g，制白附子10g，制南星10g，炙僵蚕10g，路路通10g，姜黄10g，石菖蒲10g，石斛10g，知母10g，炙全蝎5g，鸡血藤20g，炒白芥子20g，生地黄12g，夜交藤25g。

水煎服，日一剂。

三诊（2011-10-12）：上方服用 14 剂，肢体活动转佳，肌力有所增强，言语也较前顺畅，精神大振，饮食一般，大便畅通。舌淡苔薄白，脉细。

痰瘀渐除，脾胃运化欠佳。守原方之意加减，去大黄，加六神曲 20g，鸡内金 15g。

诊疗效果评价：患者坚持服用中药 3 个月，并配合针灸治疗后，疗效明显，左侧肢体肌力明显增强，活动较前灵活，言语无障碍，后续继以上法治疗。

【按语及体会】本例患者属肝肾阴伤，水不涵木，筋脉失养，络脉不和，不荣则痛；湿热困扰，清阳不展，温养筋脉功能受阻，使大筋收缩，小筋弛缓，导致肢体活动不利、肩周僵硬及腰腹疼痛等症。痰瘀阻络，舌络失养而致舌体僵硬、语言不利；肾阴为全身诸阴之本，肾阴耗伤则全身之阴津亦匮乏，临床可见口干渴欲饮，小便色黄短少，大便干结，数天一行等症。中风后患者长期卧床，运动减少，导致脾胃功能失调，酿湿生痰，而见口角流涎，痰多质黏等症；痰湿停滞，郁久化热，致湿热瘀滞，湿热为阳邪，加剧耗伤阴津，两者互为因果，恶性循环，导致湿热瘀滞，肝肾阴伤。

初诊治疗重用生大黄、芒硝、桃仁通腑泄热祛瘀，釜底抽薪，荡涤湿热之邪从下窍外排，既可借通腑泻下之力，给痰热积滞以出路，同时上病下取，导热下行，使腑气通畅，气血得以敷布，通痹达络，从而促进半身不遂等症状好转；阴津不足，伍以生地黄、玄参、麦冬、知母、天花粉、南沙参、北沙参、石斛等养阴药以滋补肝肾，养阴生津，既能缓急止痛、缓解口干渴，又起到增水行舟作用，促使湿热之邪从大便排出。

二诊时湿热之邪祛除大半，风痰瘀阻证候凸显，治则转为开涤风痰、化瘀通络为主。加用制南星、炙僵蚕、炙全蝎、白芥子、炙水蛭、炮穿山甲、地龙、姜黄等祛风涤痰除湿、化瘀通络。诸药合用，涤痰祛风，化瘀通络，湿热祛除，阴津恢复，筋脉得养而舒利，共同促进神经功能活动恢复。

二十一、高血压病

【病例】赵某某，性别：女，年龄：58 岁。

初诊日期：2011 年 1 月 27 日。

主诉：头晕反复发作 5 年，加重 1 个月。

现病史：患者曾有高血压疾病史 5 年余，一直服用降压药，血压控制一般，时有头晕症状发作，近 1 个月头晕发作频繁，自己测血压不稳定，经常波动于 140 ～ 160/90 ～ 110mmHg。在神经内科就诊，服用三联降压药，但降压效果不理想，且服药后出现诸多不适症状，遂求诊于中医。刻诊：头晕，以劳累或进餐后为甚，伴有头胀，心悸气短，倦怠乏力，时常恶心，睡眠欠佳，容易早醒，面色萎黄，有时后背、颈项不适，纳食一般，二便调。舌淡红，苔黄稍腻，脉沉弦滑。

既往史：体健。

辅助检查：脑 CT、脑血管超声、心电图等均未见异常；即时血压 155/110mmHg。

辨证思路：患者年逾"七七"，天癸竭，肝肾虚为必然。患者头晕头胀以劳累或进餐后为甚，提示心脾两虚也是其主要病机。劳累过度，必伤神耗气，使心脾两虚。心血虚则心神不宁，上扰清窍而血压升高；脾气虚，则清阳不升，髓海失充而头晕头胀。如进餐后头晕易发，便知其素有脾虚失运，升降不及是也。故证型为心脾两虚、肝肾不足。

中医诊断：眩晕（心脾两虚，肝肾不足）。

西医诊断：高血压病。

治则治法：调心脾、滋肝肾，佐以温胆和胃。

处方：

（1）西洋参10g（另煎），黄精12g，葛根15g，僵蚕10g，当归12g，炒白芍15g，炒白术15g，炒酸枣仁20g，姜半夏9g，竹茹12g，茯苓20g，夜交藤15g，豨莶草15g，炒三仙各12g，桑寄生15g，生龙骨30g（先煎），生牡蛎30g（先煎）。

水煎服，日一剂。

（2）泡足方：桑寄生30g，桑枝20g，豨莶草20g，益母草30g。

水煎，每日泡足1～2次，每次20分钟。

处方分析：方中西洋参、黄精、当归、炒白芍、炒白术、炒酸枣仁、夜交藤补气健脾、养心安神；桑寄生益肝肾、强筋骨；生龙骨、生牡蛎重镇安神、降压；姜半夏、茯苓、竹茹寓温胆之意，化痰清热以和胃。另据临证所见，患者后背沉重、颈项不适，故方中加葛根、僵蚕、豨莶草以升津舒筋、活络通脉；炒三仙乃消食和胃三宝，有助健脾。

西医治疗：同时服用美托洛尔（倍他洛克）、盐酸贝那普利（洛汀新）、北京降压 0 号等多种降压药。

二诊（2011-02-04）：患者述服药、泡足 7 剂即已见效，头晕头胀减轻，血压已有下降。乏力明显减轻，纳食增加，睡眠质量改善，舌淡红，苔薄白，脉沉弦。气血阴精逐渐充盛，药已中的，仍宗原法。内服方去生龙骨、生牡蛎，因恐其过用伤及脾胃，加山药 15g 以健脾益肾。用法同前，继服 2 周，继用泡足方。

三诊（2011-02-18）：患者症状明显好转，近日乏力头晕症状偶发，每日自测血压稳定在正常范围内，胃纳增加，睡眠质量好，情绪佳。已与神经内科医生沟通后减掉北京降压 0 号。肝肾得以培补，肝阳得潜，心脾气血复充盛，补益之剂见功，上方加入功同四物之丹参 15g，寓补中蕴通，使气血条畅。

诊疗效果评价：用上方 20 余剂，血压平稳下降，仅服用倍他洛克即可。嘱患者将上方药味研磨成粉末，制成蜜丸冲服，缓缓图之以收功，并嘱患者冬至前服用膏方调理。

【按语及体会】高血压病属中医"眩晕""头痛"等范畴。一般认为病位在肝、肾、心；病机属肝肾阴虚，肝阳上亢，肝火炽盛，痰浊中阻，阴阳两虚。总之，不外虚实两端。正如《素问·至真要大论》所云："诸风掉眩，皆属于肝。"《灵枢·海论》："髓海不足，则脑转耳鸣，胫痠眩冒。"治疗大多以滋补肝肾、平肝潜阳、清肝泻火、化痰降浊、阴阳双补为法。

本案患者年逾"七七"，天癸竭，肝肾虚实属必然，辨证为肝肾亏虚，治以补益肝肾之法，貌似合理，然其病情突出特点是血压升高、头晕头胀且以劳累或进餐后为甚，提示该患者除肝肾不足外，心脾两虚也是其主要病机。劳累过度，必伤神耗气，使心脾两虚。心血虚则心神不宁，上扰清窍而血压升高，所谓"阳气者，烦劳则张"；脾气虚，则清阳不升，髓海失充而头晕头胀，所谓"劳则气耗"。而进餐后血液偏行于脾胃，以利水谷精微之运化，如进餐后头晕易发，便知其素有脾虚失运，升降不及是也。加之伴随的心悸气短、倦怠乏力、时常恶心、睡眠欠佳、容易早醒、形体消瘦、面色萎黄、舌质淡红等证候，则心脾两虚之证明矣。而脾虚则易生痰，痰蕴则易化热，故见苔黄稍腻、脉沉弦滑。于此病证，徒补肝肾而忽略心脾，或能小效，必不能久效，抑或反复；倘若过用滋腻厚味，脾胃更受其累。故治宜调心脾、滋肝肾，佐以温胆和胃之法。本案患者内服时配以外用泡足方，疗效显著亦在情理之中。

第四节　妇科病辨治经验

陈权治疗妇科经带胎产诸疾，各具其法，但万变不离其宗，以调补肝肾气血为治疗大法。

一、辨治以肝肾为经，以气血为纬

陈权认为肾为先天之本，天癸之源，是人体生长发育和生殖的根本，肾中精气盛实、封藏有职则经水如常；反之，若肾气虚衰、精血未实则经候不调。治当补肾气，填精血，使肾中阴平阳秘则月经自调。肝藏血，主疏泄而司血海，肝气条达则经脉流畅、血海静谧而蓄溢有常，月事以时下；若肝气郁结或逆乱则气血运行失常，血海蓄溢无度而经病不调。治当舒肝、柔肝、养肝、缓肝以疗之。故前人有"调经肝为先，舒肝经自调"。

另外，行经乃妇女之正常生理，女子既以血为本，以气为用，则气血之盛衰、升降、出入、转枢乃为维持此生理平衡之要素，故调顺月经为妇科医者之首功，治疗妇科诸疾之纲也是如此。女子一切的生理特点如经、孕、产、乳等，无血不行，而这些生理机能又无气不顺，反之则病。

二、问诊详析发病原因，细察症状明辨病机

在病因方面，陈权认为既要重视传统理论，更要重视和强调社会环境的变化对妇女身心疾病的影响。例如，当今社会由于工作和生活压力大而引发的肝郁血瘀病证较为多见；流产频多会导致肝肾亏虚、血瘀胞宫；长期饮食辛辣刺激、膏粱厚味则易湿热流注下焦引发妇科炎症；经期喜嗜冷饮则会寒凝血脉引发痛经；经常熬夜迟眠则会导致肝肾精亏、阴血内耗。

因此，在临床治疗中，四诊合参之外，特别强调问诊之重要。只有详细问诊，才能了解发病原因，广泛收集相关的辨证信息，以明视听、察因果、析常变，更有利于断证用药。

三、循经各期，阶段性调治

刘完素在《素问病机气宜保命集·妇人胎产论》曾提出："妇人童幼天癸未行之间，皆属少阴；天癸既行，皆从厥阴论之；天癸已绝，乃属太阴经也。"陈权亦重视根据妇女不同生理阶段的病机变化特点运用不同的治疗原则，即妇女在青春期、育龄期、更年期中之脏腑、气血冲任的变化特点而辨证施治。如在治法上青春期多滋肾凉血，生育期多疏肝和血，更年期多调和阴阳。

在患者经期与非经期的不同阶段，也应有不同侧重的处理。在行经期一般采用活血通经，乘势利导的方法，以促进经血的排出；在经后，因行经造成的暂时性津液不足，应以滋养肝肾为主。此所谓："经前勿乱补，经后勿乱攻。"

月经不调诸证的治疗：月经先期者多热证，宜清热固冲；月经后期者多虚多寒，宜温宜补；闭经病在培补肝肾气血的基础上，需要定时化瘀通络；崩漏以塞流、澄源、复旧三法在辨证基础上乘时而用。

四、病案赏析

（一）多囊卵巢综合征

【病例】李某某，性别：女，年龄：35岁。

初诊日期：2009年11月20日。

主诉：月经稀发7年，停经5个月余。

现病史：患者 14 岁初潮，月经周期尚准。7 年前无明显诱因出现月经延后，月经量逐渐减少，2007 年始月经两三个月一至，后发展至注射黄体酮月经方潮。末次月经 2009 年 5 月 2 日，平素无明显不适感觉，仅有劳累后腰酸感，寐差，纳可，二便调。舌暗红边有齿痕苔薄白，脉弦细。

既往史：有癫痫病史，服药 3 年已愈。

辅助检查：B 超示双侧卵巢多囊性改变。

辨证思路：本病主要归咎于肾精不足，蕴育乏力，因而卵泡发育迟滞；病久气郁痰凝，痰湿蕴阻，卵巢呈多囊样变化。

中医诊断：闭经病。

西医诊断：多囊卵巢综合征。

治则治法：补肾填精，化痰散结。

处方：紫石英 30g，补骨脂 10g，覆盆子 10g，桑寄生 10g，菟丝子 10g，泽泻 10g，泽兰 10g，荔核 10g，桔梗 10g，枸杞子 10g，生鸡内金 10g，山茱萸 10g，土鳖虫 10g，土贝母 10g，牡蛎 30g，合欢皮 10g，甘草 5g。

14 剂，水煎服，日一剂。

西医治疗：无。

二诊（2009-12-05）：患者服药半个月，月经仍未来潮，腰酸软感减轻，余无不适。舌暗红有齿痕，苔薄白，脉弦细。仍为肾虚痰结，经脉瘀阻，继以原中药方加减调理 3 个月。

三诊（2010-03-07）：患者月经于 3 月 6 日来潮，小腹坠痛，伴有腰酸乏力，行经不畅，经色暗有血块，纳寐可，二便调。

舌质暗，苔白，边有齿痕。肾气不盛，冲脉不畅。予活血通经，疏肝补肾之剂。处方如下：

柴胡 10g，香附 10g，当归 12g，川芎 15g，赤芍 15g，熟地 20g，路路通 12g，桃仁 10g，红花 6g，莪术 10g，川牛膝 20g，川断 15g，桑寄生 15g，菟丝子 12g。

5 剂，水煎服，日一剂。

四诊（2010-3-12）：患者今日经止，无明显不适感觉，舌暗红苔薄白，脉弦细。肾虚痰结，经脉瘀阻，转为补肾填精，化痰散结为主治疗。处方如下：

生熟地各 15g，桑寄生 10g，菟丝子 10g，泽泻 10g，覆盆子 10g，合欢皮 10g，玄参 10g，补骨脂 10g，甘草 5g，紫石英 30g，泽兰 10g，莲心 10g，麦冬 10g，台乌药 10g，石斛 10g。

20 剂，水煎服，日一剂。

诊疗效果评价：患者自服用中药半年，已规律行经 3 个月，中药改为研末装胶囊服用继续治疗半年，月经恢复正常。

【按语及体会】多囊卵巢综合征据其症状，属于中医学"月经后期""闭经""不孕"等范畴。正常月经的产生有赖于肝、脾、肾三脏功能协调，若三脏功能协调，则月经按期而至。相反，如肝、脾、肾受到损伤，会发生月经病，进而致不孕。陈权治疗多囊卵巢综合征分青春期、育龄期和生育后期 3 个阶段治疗。该例患者属育龄期，停经，量少稀发，淋漓，有时类似功血的表现。治宜从脾肾论治，以调经促排卵为主，切勿过用温燥灼津之品。

以生熟地、桑寄生、菟丝子、山茱萸、覆盆子、紫石英促进卵泡发育；土鳖虫促使卵泡破膜而出；泽泻、泽兰、土贝母、牡蛎消散痰结瘀滞；生鸡内金通经；荔核、桔梗疏通经络；桑寄生、山茱萸、合欢皮、莲心对抗雄激素；石斛舒肝清火；牛膝引药入经。诸药合用而奏佳效。

（二）月经不调

【病例】李某某，性别：女，年龄：29 岁。

初诊日期：2010 年 2 月 8 日。

主诉：月经量少 3 个月。

现病史：患者诉近 2 年行人工流产术后 3 次，出现月经量逐渐减少，发展至近 3 个月月经点滴而下，2 天即净。伴有头晕眼花，视物模糊，双目干涩，腰膝酸软，饮食一般，二便正常。舌淡暗、苔薄白，脉弦细。

既往史：体健。

辅助检查：妇科检查无异常。

辨证思路：多次流产，损伤肾精，耗伤阴血，肝肾不足，精血亏虚，直接导致冲任气血衰少。

中医诊断：月经量少（肝肾亏虚，阴血不足）。

西医诊断：月经不调。

治则治法：补益肝肾，养血调经，平肝明目。

处方：熟地黄 30g，山药 30g，山茱萸 12g，女贞子 15g，桑葚 15g，丹参 15g，当归 12g，白芍 12g，石决明 20g，天麻 10g，钩藤 12g，夏枯草 10g，桑叶 10g，炒谷、麦芽各 15g。

14剂，水煎服，日一剂。

西医治疗：无。

二诊（2010-02-22）：药后头晕、全身乏力明显好转，纳食欠佳。舌淡暗、苔薄白，脉弦细。

肝肾阴血渐补，脾胃运化欠佳，效不更方，守上方去天麻、钩藤、桑叶，加山楂15g。

10剂，水煎服，日一剂。

三诊（2010-03-04）：患者昨日行经，量较前有增，轻度腹胀，其余诸症减轻，饮食可。舌淡暗、苔薄白，脉弦细。

肝肾不足，气机受阻。治宜补益肝肾，行气止痛。处方如下：

熟地黄15g，山药30g，女贞子15g，制首乌20g，菟丝子15，当归15g，川芎12g，丹参30g，路路通12g，砂仁10g，枳壳10g，香附10g，柴胡10g，青皮10g，陈皮10g。

5剂，水煎服，日一剂。

【按语及体会】本例患者近3个月月经点滴而下，2天即净，妇科检查排除了妊娠原因。月经与肝肾密切相关，"经水出诸肾"，肾为先天之本，主藏精气，与天癸的生成有密切联系；肝藏血，主疏泄，具有调理冲任的功能。肝肾不足，精血亏虚，直接导致冲任气血衰少，血海满溢不多，故经量明显减少，或点滴而净。肾精亏虚，精血不足，髓海不充，故头晕；肝开窍于目，肝血不足，肝阳偏亢则眼花，视物模糊。精血不足，机体失去濡养则全身乏力。舌淡暗、苔薄白，脉弦细均反映了肝肾不足，精血亏虚之证。故治疗主要针对肝肾不足，方用六味地黄丸加减，其中以六味地黄丸去牡丹皮、泽泻，纯以滋补肾阴；白芍、当归、丹参养血活血柔肝；天麻、钩藤平肝止眩；夏枯草、桑叶、石决明平肝潜阳、清肝明目；炒谷芽、炒麦芽健脾胃。全方共奏补益肝肾、养血调经、平肝明目之功。后经水已至，量亦有增，然气机不利、不通则痛、出现小腹胀痛，则在前方基础上，酌加行气止痛之品。

（三）功能性子宫出血，失血性贫血

【病例】赵某，性别：女，年龄：49 岁。

初诊日期：2010 年 10 月 10 日。

主诉：不规则阴道出血 1 年余。

现病史：患者近 1 年多来出现不规则阴道出血，有时量多，有时淋漓不断。本次出血 40 余天，中西药治疗效果不佳，特来求治。现症见：出血量多，色淡红，有血块，面唇苍白，心悸气短，神疲倦怠，四肢欠温，食欲不振。舌质淡，苔薄白，脉虚。

既往史：2004 年 5 月曾因大出血在某医院行刮宫治疗。

辅助检查：血常规检查示 Hb 80g/L，RBC 2.5×10^{12}/L；B 超检查未见子宫、附件异常；妇科检查未见异常。

辨证思路：患者崩漏日久，出血量较大，且见面唇苍白，心悸气短，神疲倦怠，四肢欠温等气血虚脱表现，又有刮宫病史，血中兼夹血块，瘀血明显，证属气虚挟瘀型。

中医诊断：崩漏（气虚挟瘀型）。

西医诊断：（1）功能性子宫出血；（2）失血性贫血。

治则治法：益气升提固冲，逐瘀止血。

处方：黄芪 30g，党参 15g，白术炭 10g，升麻 3g，益母草

30g，枳壳 10g，生山楂 10g，红花 10g，贯众炭 12g，茜草 12g，炙甘草 5g。

3 剂，水煎服，日一剂。

西医治疗：无。

二诊（2010-10-13）：服上方 3 剂，出血量大减，余症稍轻，脉舌如前。瘀血已去，治以益气升提，收涩止血。处方如下：

黄芪 30g，党参 15g，白术炭 10g，升麻 3g，旱莲草 30g，仙鹤草 30g，藕节 30g，莲须 10g，五味子 10g，炙甘草 5g。

3 剂，水煎服，日一剂。

三诊（2010-10-15）：服上药 2 剂血止。面色苍白，身困乏力，心悸气短，纳差，胃脘胀闷。舌脉如前。出血既止，一派气血虚弱之象。用益气健脾养血，收涩固冲，以善其后。

（1）黄芪 30g，党参 10g，白术 10g，山药 30g，茯苓 15g，五味子 10g，莲须 10g，白芍 15g，阿胶 20g（烊化），陈皮 12 g，甘草 3g。此方平时服。

（2）逐瘀止血之剂：益母草 30g，枳壳 10g，生山楂 10g，红花 10g，贯众炭 12g，茜草 12g，旱莲草 30g，生地榆 30g，炙甘草 5g。嘱患者于月经来潮的第二天服，连服 3 剂停药。

诊疗效果评价：如此服药 3 个月，月经周期恢复正常，复查血常规：Hb 120g/L，RBC 4.0×10^{12}/L。经随访 1 年未见复发，于 50 岁绝经。

【按语及体会】崩漏以"虚、瘀、热"为基本病机，治疗当分清标本缓急，灵活运用"塞流、澄源、复旧"三法。崩漏之初，暴崩大下不止，急当"止血以塞其流"；当出血量减少，继用"清热凉血以澄其源"；止血求因施治之后，应根据不同年龄的生理特点，在辨证的基础上，补益脾肾，"补血以还其旧"，调理善后，从而使身体健康完全恢复。

本例患者，崩漏日久，出血量较大，且见面唇苍白，心悸气短，神疲倦怠，四肢欠温等气血虚脱表现，又有刮宫病史，血中兼夹血块，瘀血明显，故治以黄芪、党参、白术炭、升麻益气升提，生山楂、炒红花祛瘀止血，兼用贯众炭、茜草清热凉血以止血，"塞流""澄源"并用。待出血量减少，继以参、芪、术、麻益气升提，仙鹤草、藕节、莲须、五味子收敛止血，"澄源"与"复旧"并举。出血既止，患者面色苍白，身困乏力，心悸气短，一派气血虚弱之象，继用参、芪加用白术、山药，益气健脾而血自生，加用阿胶补血止血而血得养，兼用莲须、五味收涩固冲而血不出。如是则瘀血祛、气血生，正气渐复，崩漏即愈而不复。

（四）继发性闭经

【病例】宋某某，性别：女，年龄：19岁。

初诊日期：2010年10月20日。

主诉：经闭不行6个月。

现病史：患者14岁月经初潮，平素月经不规律，常错后3～5天，量少。6个月余前因家庭原因，精神受到重创，月经突然停闭不行，伴两胁微胀、烦躁易怒。1个月前曾到某医院妇科就诊，行妇科检查未发现异常。西医考虑继发性闭经，欲行"激素人工周期疗法"。患者因担心其副作用拒绝治疗，特来求治。现自觉乳房刺痛，心烦口苦，纳眠可，二便调。舌质红、苔薄白，脉弦细。

既往史：体健。

辅助检查：妇科 B 超未见明显异常。

辨证思路：患者精神受创，肝气郁结，气滞而血瘀，致月经突然停闭不行。结合患者体质情况，虽天癸已至，但肾气未充，精血亏少，无余可下而致月经迟迟未潮，辨证当属虚实夹杂之闭经。

中医诊断：闭经（气滞血瘀，精血亏虚）。

西医诊断：继发性闭经。

治则治法：先予理气活血、祛瘀通经。

处方：当归 15g，川芎 10g，赤芍 15g，生地 20g，桃仁 10g，红花 15g，柴胡 12g，香附 15g，乌药 12g，郁金 15g，川牛膝 15g。

7 剂，水煎服，日一剂。

处方分析：当归、川芎、赤芍、生地四物养血活血，桃仁、红花活血破瘀，柴胡、香附、乌药、郁金疏肝理气，川牛膝补肾通经。

西医治疗：无。

二诊（2010-10-25）：患者服药后精神转佳，情绪改善，两胁胀消，月经仍未来潮，伴腰酸不适，舌脉如前。

肝经气郁得畅，肝肾不足，冲任血虚，治拟补肾养血，理气调经。处方如下：

菟丝子 30g，仙灵脾 15g，枸杞 20g，熟地 20g，丹参 30g，香附 15g，紫河车 30g，砂仁 6g，川牛膝 15g。

7 剂，水煎服，日一剂。

三诊（2010-11-17）：上方服药 20 剂后月经来潮，今日为行经第二天，经量较少，色偏黑，微有腹痛。舌淡苔白，脉沉弦。精血渐充，血脉欠畅，再予理气活血，祛瘀通经。10 月 20 日方加丹参 30g，鸡血藤 30g。

四诊（2010-11-22）：服上药后，经量稍增多，色转红，持续 6 天已净。现时感腰部酸困不适，舌脉如前。肾精待复，再予补肾养血，理气调经。服用 10 月 25 日方加川断 15g。连续服用 20 剂。转服 11 月 17 日中药方，若经来亦不停药，连服 10 剂。

诊疗效果评价：如此连服 3 个月经周期，月经按期来潮，量中等，无不适。停药后随访半年，经行正常。

【按语及体会】患者精神受创，肝气郁结，气滞而血瘀，致月经突然停闭不行。陈权根据辨证，结合患者体质情况，给予理气活血、祛瘀通经之品以促使月经来潮，但因患者虽天癸已至，但肾气未充，故虽肝气得舒，气机通畅，仍因精血亏少，无余可下而致月经迟迟未潮。辨证当属虚实夹杂之闭经，故又给予补肾养血，理气调经之剂以充血源后，再行"闭经者定时而攻"法而使月经来潮。陈权采用中药人工周期疗法，顺应妇女生理上的气血阴阳消长过程，治疗闭经者定时而攻的思路可窥见一斑。

（五）产后风湿

【病例】吕某某，性别：女，年龄：36 岁。

初诊日期：2009 年 6 月 19 日。

主诉：周身关节冷痛 7 天。

现病史：患者行剖宫产后 11 天，产后受凉以致周身关节恶风恶寒，尤以左下肢疼痛为剧，腰痛如折，起立活动均受限，左手诸指肿胀。无发热，自汗多，少气懒言，纳少眠差，二便尚可。正值暑热天气，只见患者倚坐轮椅而至，身着棉帽、手套及棉鞋，身覆棉被只露半面。舌淡苔薄白，脉沉细。

既往史：体弱易感。

辅助检查：血常规、红细胞沉降率及 ASO、CRF、RF 均无明显异常。

辨证思路：素体肝肾不足，又值产后气血骤虚致经络失养，腠理空疏，风寒湿邪乘虚而入，留滞经络，气血闭塞不通所致。

中医诊断：产后痹证。

西医诊断：产后风湿。

治则治法：补气血，益肝肾，祛风通络，温经止痛。

处方：黄芪 15g，当归 10g，熟地 15g，川芎 10g，赤白芍各 15g，独活 10g，桑寄生 15g，怀牛膝 10g，续断 12g，鸡血藤 30g，丹参 30g，忍冬藤 15g，青风藤 15g，络石藤 15g，桑枝 12g，秦艽 12g，防风 10g，炮姜 3g，细辛 5g，炙甘草 6g。

3 剂，水煎服，日一剂。

处方分析：黄芪、四物益气养血；桑寄生、牛膝、续断补肾壮腰；鸡血藤、丹参活血通络；三藤、桑枝、秦艽、防风祛风通络；炮姜、细辛温经止痛。

西医治疗：无。

二诊（2009-06-22）：上方服用3剂，症状明显减轻，气力增加，腰痛减轻，诸关节僵直感减轻，左手指仍肿胀，头昏不清，纳呆。舌淡苔白腻厚，脉沉细。

气血肾精略增，脉络渐通，寒湿之邪留滞。治则治法同上，加强温化寒湿之力。上方去炮姜，加苍术10g，桂枝5g，继服5剂。

三诊（2009-06-26）：服药后腰部及双下肢疼痛明显减轻，站立行走无明显障碍，左手指肿胀见消。近日觉左肩疼痛明显，抬举不能，甚至影响睡眠，乏力，头沉，恶风寒，心烦，纳差。舌淡苔白腻厚，脉沉细。

正气渐复，寒湿之邪渐折，寒湿夹风邪留滞身体上部。治则治法不变，更用辛散发表、趋于上行之药。处方如下：

黄芪20g，当归12g，赤芍15g，熟地12g，忍冬藤30g，络石藤15g，秦艽12g，连翘12g，麻黄10g，桂枝6g，防风12g，羌活6g，片姜黄10g，鸡血藤30g，炙甘草6g。

14剂，水煎服，日一剂。

四诊（2009-07-10）：患者此次来诊，已自己行走而至，未着棉帽、手套。诉病情明显减轻，趋于稳定。时有关节走窜疼痛，多在肩部、双手及足踝部。左手指肿胀时发时消。余无明显不适，纳眠如常。舌淡红苔薄白，脉沉。

正气复，风寒湿邪大折，余邪留滞。加强辛温通络，祛风除湿之力。上方加威灵仙 20g，海桐皮 12g，海风藤 15g。

诊疗效果评价：上方继服 2 周，电话回访，患者症状悉消，正值连绵雨天，周身关节肌肉亦无不适感觉。

【按语及体会】此患者为产后受凉关节疼痛，属于中医之"产后痹证"。患者素体肝肾不足，又值产后百节开张、血脉流散，气血骤虚致经络失养，外邪乘虚而入，留滞经络，气血痹塞不通所致。阳气虚损，腠理不密，风寒湿邪乘袭肢体，形成阳虚血亏，寒凝瘀滞，不通则痛的痛痹证。其病机属虚实夹杂。

陈权围绕患者虚实夹杂的病机特点，确立扶正祛邪为治疗大法，予补气血，益肝肾，祛风通络，温经止痛。由于产后气血不足、百节空虚，当归补血汤始终贯穿全程，初诊时合用独活寄生汤，待肝肾渐复，风寒湿邪留滞身体上部时，及时调整用药，选用趋于上行辛温发散之药，待余邪留滞经络，周身走窜之时，又加用可通行十二经络的威灵仙等。补不留邪，驱邪未伤正，药达病所，直折病邪，所以效如桴鼓。

通过此病案，理解到产后的生理特点及产后痹证的病因病机，据此应紧紧围绕虚实夹杂的病机特点投方。并应将每一种祛风湿药的寒热温凉四气及升降浮沉的性能牢记于心，使用时应根据患者的类型、邪犯的部位、病程的久新等选择药物并做适当的配伍。

（六）妊娠恶阻

【病例】展某，性别：女，年龄：27 岁。

初诊日期：2015 年 5 月 11 日。

主诉：妊娠呕吐 20 天。

现病史：患者于妊娠 40 天左右出现恶心、呕吐，初未行治疗，后逐渐加重，妊娠 50 天时出现剧烈呕吐于当地医院住院治疗，对症治疗 1 周好转出院，但出院后仍有恶心、呕吐，进食后加重，纳差。来诊时症见：恶心呕吐频作，每天呕吐 5～8 次，呕吐物为胃内容物或酸水，纳差，烦躁，口苦，睡眠一般，二便尚可。舌红苔薄黄，脉弦滑。

既往史：体健。

过敏史：无药物及食物过敏史。

辅助检查：无。

中医诊断：妊娠恶阻（肝热犯胃，胃失和降）。

治则治法：清肝和胃，降逆止呕。

处方：柴胡 10g，枳壳 10g，陈皮 6g，紫苏叶 10g，黄芩 10g，竹茹 10g，芦根 30g，黄连 6g，藿香 10g，砂仁（后下）6g，甘草 6g，生姜 5 片。

4 剂，水煎服，日一剂；少量频服，饮食清淡。

复诊：服药 4 剂后，呕吐次数明显减少，每天呕吐 2～3 次，心烦、口苦也减轻。现觉胃脘痞塞感。舌红苔薄黄，脉弦滑。上方加白术、茯苓各 10g，以增强健脾和胃之力。

三诊：偶有呕吐，饮食渐增。舌质淡红苔薄白，脉滑。上方再进 5 剂，以巩固疗效。

【按语及体会】妊娠恶阻是指妊娠早期出现的严重的恶心呕吐、头晕厌食，甚则食入即吐者。陈权认为，本病之发生多由于孕妇素体脾胃虚弱，加之妊娠，体内激素水平改变，导致情志抑郁，肝气不疏，肝胃不和，胃气上逆所导致。朱丹溪云："有妊二月，呕吐眩晕，……此恶阻，肝气……又夹胎气上逆。"《景岳全书》中提出"凡恶阻多由胃虚气滞"。故而在治疗上陈权多以疏肝和胃，降逆止呕为法。

本方中以柴胡、枳壳疏肝理气以利胃气之条畅；苏叶辛温，芳香化浊，和胃止呕，理气安胎，黄连苦寒以降胃火之上冲，苏叶、黄连合用，辛开苦降，降逆和中；黄芩苦寒，清热安胎；竹茹微寒，清热化痰，清胃除烦止呕；芦根甘寒，清热生津止呕；藿香芳香化湿，和中止呕；砂仁化湿醒脾开胃，理气安胎；甘草调和诸药。加生姜意在和中降逆止呕。诸药合用，寒温并用，辛开苦降，共奏清热抑肝、健脾和胃、降逆止呕之效，使逆气得降，脾胃升降和调，呕自止而胎自安。

另外，对于本病，由于患者呕吐剧烈，不能进食，故用药宜平和，药味宜少、用量宜轻，服药宜少量频频饮服。日常生活中饮食应以清淡可口、富于营养、易消化的食物为主，避免肥甘厚腻碍胃之品，少食多餐，以养胃气，使气血得充，胎有所养，胎元安固。保持心情舒畅，以利于气机的畅达。

第五节　中医外科类疾病辨治经验

一、黄褐斑

【病例】李某，性别：女，年龄：45岁。

初诊日期：2013 年 9 月 11 日。

主诉：颜面部对称性色素沉着斑 1 年余。

现病史：患者 1 年前无明显诱因于颜面部开始出现色素沉着斑，无明显局部不适，未予重视及治疗，后色素沉着斑逐渐加深扩大，伴口干，纳差，夜眠欠佳，曾到美容院行美容护理及间断服用中药治疗，效果不理想，遂于近日来诊。症见：面部对称性色素沉着斑，心烦、口干，眠差，大便稀，月经后期，经色暗，痛经，腰痛，时小腹胀。现月经第 5 天。查体：面部对称性分布色素沉着斑，以眼周及两颧部为主，边界清楚。舌质淡红苔薄黄稍腻，脉沉细。

既往史：体健。

过敏史：否认药物及食物过敏史。

辅助检查：无。

中医诊断：黧黑斑（气滞血瘀）。

西医诊断：黄褐斑。

治则治法：疏肝理气，活血化瘀。

处方：柴胡 10g，赤白芍各 15g，川芎 12g，香附 10g，当归 10g，桃仁 10g，红花 10g，白术 15g，陈皮 10g，茯苓 15g，白蒺藜 10g，合欢皮 15g，炒栀子 6g，益母草 15g，泽兰 10g。

水煎服，日一剂。

复诊：服上方 14 剂，心烦、口干等症状减轻，大便仍溏。舌红苔薄白，脉细。上方加白扁豆 30g。

三诊：上方加减服用 3 个月余，面部色素沉着斑明显变浅变小，月经色也转正常。心烦、口干去，睡眠安。以原方去栀子，加女贞子 15g，旱莲草 10g，继续服用以巩固疗效。

【按语及体会】本病可按照中医学之"肝斑""黧黑斑"等进行辨证治疗，其发生多由于气血虚弱或不调，导致颜面失养而成。《外科正宗》："黧黑斑者，水亏不能制火，血弱不能华肉，以致火燥结成斑黑，色枯不泽。"《诸病源候论》："面黑皯者，或脏腑有痰饮，或皮肤受风邪，皆令气血不调，致生黑皯。五脏六腑，十二经血，皆上于面。夫血之行，俱荣表里，人或痰饮渍脏，或腠理受风，致血气不和，或涩或浊，不能荣于皮肤，故变生黑皯。"陈权认为其发病多与肝、脾、肾三脏相关，如情志不遂、肝失条达，或劳倦伤脾、脾失健运，或劳伤肾精等导致气血不能上荣头面而发病。临床上常分为气滞血瘀、肝肾阴虚、脾虚气弱等进行辨证治疗。

本例证属气滞血瘀，故投以疏肝理气、活血化瘀之基本方进行加减治疗，因患者兼有纳差、便溏等肝郁脾虚之表现，故可加健脾之白术、茯苓、白扁豆、陈皮等；更以益母草、泽兰活血调经；合欢皮、炒栀子除烦安神。药证合拍，故收效佳。

二、激素依赖性皮炎

【病例】刘某某，性别：女，年龄：29 岁。

初诊日期：2015 年 5 月 6 日。

主诉：面部红斑、丘疹伴灼热瘙痒反复 1 年。

现病史：患者 1 年前皮肤无明显诱因出现红斑伴瘙痒，自行用皮炎平软膏外用数日后皮疹消退，但约半个月后皮疹再次出现，到附近药店购买曲安奈德乳膏外用后皮疹再次消退，但过后不久均再复发，仍以上述药膏外用，渐至不能停药，停药红斑、丘疹即加重，伴灼热感，遇热或情绪紧张时尤其明显。后到皮肤科就诊，给予他克莫司软膏外用，并口服甘草酸苷等药物治疗1个月余，症状稍有缓解，为进一步治疗而来诊。刻下症：皮肤潮红、丘疹，伴灼热感，饮食睡眠正常，二便调畅。查体：面部干燥，散见红斑、丘疹、毛细血管扩张，轻度脱屑，舌淡红苔薄白，脉细。

既往史：体健。

过敏史：无药物及食物过敏史。

辅助检查：无。

中医诊断：风瘙痒（风热外袭）。

西医诊断：激素依赖性皮炎。

治则治法：疏风清热止痒。

处方：金银花15g，连翘10g，炒黄芩10g，桑白皮15g，桑叶10g，防风10g，荆芥10g，僵蚕10g，蝉蜕10g，党参10g，茯苓15g，川芎10g，甘草6g。

7剂，水煎服，日一剂。

复诊：面部潮红、灼热减轻，轻度脱屑，自觉皮肤较干燥。舌淡红苔薄白，脉细。上方加白术10g，陈皮10g。

7剂，水煎服，日一剂。

三诊：症状进一步减轻，遇热或情绪急躁时有轻度灼热感，纳眠可，二便调。舌淡红苔薄白，脉沉细。上方去黄芩、桑白皮，加茉莉花5g。

7剂，水煎服，日一剂。

四诊：症状基本消退，唯觉面部稍干燥。舌淡红苔薄白，脉沉细。上方再7剂以善后，嘱其家用保湿护肤品。

【按语与体会】 激素依赖性皮炎发病日渐增多，且治疗困难，常因病情反复发作困扰患者。中医无对于此病的相关论述，根据症状体征等，可以按照"风瘙痒""湿疮"等进行辨证。陈权认为，本病由禀赋不耐，感受风热之邪所导致。从症状来看，面部出现红斑、丘疹、脱屑伴瘙痒等乃属于感受风热邪气的症状，激素长期外用，犹外来邪气反复侵袭面部皮肤，热邪熏灼，外加风邪袭扰，出现上述症状，故而治疗上以祛风清热为主。但观察本病患者，大部分舌象均以淡红舌薄白苔为主，脉亦不大，此乃素来脾虚，禀赋不耐所致，故祛邪的同时，要兼以健脾益气扶正以改善皮肤耐受性。治疗初期，红斑、瘙痒明显者，多以金银花、连翘、防风、僵蚕、蝉蜕、桑叶等祛风清热为主；又由于"肺主皮毛"，以黄芩、桑白皮清肺经风热；"诸痛痒疮，皆属于心"，以连翘、黄芩、竹叶清心火，疏散风热。后期症状减轻，乃加重扶正培本的药物如白扁豆、茯苓、白术、党参等健脾益气；方中川芎乃引药上行为用。

陈权认为，皮肤病的发生、发展过程中，皮损表现错综复杂，宜"谨察病机知其所属，发于机先"而治之。要重点把握局部辨证与整体辨证的关系，但局部辨证服从于整体辨证而确定治则治法，方可取得较好疗效。如本例中，尽管表现为面部红斑、丘疹、潮红等一派热象，但观其舌脉，火热之象并不显著而表现以脾虚为主，从而确立外祛风热，内以健脾的治疗方法，收效明显。

三、慢性荨麻疹

【病例】胡某某，性别：男，年龄：21 岁。

初诊日期：2013 年 09 月 1 日。

主诉：全身反复风团伴瘙痒 1 年余。

现病史：患者于 2012 年 6 月冷水沐浴后全身出现风团，伴瘙痒，皮肤科诊断为荨麻疹，给予抗过敏及维生素 C 等治疗后皮疹消退，但过后不久皮肤再次出现风团，颜色鲜红，几乎每日都有发作，口服抗过敏药物可缓解，停药则加重，病情呈反复发作。来诊时症见：躯干、四肢散在红色风团，瘙痒剧烈，饮食正常，口干、大便干，夜间睡眠欠佳。舌红苔薄黄，脉滑。

既往史：体健。

过敏史：否认药物及食物过敏史。

辅助检查：血常规无明显异常。

中医诊断：瘾疹（风湿热聚）。

西医诊断：慢性荨麻疹。

治则治法：清热疏风利湿。

处方：防风 10g，荆芥 10g，僵蚕 10g，蝉蜕 10g，麻黄 6g，石膏 15g，滑石 15g，竹叶 10g，大黄 6g，炒栀子 10g，连

翘 10g, 川芎 10g, 白芍 12g, 当归 10g, 甘草 6g。

7 剂, 水煎服, 日一剂。

复诊: 服药 3 剂后皮疹发作减轻, 3 天前全身再次出现风团, 自行口服西替利嗪片后至今无发作, 口干, 大便正常。舌红苔薄黄, 脉滑。上方去麻黄, 加薄荷 10g, 芦根 30g。再服 7 剂。

三诊: 本周患者皮疹仅发作 1 次, 数量较以往减轻, 瘙痒亦较前减轻, 仍自行口服西替利嗪片后缓解。舌红苔薄黄, 脉滑。效不更方, 再用 10 剂。

四诊: 患者近 10 日皮肤偶有散在数个风团出现, 但均可自行消退, 无明显瘙痒。舌淡红苔薄黄, 脉数。上方去石膏、栀子, 加知母 10g, 白术 10g。

诊疗效果评价: 上方加减再用药 1 个月余, 患者皮疹未再发作。

【按语及体会】荨麻疹属于中医 "瘾疹" 之范畴, 其发病、消退都较迅速。陈权为本证与风邪善行数变的特点相类似, 故而多从风邪的角度进行论治, 乃风邪夹热, 或夹寒, 或夹湿邪等袭于肌表所导致。肺主皮毛, 与大肠相表里, 故而通过宣肺清里的方法, 可以使风邪去, 兼夹的寒、热、湿等邪气或从外解, 或从里清, 或从二便而出, 从而达到较好的治疗效果。

本例以防风通圣散加减进行治疗, 本方出自刘完素《黄帝素问·宣明论方》, 目前在很多皮肤病的治疗中已被广泛应用, 功能疏风解表、清热通便。如吴昆《医方考》中所说: "防风、麻黄, 解表药也, 风热之在皮肤者, 得之由汗而泄; 荆芥、薄荷,清上药也，风热之在巅顶者，得之由鼻而泄；大黄、芒硝，通利药也，风热之在肠胃者，得之由后而泄；滑石、桅子，水道药也，风热之在决渎者，得之由溺而泄。风淫于膈，肺胃受邪，石膏、桔梗，清肺胃也，而连翘、黄芩，又所以祛诸湿之游火。风之为患，肝木主之，川芎、归、芍，和肝血也，而甘草、白术，又所以和胃气而健脾。"又如《王旭高医书六种·退思集类方歌注》所说："此为表里、气血、三焦通治之剂"；"汗不伤表，下不伤里，名曰通圣，极言其用之效耳。" 刘完素认为"风本生于热，以热为本，以风为标"，治疗上遵"风淫于内，治以辛凉"之旨。本例患者皮疹表现鲜红，舌脉均符合风热之象，表现为表里俱热，故而以防风通圣治之，效果明显。

四、湿疹

【病例】来某某，性别：女，年龄：35 岁。

初诊日期：2009 年 6 月 9 日。

主诉：口周、双上肢反复皮疹伴瘙痒 3 年。

现病史：患者诉 3 年来口角周围皮肤恶风并有红色丘疹、水疱反复发作，食辛辣刺激之品症状加重，冬季较轻，春夏较重，症状重时伴有双臂、双手丘疹，色红瘙痒，时伴渗液。患者平素纳食一般，稍有不慎则易腹泻。舌红苔薄黄略腻，脉细濡。

既往史：体健。

辅助检查：无。

辨证思路：患者湿疹多发口角、双臂、双手等身体上部，春夏多风多湿之季及食用辛辣之品加重，丘疹色红瘙痒，渗液时见量不多，平素易于腹泻。舌红苔薄黄略腻，脉细濡。四诊合参，证属脾虚湿盛，又兼外受风热之邪，内外两邪相搏，风湿热邪客于肌肤所致。

中医诊断：湿疮（风热型）。

西医诊断：湿疹。

治则治法：疏风养血，清热除湿。

处方：桑叶 10g，荆芥 10g，防风 10g，羌活 6g，升麻 6g，徐长卿 15g，僵蚕 12g，蝉蜕 10g，当归 10g，生地 15g，生石膏 30g，金银花 15g，白术 12g，苦参 12g，生甘草 6g。

水煎服，日一剂。

处方分析：桑叶、荆芥、防风、羌活、升麻、徐长卿、僵蚕、蝉蜕祛风止痒；当归、生地养血润燥；石膏、金银花清热解毒；白术、苦参健脾祛湿；生甘草解毒、调和诸药。

西医治疗：曾多次外用药膏，具体药名不详，服用中药后停用西药。

二诊（2009-06-16）：患者诉上方服用 5 剂时，口角湿疹明显减轻，再服用 5 剂，口角湿疹消失。双手湿疹减轻，多见水疱，瘙痒。口苦胃热，小便色黄灼热，大便可。舌红苔薄黄，脉濡略数。

风邪疏散，湿热稽留。投以清热利湿，佐以祛风止痒。处方如下：

萆薢 15g，土茯苓 15g，石膏 30g，知母 10g，黄连 10g，竹

叶 10g，薏苡仁 30g，滑石 15g，通草 3g，苦参 12g，防风 10g，浮萍 10g，地肤子 12g，小胡麻 10g，徐长卿 12g，甘草 6g。

7 剂，水煎服，日一剂。

三诊（2009-06-24）：患者口角、双臂及双手的皮疹均明显减轻，水疱消失，未发新疹，唯见手掌潮红。舌红苔薄黄，脉细数。

风湿热邪大折，血分余热未除。上方加生地 15g，赤芍 12g，以凉血散瘀和营。

四诊（2009-07-20）：患者服用上方症状尽除，停药半个月余，又复出现口周及右手湿疹，稍痒痛。舌红苔薄黄，脉濡。

余湿留恋，复感风邪，风湿相应而复发。以 6 月 16 日处方加荆芥 6g，羌活 6g，蝉蜕 15g，继服 10 剂。

诊疗效果评价：患者上方服用 7 剂症状即消。嘱患者清淡饮食，勿服用辛辣刺激及鱼腥之品。1 个月后随访症状无复发。

【按语及体会】 湿疹属中医"湿疮"的范畴，传统中医认为其病机总由禀赋不耐，饮食失节，或过食辛辣刺激荤腥动风之物，脾胃受损，失其健运，湿热内生，又兼外受风邪，内外两邪相搏，风湿热邪浸淫肌肤所致。

此患者证属脾虚湿盛，又兼外受风热之邪，内外两邪相搏，风湿热邪客于肌肤所致。起初治疗以疏风清热为主，兼以祛湿，予以《外科正宗》消风散加味。风邪易散，湿浊难除，当湿热稽留为主，再投以清热利湿，佐以祛风止痒之萆薢渗湿汤。此证湿热蕴久，易致血分蕴热，络脉不通，因此应酌加凉血散瘀和营之品。

通过此病案，我们感受到本病多为风湿热邪而致，三邪中以湿邪为本，贯穿疾病始末，不同程度地兼风邪和热邪。在治疗中应辨清病机根本，以及掌握祛邪的先后。湿疹的缠绵反复多与余湿未尽有关，病至后期湿邪阻滞气机，导致气滞血瘀痰凝，壅塞脉络，故见皮损粗糙肥厚色暗。湿热蕴久，耗伤阴血，肌肤失养，血虚风燥，故见丘疹、结痂、鳞屑，渗出减少，剧痒。治疗应根据所兼邪气不同，或清热解毒，或祛风止痒；根据湿邪所留部位的不同，或祛风胜湿，或健脾燥湿，或淡渗利湿；根据病变的分期，或祛风湿热邪为主，或兼以健脾化湿，或养血凉血，或化瘀通络。

五、血小板减少性紫癜

【病例1】赵某，性别：女，年龄：26岁。

初诊日期：2015年1月16日。

主诉：双下肢瘀斑瘀点1年余。

现病史：患者2013年12月无明显诱因出现双下肢瘀点瘀斑，到医院就诊，查血常规：血小板计数（PLT）19×10⁹/L，诊断为特发性血小板减少性紫癜，住血液科20余天，予激素等相关治疗后PLT升高至101×10⁹/L而出院。出院1个月后患者出现月经量增多而再次住院，后一直以激素维持治疗。今日来诊时月经第3天，量多，色深，夹血块，乏力，纳食可，二便调。查体：

神清,精神可,咽无充血,心肺听诊无异常,双下肢散见数个瘀点。舌红苔薄黄,脉沉细数。

既往史:体健。

过敏史:无药物及食物过敏史。

辅助检查:血常规 PLT 5×10^9/L。

中医诊断:血证 – 紫斑(血热内盛,迫血妄行)。

西医诊断:血小板减少性紫癜。

法则治法:清热凉血消斑。

处方:生地 30g,水牛角 15g,赤芍 20g,茜草 10g,牡丹皮 10g,大青叶 10g,白花蛇舌草 20g,重楼 6g,当归 10g,鸡血藤 30g,金银花 15g,女贞子 20g,旱莲草 30g,徐长卿 10g,连翘 10g,龟板 10g,黄芪 15g,甘草 6g。

7 剂,水煎服,日一剂。

复诊:服药后乏力减轻,多梦易醒。舌红苔薄白,脉沉细。血常规 PLT 14×10^9/L。上方加阿胶 10g(烊),黄精 20g。

7 剂,水煎服,日一剂。

三诊:劳累后气短,腰痛腰酸,多梦。舌淡红苔薄白,脉沉细。血 PLT 16×10^9/L。处方如下:

黄芪 30g,党参 10g,白术 10g,当归 10g,熟地 20g,川芎 6g,白芍 10g,制何首乌 30g,阿胶 10g(烊化),龟板 15g,鹿角胶 10g,鸡血藤 30g,甘草 6g。

7 剂,水煎服,日一剂。

诊疗效果评价:此方加减调治 2 个月,PLT 升高至 242 ×

10^9/L，病情稳定，激素停用。

【按语及体会】特发性血小板减少性紫癜以广泛的皮肤、黏膜或内脏出血、血小板减少、骨髓巨核细胞成熟障碍及抗血小板抗体出现为特征，激素、免疫抑制药等为本病主要治疗方法。陈权认为本病乃血证之范畴，其发病在脾肾亏虚基础上外感风热毒邪，灼伤脉络，迫血妄行等所导致，后期出现气血两亏，或瘀血阻滞等表现。患者如在内伤基础上遇风热等邪更易诱发。本例初发起病较急，结合舌脉，证属血热妄行，壮火食气故乏力，热迫血行故身发紫癜、月经增多、色深；离经之血即为瘀血，故而月经有块。治疗上以清热凉血散瘀为主，选用犀角地黄汤加减，并以当归、鸡血藤、茜草等活血，二至丸、龟板等养阴清热凉血，黄芪解毒、益气，复统血之权。《血证论》之"止血、消瘀、宁血、补血"的治血四法至今仍是统治血证的纲领，在临床中当灵活运用，初期之血热以止血、消瘀、宁血为主；待病势稳定，当以补血以之本，本例亦然。三诊时患者以气血不足为主要表现，故而拟定补气生血、养血和血的治疗方法，以黄芪益气以生血，并复统血之源，党参、白术健脾以使气血生化有源，四物合首乌、阿胶、鹿角胶、龟板、鸡血藤养血和血，标本统治。

【病例2】谢某，性别：女，年龄：21岁。

初诊日期：2010年6月1日。

主诉：双下肢皮肤瘀斑1个月余。

现病史：自2010年4月中旬因研究生复试过度劳累、复加饮食不慎，导致发热、吐泻，经治而愈；5月初双下肢皮下出现大块紫斑，血常规检查发现 PLT 减少，最低时仅为 4×10^9/L，诊断为"血小板减少性紫癜"，入住血液科用激素冲击治疗，PLT 升至正常，出院休养，逐渐撤减泼尼松，服用泼尼松 50mg/d，PLT 出现逐渐下降至 16×10^9/L，不能再撤激素，遂寻求中医治疗。诊见：面色浮黄少华，面似满月，两下肢仍有大片青紫瘀斑沉着不消。舌淡红苔薄腻，脉细。

既往史：素体不强，自小多病。

辅助检查：血常规 PLT 16×10^9/L，余正常。

辨证思路：患者素体不强，自小多病，提示属正气虚弱、肝肾不足之体。后因考试劳累耗伤心脾，复加吐泻而致正气愈亏，气虚不摄，血溢脉外而致出血。

中医诊断：紫斑（心脾两虚，肝肾不足）。

西医诊断：血小板减少性紫癜。

治则治法：滋养肝肾，补益气血。

处方：党参 15g，黄芪 30g，当归 10g，仙鹤草 30g，女贞子 15g，旱莲草 30g，阿胶 10g（烊化），枸杞子 15g，生地 30g，制何首乌 20g，黄精 10g，炙甘草 6g。

水煎服，日一剂。

处方分析：党参、黄芪、甘草补气健脾；黄芪、当归益气生血；女贞子、旱莲草、枸杞子、生地、制何首乌、黄精养阴凉血；仙鹤草、旱莲草、阿胶补虚止血。

西医治疗：服用泼尼松 50mg/d。

二诊（2009-06-22）：患者服用泼尼松50mg/d，与中药同用。上周查PLT升至70×10^9/L，面色稍有改善，未有新紫斑出现。舌淡红苔薄黄，脉细。

肝肾不足，心脾两虚，统摄无力，血溢肌腠，原方加补骨脂10g，日一剂。

三诊（2009-07-14）：因劳累及泼尼松撤减过快，PLT上周降至44×10^9/L，但今日又升至53×10^9/L，无明显自觉症状，唯面色欠华。舌脉如前。

病机同上，仍宜滋养肝肾，补益气血。处方如下：

党参20g，黄芪30g，当归10g，鸡血藤10g，仙鹤草30g，女贞子15g，旱莲草30g，阿胶10g（烊化），生地30g，菟丝子20g，补骨脂10g，炙甘草6g。

水煎服，日一剂。

四诊（2009-07-27）：患者病情平稳，血小板逐渐上升，今查为83×10^9/L，无明显不适感觉，皮肤紫斑逐渐消退未有新发。泼尼松撤减为20mg/d。

正气渐复，肝肾得养，加入温养之品助阳生阴。前方去旱莲草，加鹿角片10g，肉苁蓉10g。

诊疗效果评价：至9月20日患者泼尼松撤减为5mg/d，PLT稳定在正常范围，无紫斑新现，无不适感觉，面色红润，已复课上学。中药继续服用。

【按语及体会】血小板减少性紫癜多属于中医学"紫斑""肌衄"范畴，可能与某些病因造成的自身免疫导致血小板大量被破坏有关。西医应用激素及免疫抑制药等治疗，可以在短期内控制病情，但系治标之法，撤减时常易再度下降，引起病情反复。

中医辨证认为，本病系心脾两虚，气血生化乏源所致，治疗总以益气养血为主，然气血之生成，有赖于肝肾之强健。因肾主骨，骨为髓海，补益肝肾，则能促进髓海生血。故益气养血、培补肝肾为本病治疗大法。

然本例因应用大剂量激素，撤减之初，有舌红、满月脸等阴虚表现，故治法侧重滋养；后期激素撤减过半，阳虚渐显，继用养阴为主，PLT 反致下降，治疗转为着重温补，用鹿角片、菟丝子、补骨脂等，症情得以进一步改善，并能使激素稳妥撤除，PLT 稳步上升。

从本病案我们认识到，血本阴类，但有赖于阳气促进方能生成。此乃景岳"善补阴者，必阳中求阴"之意。

六、银屑病

【病例】王某，性别：男，年龄：25 岁。

初诊日期：2015 年 1 月 7 日。

主诉：躯干、四肢反复红斑、鳞屑伴瘙痒 3 个月余。

现病史：患者 3 个月前受凉后出现发热、咽痛、咳嗽，自行口服头孢氨苄和清开灵后热退，后于躯干、四肢逐渐出现散在红色丘疹，伴轻度瘙痒，到皮肤病医院就诊，诊断为银屑病，予消银胶囊口服和曲安奈德软膏外用治疗半个月，皮疹无明显消退，且仍有散在新皮疹。来诊时见：躯干、四肢散在红斑、丘疹，上覆鳞屑，伴轻度瘙痒，饮食睡眠正常，二便调畅。查体：躯干、四肢散在红斑、丘疹，上覆薄白鳞屑，刮除鳞屑，有薄膜现象及点状出血，未见水疱、糜烂及结痂等，头皮未见皮疹。舌红苔黄厚腻，脉滑。

既往史：体健。

过敏史：无药物及食物过敏史。

辅助检查：无。

中医诊断：白疕（湿热蕴阻，外感风热，肌肤失养）。

西医诊断：银屑病。

治则治法：清热化湿，祛风清热。

处方：羌活 10g，防风 10g，僵蚕 10g，蝉蜕 10g，大黄 6g，姜黄 6g，茵陈 10g，黄芩 10g，葛根 15g，苍术 10g，白术 10g，苦参 10g，知母 6g，滑石 15g，竹叶 10g，甘草 6g。

7 剂，水煎服，日一剂。

复诊：瘙痒去，皮疹无明显减轻，且仍有散在的新丘疹，舌红苔黄厚，脉滑。上方加草果 6g，泽泻 10g。

14 剂，水煎服，日一剂。

三诊：无新起皮疹，无瘙痒，口干，原皮疹仍无明显减轻。舌红苔黄厚，脉滑。上方去草果，加芦根 30g。

14 剂，水煎服，日一剂。

四诊：皮疹萎缩，部分开始消退。舌红苔薄黄，脉滑数。

处方如下：

　　金银花 10g，连翘 10g，黄芩 10g，知母 10g，僵蚕 10g，蝉蜕 10g，姜黄 6g，大黄 6g，防风 10g，赤芍 10g，羌活 10g，炒黄柏 10g，竹叶 10g，滑石 15g，甘草 6g。

　　　　　　　　　　　　　　10 剂，水煎服，日一剂。

　　诊疗效果评价：上方继续用药 2 个月余，皮疹尽退。

　　【按语及体会】银屑病易诊难治，目前多数医家大多从火热或血燥、血热等方面论治，但本例患者从舌脉等综合来看，当属湿热无疑。乃患者素为湿热之体，加之外感风热邪气，内外合邪，发于肌肤而病。湿热蕴阻中焦，影响气机的通调及水谷精微的敷布，肌肤失养而见脱屑、瘙痒，热邪发于皮肤则见红斑、丘疹。

　　当归拈痛汤为治疗湿热疮疡的代表方，此疮疡者，乃多种皮肤损害类型的统称。《医方集解》："此足太阳阳明药也，……上下分消其湿，使壅滞得宣通也。"方中以羌活、茵陈共用祛风胜湿，猪苓、泽泻利水渗湿，所谓"治湿不利小便，非其治也"；黄芩、苦参清热燥湿；苍术、白术健脾燥湿；以上诸药渗湿、利湿、燥湿共用，使湿邪得以运化；葛根、防风疏风解表，兼以胜湿。全方清热祛湿、兼解表湿祛风邪，湿去热清、风邪得解；同时配合升清降浊之升降散，使清气上升、浊气下降，气机升降有序而邪自去，且僵蚕、蝉蜕合用有很好的抗过敏、调节免疫的功效。后期，湿热清除，改以清热祛风为主，兼以利湿而皮疹尽去。

七、急性化脓性阑尾炎

【病例】周某某，性别：男，年龄：16 岁。

初诊日期：2010 年 8 月 9 日。

主诉：右腹痛反复发作 1 周余。

现病史：患者因"右腹痛反复发作 1 周余"急诊入院。当时拟诊为化脓性阑尾炎，立即行阑尾切除手术，但当腹腔打开后，可见阑尾仅留残蒂，脓液浸淫肠间，腹膜明显充血，在彻底清理腹腔后放置引流管，关闭腹腔，术后静滴抗生素治疗。但患者未按常规禁食水，每日脓液涌出创口，西医分析认为创口未愈，瘘道又生，遂请中医会诊。细察其面色萎黄，语声低怯，纳呆神疲，腹软不胀，伤口脓液虽多，但色如米泔，其质清稀而无奇臭。舌质淡红，苔薄白而润，脉细弱。

既往史：体健。

辅助检查：住院期间三大常规及血生化已检查，无明显异常。

辨证思路：患者此症诊为肠痈确立，已经西医手术清除脓毒，然创面久不愈合，反而长期流出脓液。察看患者语声低怯，纳呆神疲，腹软不胀，伤口脓液虽多，但色如米泔，其质清稀而无奇臭，舌质淡红，苔薄白而润，脉细弱。分析认为，前期内外合治而不力之由，本缘在于气血亏虚，湿毒羁留，故应立补气养血、化浊祛瘀之法。

中医诊断：肠痈（气血亏虚，湿毒羁留）。

西医诊断：急性化脓性阑尾炎。

治则治法：补气养血，化浊祛瘀。

处方：黄芪 30g，熟地黄 12g，当归 10g，川芎 12g，苍术 10g，蒲公英 30g，连翘 15g，白芷 10g，薏苡仁 30g，败酱草 30g，木香 10g，皂角刺 10g，穿山甲 6g。

水煎服，每日 6 次间隔进服。

处方分析：托里消毒散适用于气血亏虚，痈疽已成，不得内消者。方中黄芪、熟地黄、当归、川芎益气养血活血；苍术、木香健脾行气化湿浊；蒲公英、连翘、白芷、薏苡仁、败酱草、皂角刺和穿山甲排脓解毒。

西医治疗：手术后予抗生素及支持疗法。

二诊（2010-08-16）：患者食欲明显增进，精神日佳，伤口脓液渐有减少。舌质淡红，苔薄白而润，脉细弱。

正气渐复，脓毒渐除，加强益气扶正之力。前方加入红参 10g，续服 5 剂。

三诊（2010-08-21）：患者日见好转，精神大振，已自如下地活动，伤口脓液全部消失。舌质淡红，苔薄白而润，脉起和缓。

正气已复，脓毒尽除。去前方中穿山甲、皂角刺，加入三七粉 9g 以活血生肌，再予 5 剂。

诊疗效果评价：至 8 月 25 日，患者伤口已完全平复，病体康复，请求出院。虑其病久，正气伤损，短时难瘥，故带前方中药加减剂出院。1 个月后随访，患者已完全康复。

【按语及体会】急性阑尾炎系现代医学临床急腹症之一，处于化脓穿孔期者治疗尤为棘手，治疗往往疗效不甚满意且费用多至巨额，间断治疗转而影响疗效，甚至数月难愈。该病在中医学中相当于"肠痈"，常规而言，早、中期多以清热解毒、化瘀排脓为治则。本例患者虽系青年，却显素体羸弱，患病后继而凸现正不敌邪，故而久不向愈，并且形成瘘道。

陈权深谙辨证论治之理，不为常法所囿，紧扣正虚邪实之机，谨守补气养血、托邪外出之法，内服选用托里消毒散加减方，使正气得复，脓毒得除，伤口速愈，肠腑自安。

八、斑秃

【病例】高某某，性别：男，年龄：37岁。

初诊日期：2015年4月15日。

主诉：头发斑片状脱落1个月。

现病史：患者近半年来工作压力较大，长期熬夜，于1个月前无意中发现头皮脱发斑2处，自行用生姜片外涂擦治疗20余天，毛发无明显生长，遂来就诊。症见：头皮顶、枕部两处脱发，脱发区头皮光滑，无瘙痒等，纳食正常，睡眠差，多梦，二便调。查体：头顶部、枕部见两处秃发区，大小均约1元硬币大小，秃发区头皮光滑，无明显毳毛生长，拔发实验（＋）。舌暗红苔薄黄，脉弦细。

既往史：体健。

过敏史：无药物及食物过敏史。

辅助检查：无。

中医诊断：油风（肝肾阴虚，毛发失养）。

西医诊断：斑秃。

治则治法：滋补肝肾，养血生发。

处方：女贞子 18g，旱莲草 15g，山药 15g，制何首乌 15g，菟丝子 15g，山萸肉 10g，川芎 10g，当归 10g，茯神 15g，地龙 10g，龙骨 30g，牡蛎 30g，甘草 6g。

7 剂，水煎服，日一剂。

复诊：毛发无明显生长，但睡眠改善，做梦减少。舌暗红苔薄黄，脉弦细。上方加桃仁 10g，红花 10g，赤芍 10g。

14 剂，水煎服，日一剂。

三诊：秃发区见少许毳毛生长，睡眠可，二便调。舌淡红苔薄黄，脉弦细。加黄精 15g。

诊疗效果评价：上方加减应用 3 个月余，秃发区毛发基本恢复正常。

【按语及体会】斑秃中医称为"鬼剃头""鬼舐头""油风"，因肾藏精，其华在发，肝藏血，发为血之余，且精血互生，精足则血旺，毛发亦繁茂润泽，故头发的生机根源于肾，滋养来源于血。如《外科正宗·油风》云："油风乃血虚不能随气荣养肌肤，故毛发根空，脱落成片，皮肤光亮。"故而，中医辨证治疗本病也多从肝肾、精血入手，代表方如七宝美髯丹、十全大补汤等。西医认为本病与免疫功能紊乱、精神因素、遗传因素、性激素及其受体改变、微量元素缺乏及微循环障碍等有关，尤其精神因素在本病发病中的作用不可忽视。

本例患者乃由于长期熬夜，导致肝肾之阴血暗耗，加之工作压力大，气郁不得伸展，而导致肝肾精血不足，气郁血行受阻，毛发失却荣养而脱落；肝肾阴亏，虚火内扰心神而导致失眠、多梦；治疗上以调理肝肾、梳理气血为主，处方以二至丸补肝肾之阴且清虚热；七宝美髯丹补肝肾养发；川芎活血养血行气，茯神、龙骨、牡蛎镇静安神；病久入络，故以地龙入络行血。二诊时，睡眠改善，加桃红、赤芍等加强活血之力，诚如《医林改错》所云"皮里肉外血瘀，阻塞血路，新血不能养发，故发脱落""无病脱发，亦是血瘀"。综观整个治疗，补肝肾、活血行气、安神等贯穿始终，补肝肾精血与活血理气并重，毛发始得茁壮成长。

九、男性勃起功能障碍

【病例】王某某，性别：男，年龄：38岁。

初诊日期：2014年8月20日。

主诉：勃起障碍1年余。

现病史：患者近1年多来工作压力较大，1年前出现性功能减退，性欲下降，勃起障碍，伴腰酸，曾在小区诊所先后口服补肾丸、左归丸、健脑补肾丸等治疗，效果不理想；后在附近诊所用中药治疗，症状有改善，但停药后即加重。今日来诊时见：性欲减退，勃起不能，腰酸腰痛，阴囊潮湿，口干，纳食可，无尿频尿急，睡眠一般，大便调畅。舌淡红苔黄厚，脉沉滑。

　　既往史：**体健。**

　　过敏史：无药物及食物过敏史。

　　辅助检查：无。

　　中医诊断：阳痿（脾肾亏虚，湿热下注）。

　　西医诊断：阳痿。

　　治则治法：清热利湿起痿。

　　处方：苍术 10g，炒黄柏 6g，川牛膝 10g，薏苡仁 30g，蛇床子 10g，苦参 6g，车前子 15g（包煎），滑石 15g，竹叶 10g，地龙 10g，甘草 6g。

　　　　　　　　　　　　　　7 剂，水煎服，日一剂。

　　复诊：服药后腰痛腰酸减轻，勃起不坚。舌淡红苔黄厚，脉沉滑。上方加郁金 10g，合欢皮 15g。

　　　　　　　　　　　　　　10 剂，水煎服，日一剂。

　　三诊：性欲恢复，勃起好转。舌淡红苔薄黄，脉沉。上方去滑石、竹叶、苦参，加杜仲 15g，菟丝子 15g，仙灵脾 15g。

　　　　　　　　　　　　　　10 剂，水煎服，日一剂。

　　诊疗效果评价：上方继续加减应用 1 个月余，恢复正常。

　　【按语及体会】陈权认为，阳痿之为病，本在肾，然一味补肾，效果不一定理想，当审阴阳虚实而调治。本证属于肾阳虚损者，多年老之人，对于青壮年属虚者少，即便为虚，也必为虚实夹杂，而湿热实证更为多见。

　　《素问·生气通天论》说："因于湿，首如裹，湿热不攘，大筋软短，小筋弛长，软短为拘，弛长为痿。"《灵枢·经筋》说："热则宗筋弛纵不收，阴痿不用。"《类证治裁·阳痿》说："伤于内则不起。故阳之痿，多由色欲竭精，或思虑伤神，或恐惧伤肾……亦有湿热下注，宗筋弛纵，而致阳痿者。"由于现代人的生活水平不断提高，饮食条件改善，过食醇酒厚味，积滞不化，脾胃运化失常，聚湿生热，湿热下注而致宗筋弛纵，阳事不兴。

湿热致痿的治疗，《临证指南医案·阳痿门》："更有湿热为患者，宗筋必弛纵而不坚举，治用苦味坚阴，淡渗去湿，湿去热清，而病退矣。"临床见不少患者湿热蕴结于下焦在先，用温阳益肾法治疗阳痿或可暂时好转，但更加助阳生热。陈权认为，在使用补肾药物时须扶正勿忘祛邪，以防闭门留寇，若先予清热利湿药治疗则效果显著。治疗下焦湿热，可利湿通淋，治疗肾阳虚弱当益肾温阳。如既有湿热又兼有肾虚者则必须先用清利湿热药治疗。湿热已清，再用补药，酌情选加一二味清利湿热药方能收效满意。故而初期本例一直以清利为主，无一味补肾药物，而效果依然明显，至后期方加入部分补肾药物善后收效明显。

另外，本病患者由于难以启齿，思想压力多比较大，临床当注意疏肝解郁，注重精神疏导。《辨证录·阴痿门》说："有人年少之时，因事体未遂，抑郁忧闷，遂致阴痿不振，举而不刚。人以为命门火衰，谁知是心火之闭塞乎……宜宣通其心中之抑郁，使志意舒泄，阳气开而阴痿立起也。方用宣志汤"；沈金鳌《妇科玉尺·卷一》说："气郁者，肝气郁塞，不能生胞中之火，则怀抱忧愁，而阳事因之不振。"这些都论述了情志因素导致本病的病机，故而临床中陈权喜在本病辨证基础上加香附、郁金、合欢皮等疏肝理气药，收效明显。

第三章

医论话医

第一节　中医成才门径
——学习中医的方法

一、信念与追求——做名医

1. 何为名医？

名医是"铁杆中医"锤打冶炼的结果，是中医理论基础坚实，临床经验丰富，学术思想独特，且造诣高深的中医学家。铁杆中医，其基本条件是：学识渊博，基础坚实，学验俱丰，这些特征的结果必然是学术思想独特。借用清人龚自珍的诗来告诫大家："九州生气恃风雷，万马齐暗究可哀，我劝天公重抖擞，不拘一格降人才。"

2. 名医是如何打造的？

误区：①天才乎？②工作时间长，经年累月的经验积累自然形成的；③宣传包装吹出来的。

名医不是无缘无故产生的，其成才之路必然要经历千锤百炼。

二、成才门径

1. 需要具备坚定的信念与理想 要忠诚于中医事业，终生不变地热爱中医，立志献身于中医事业，做一个铁杆中医。

首先要了解医学史，认识中西医。了解医学史，尤其中医学发展史，分析中西医的过去、现在、今天与明天，充分认识中西医优劣势。中医经历了 2000 多年，风雨沧桑，经过了近代科学毁灭性冲击，仍立于不败之地，且日益传播全球，受到世界人民的欢迎，其必然有巨大的优势方能焕发出如此强大的生命力。以近现代科学为背景的西医在取得极其辉煌的成就的同时，对疾病的认识与治疗方面仍留下了许多误区和遗憾。

我们几十年的临床，可以拿出足够的临床例证说明中医的疗效。所治疾病多为西医治疗效果不好，或西药毒副作用大，或西医诊断不明，转而慕名治疗的，而且多能取得较好的疗效，足以说明中医所具有的优势。

在知识爆炸，专业分科越来越细的现代信息社会，作为一名中医大夫怎样看病？目前有以下几种：

（1）跟着西医跑：让西医的观点主宰或干扰中医辨证思维，丢掉中医辨证论治这一中医学术体系的核心和灵魂。

（2）纯中医：沿袭中医传统的治病模式，所诊疾病不分内外妇儿、五官皮肤、骨伤肿瘤，百病皆治，诊断疾病全凭望闻问切，遣方用药，纯用汤散膏丸。不讲西医解剖、生理病理，不看片子、不用听诊器、不用西药，治病成败得失全凭中医的本事。

（3）铁杆中医：并不排斥西医及其学科先进的东西，只是铁心搞中医，对中医事业充满信心，并有能力运用中医自身方法治好病，对中医既要有坚定的信念，又要有过硬的本领。

实践证明，闭关自守本学科既成体系，不思改革发展，不图进取，拒绝接受西医知识和现代科学技术，不是科学的态度，也必成不了大事。了解西医有关解剖生理病理及临床知识、西医的检验结果和治疗药物，有助于提高我们对疾病认识的精确性，有助于检验中医用药的疗效，有助于医患之间的交流沟通。精通中西医两种医学体系，完美地结合运用于临床，并取得一定的成就，是当代医家所追求的目标。

2. 多读书，读好书，掌握学习方法　如朱老的座右铭："每日必有一得"。要读经典；师傅领进门，修行在个人，成才靠自己，需要自己把握好自己的命运。

读书诀窍：有计划地读、有选择地读和分阶段地读。

有的精读，朗朗上口，出口成章，随口就能说出，时时温习之，如经典著作；有的细读，完整地读一遍或几遍，尽量记住内容，深刻理解，掌握要点，如《医宗金鉴》《张氏医通》《临证指南医案》等；有的粗读，或称为泛读，掌握其中主导思想，重要的学术精髓，如金元四大家的著作；有的涉猎，了解大体精神。

要有一本案头书（王永炎），时常翻阅，一辈子参考受用。

要有一本工具书，如有的专科眼耳鼻喉、验方新编等。

不要读死书，要如章次公所云"发皇古义，融会新知"。

3. 勤临证 "熟读王叔和，不如临证多"。朱良春早就告诫我们"中医之生命在于学术，学术之根源本于临床，临床水平之高低在于疗效"，要坚持理论指导下的临床实践，磨练基本功，积累临床经验，辨证论治，理法方药，君臣佐使，讲求配伍精当，<u>丝丝入扣</u>。

诀窍：①重视四诊合参，综合分析。认证无差，"证之有假辨于脉，脉之有假辨于舌"。②重视季节时令气候的变化。③熟识药性，用好用活方剂。④证治心理并调。

4. 博采众长 从古名医、现代名医、民间医生、患者甚至道听途说获得知识、经验，或秘方、验方。古人和当代老前辈积累了大量的临床经验，留下了大量的医案、医话、医学著述，越是个性化的记载，往往越有参考价值。这是一笔巨大的财富，有利于中青年医师成才，要好好继承。所谓磨刀不误砍柴工，花时间读书，把前人的间接经验化作直接经验，用别人成熟的经验取代自己不成熟的经验，事半功倍，何乐而不为呢？所谓"验方一味，气死名医"，不可忽视。

5. 医德规范 要以古代楷模，现代榜样，医德名"著"为目标。

治病救人是一使命，是人生追求，而非金钱交易，救人生命比金钱更重要。献身中医比追求名利更重要，敬业，守住良知和文明这一底线。

医师是高风险职业；患者安危生死全系一人，或在一时或闪念之间；救人危难，要有担风险、治大病勇气，遣方用药，小心谨慎，考虑周全，步履稳健，如孙思邈所提到的"胆欲大而心欲小，智欲圆而行欲方"。

6. 如何赢得患者　要学会沟通；与患者建立相互的信任；要理解患者，为患者着想，换位思考。

《内经》曰："善言天者，必有验于人；善言古者，必有合于今；善言人者，必有厌于己"，共勉。

（据2012年科室内为师承学员讲座整理）

第二节　读经典，做临床
——经方运用一得

继承、研究、发展、创新中国学术，是我们中医人的任务和职责，读经典，做临床，既是老前辈的名医之路，也是中青年医家成长的门径，同时也是各级中医药管理部门对高层次中医临床人才培养所提出的严格要求。熟读经典，指导临证，受益无穷。仲景之《伤寒杂病论》融理、法、方、药为一体，具有很高的科学水平和实用价值，不论外感热病，还是内伤杂病的辨证论治，均具有重要的指导意义。尤其面对一些疑难重证或复杂性疾病时，若能正确而灵活地应用经方，常能立竿见影，顿起沉疴。即使没有桴鼓相应之效，或不能尽愈疾病，但往往可以迅速改善症状，逆转病情，或缩短病期，延长寿命。兹不揣浅陋，就学习运用经方的体会略陈一二。

一、麻黄连翘赤小豆汤治疗紫癜性肾炎顽固性血尿案

过敏性紫癜性肾炎是过敏性紫癜引起的肾损害。其病因多为细菌、病毒及寄生虫感染致变态反应，某些食物、药物或自然环境污染，植物花粉、昆虫、物理刺激等也均为常见因素。临床除皮肤紫斑、关节和腹部症状外，血尿和蛋白尿最为常见。一般凉血解毒、散风清热利湿常规治疗较易，但顽固性血尿或蛋白尿，相对疗程要长得多。尤其表现为肾病综合征者，治疗起来就较为偾事。每遇到这种情况，余常细心诊查，根据主证特点，抓其主要矛盾，详察病机，审因论治，均能获效。

【病例】赵某，男，13 岁。因血尿 5 个月于 2004 年 9 月 6 日就诊。初因恶寒发热，咽痛咳嗽西药治疗后 2 周，发现双下肢紫斑，点状，部分融合成片，色红略暗，略高出皮肤，小便黄，浓茶色。血常规：WBC 9.6×10^9/L, Hb 136g/L, RBC 366×10^{12}/L, N 64%, L 27%, PLT 237×10^9/L, ESR 15mm/h; 尿常规：PRO（＋），BLD（＋＋＋＋），RBC 满视野，WBC（＋＋）。诊为"过敏性紫癜"收入小儿内科病房，给予抗生素、抗过敏、糖皮质激素等治疗，10 天后紫癜尽退，尿常规改善不大。继用前药 1 个月，尿中 Pro（－），BLD（＋＋＋＋），RBC 满视野。辗转中西药治疗未效。证见经常感冒，咽干不利，鼻塞，微咳，察见面红满月，舌红苔黄根部略腻，舌下静脉略紫暗，脉浮滑略数。考其素体阳盛热郁，卒感风热湿毒，蕴郁血分，注下伤肾，损及血络，血溢脉外，

既成是证。虚邪常袭，经久不愈。麻黄连翘赤小豆汤乃仲景为风热湿毒蕴郁血分之发黄而设，也与本案病机相合，故与麻黄6g，连翘10g，赤小豆30g，霜桑叶6g，杏仁6g，蝉蜕10g，射干10g，栀子炭6g，茜草10g，白茅根20g，淡竹叶6g，三七（研粉冲服）5g，甘草3g，生姜2片，大枣2枚，加减服用30余剂，脉证如常，尿常规（−）。更以金银花6g，白茅根30g，益母草10g，淡竹叶6g，甘草3g水煎代茶善后。跟踪随访至今，未见复发。

二、桃核承气汤治疗丝虫性乳糜血尿案

【病例】刘某，男，61岁，农民。2002年11月20日初诊。因小便混浊，伴见烂鱼肠子样块状物，反复发作16年，诊为"丝虫性乳糜尿"。2个月前劳累及饮食不节后小便洗肉水样，夹有血块，尿道胀痛，排尿不畅，口苦便秘，夜不成寐，痛苦不堪，舌暗红苔白厚腻，脉沉弦。考桃核承气汤为主治太阳经证不解，循经入腑，瘀热在里，少腹急结的要方。本案酒食不节，嗜食肥甘，湿热内蕴，注于下焦，湿浊瘀阻，水道不利，瘀血内阻，气化不行，发为本病。两者病因虽异，然病机相近，故用桃仁12g，大黄10g，桂枝5g，芒硝（化服）6g，栀子10g，瞿麦12g，滑石30g，甘草5g。煎服3剂，血块消失，小便通利，大便稀薄。遂去芒硝，减大黄量，加三七10g，藕节炭30g，6剂而愈。

三、新生儿肝炎综合征

新生儿肝炎综合征多为胎儿在宫内由病毒感染所致，诸如

风疹、疱疹、巨细胞病毒、EB病毒、弓形虫等。目前较为常见。患儿多在出生1~3周出现黄疸，且较深，甚或粪便灰白，尿色深黄，可有厌食、呕吐，肝大。迄今尚无特效疗法。笔者以为系湿热胎毒侵及肝脾，损伤气血，致肝胆瘀滞，脾失健运，发为黄疸。尊仲景法，以茵陈蒿汤加丹参、郁金、草河车、大枣、甘草等清热解毒，疏利肝胆，利湿和脾，加减治疗52例，治愈率98.71%。

【病例】庄某，男，56天，足月顺产。生后数天面色发黄未在意。10多天后明显眼黄，全身皮肤发黄，小便浓茶色，哭闹、不欲进食，大便秘结。血常规：WBC 7.2×10^9/L，Hb 106g/L，RBC 367×10^{12}/L，N 42%，L 67%。肝功：总胆红素（TBIL）256.5μmol/L，直接胆红素（DBIL）59.85μmol/L，间接胆红素（IBIL）76.95μmol/L，谷草转氨酶（AST）51.15IU/L，谷丙转氨酶（ALT）108.67IU/L。HBsAg阴性。人巨细胞病毒抗体IgM和IgG阴性、柯萨奇病毒抗体IgM和IgG阴性、弓形虫抗体和DNA阳性。诊断为"新生儿肝炎综合征"，住院用腺苷蛋氨酸、谷胱甘肽钠静脉滴注，熊去氧胆酸口服，以及对症治疗2周症状减轻，肝功有所好转。继续治疗2周，复查肝功：TBIL 205.2μmol/L，DBIL 48.85μmol/L，IBIL 64.98μmol/L，AST 76.45IU/L，ALT 118.38IU/L。于2003年11月19日请中医会诊。察见患儿巩膜、全身皮肤黄染鲜明，腹胀便秘，眵多唇红，舌红苔黄略腻，脉弦滑。乃湿热胎毒内瘀，肝胆气郁，脾失健运，治宜清泻瘀热，行气导滞，利湿健脾：茵陈12g，栀子5g，大黄4.5g，草河车 5g，柴胡 6g，郁金 9g，丹参 10g，焦三仙各 6g，大枣 2 枚，甘草 3g。方以茵陈蒿汤清热利湿，利胆通腑退黄为主，配合柴胡、郁金和丹参疏肝理气，活血化瘀，增强退黄保肝之功，伍草河车可加强解毒泄热之力；三仙消食导积，草枣和中实脾。药服 7 剂，二便通利，身黄尽退，巩膜轻度黄染，食欲大增。肝功：TBIL 119.7μmol/L，DBIL 22.23μmol/L，IBIL 41.04μmol/L，AST 50.10IU/L，ALT 92.13IU/L。原方改大黄 3g，加白术 5g，调服 30 余剂遂愈。

四、胃食管反流病

胃食管反流病是由于胃、十二指肠内容物反流入食管引起的症状或组织损害，食管炎症最为多见。西药胃肠促动力药、制酸剂有较好效果，但停药后易复发，长期维持治疗则药物副作用大。本病属于中医噎膈、胃脘痛、反酸、嘈杂等病范畴。其因有三：①酒食所伤。因酒食不节，或嗜食辛辣、肥腻炙煿，损伤脾胃，酿生湿热，阻滞气机，浊阴不降，胃气挟热上逆。②情志失调。肝气郁结，横犯脾胃，则脾胃气机阻滞，日久郁而化热，胃气挟热上逆。③脾胃虚弱。脾胃气虚，运化失职，清气不升，浊阴不降，胃气反逆。证见嗳气反酸，嘈杂烧心，脘腹痞闷，恶心呕吐，胸部灼热疼痛，咽喉干涩疼痛，甚或咳嗽，喘促，呼吸困难，称为"胃咳"。其病机要点是胃气挟热上逆。盖胃者，仓廪之官，主受纳腐熟功能，其性以通为用，和降为顺。腐熟水谷，全赖胃中阳热，其又喜凉润中和而恶燥热过盛。当今之人，辛辣炙煿，烟酒厚味，或生活工作压力大，社会竞争性强，性情急暴，肝失调达，五志化火，最易致胃中积热，气逆反流。仲景之橘皮竹茹汤出自《金匮要略•呕吐哕下利病脉证并治第十七》主治胃虚有热之"哕逆者"，方用竹茹轻清泄热安中，橘皮、生姜理气和胃降逆，人参、甘草、大枣补虚养胃。诸药合用，虚热可除，胃气得降，哕逆自愈。尊其理法，学其配伍组方特点，参后世叶天士"补脾阴"之论，创轻清凉润法治疗胃食管反流病每获良效。选用轻清泄热之竹茹、芦根、蒲公英，凉润燥土，合以四逆散之疏肝理气为方中主药；陈皮、半夏、代赭石、生姜降逆和胃为辅，生山药滋阴养脾，海螵蛸抑酸生肌，炒桃仁祛瘀生新，经科学加工制成颗粒剂，10g/袋。每用1袋温开水溶解冲服，每日3次。我们自2002年11月至2005年9月应用本法治疗观察112例，并用治疗本病的已知有效药吗丁啉（西安杨森药厂生产）30mg每日3次，雷尼替丁（山东罗欣药业公司生产）150mg每日3次作对比观察。结果治疗组第4周、第8周症状完全缓解率分别为92%、89%，高于对照组的82%、48%（$P<0.05$）；治疗8周后复查胃镜，治疗组轻度、中度、重度食管炎显效率分别为94.44%（32/36）、89.58%（43/48）、85.00%（17/20），对照组轻度、中度、重度的显效率分别为91.66%（33/36）、65.31%（32/49）、52.63%（10/19）。轻度患者，两组治疗显效率相比无显著差异（$P>0.05$），中度、重度患者两组治疗结果相比有显著差异（$P<0.05$）。临床观察显示，本方凉润和降，疏肝健脾，调畅中焦气机，可有效增强胃肠动力，改善食管括约肌功能，抑其反流。消炎化瘀，制酸

生肌，保护胃黏膜，促进食管黏膜的修复。可显著缓解临床症状，其中对反流相关症状（反酸、烧心、反食、胸骨后疼痛）的改善尤为明显，并且见效快，无副作用。

中医学术只能在发展中求生存。要发展就必须继承、研究和创新。在继承、研究和创新过程中，首先是继承，夯实理论基础，读经典，学仲景书是继承提高的由径。坚持临床，着力实践，是丰富经验，发挥提高，理论创新的基础，两者缺一不可。应该倡导：①坚持实践—认识—再实践—再认识的方法，认认真真读好经典，全面领会经典著作的精神实质和思想方法。辨证论治是中医学的特色和优势，辨证论治的过程就是中医理论指导临床实践的过程，是理论和临床的结合点。辨证论治水平的高低是检验人们医疗技术水平的试金石。所以还要扎扎实实做好临床，练好辨证论治的基本功。②要借助现代科学方法（包括西医），为祖国医学插上腾飞的翅膀。现代社会的进步，尤其是近代科学日新月异的进步，为我们提供了发展辨证论治极好的机遇。因为它为我们充实了很多证候辨析的确实证据，使一些原来看不到，以至于无法认识的辨证证据，现在能活生生地摆在我们这些现代中医人的面前。我们应该积极地去掌握它、运用它，中西合璧，创新发展，共同提高。③应当以严谨科学的态度，老老实实做学问。不从临床实际出发，钻进故纸堆，咬文嚼字，单纯抠字眼，为研究而研究和不求甚解，盲目临床皆中医学术发展之大不利。

（陈权，四川中医，2008 年第 5 期）

第三节 仲景治未病思想探析

医学科学发展突飞猛进，医学模式也悄然发生变化。养生强体，预防保健已越来越引起人们的重视。"治未病"这一充分体现"预防为主"的医学思想，早在数千余年以前即被我国医学家所确立。张仲景继承内难经旨，将"不治已病治未病"医学思想贯穿于《伤寒杂病论》之始终，形成了完整而严密的体系。其特点在于结合临床实际，开临床应用之先河，使得"治未病"学说趋于完善。具体可概括为未病先防、预测疾病的传变、先时而治、先安未受邪之地、早治已成之病、已病防传、未盛防盛、已盛防逆、新瘥防复等方面。兹结合临床体会探讨如下。

一、未病先防，未雨绸缪

未病先防，张仲景提出了"养慎"的伟大思想，要求注意调摄养生，谨慎地善待生命。《金匮要略·脏腑经络先后病脉证第一》提出"若五脏元真通畅，人即安和"；"若人能养慎，不令邪风干忤经络"，"不遗形体有衰，病则无由入其腠理"。说明预防疾病的发生，关键在于健身强体，内养正气，外慎风寒，避免病邪的侵袭。平素善于调摄，脏腑精气旺盛的人，即使在瘟疫流行期间，也不一定发病，正谓之"藏于精者，春不病温"。还告诫人们要节制房事，调节饮食，"房室勿令竭乏"，"服食节其冷、热、苦、酸、辛、甘"，"更能无犯王法，禽兽灾伤"。也要与四时节令和气候相适应，节令先至、不至、太过或不及都是异常的，都能使人发病，"水能载舟，亦能覆舟"，此之谓也。当今在时行病流行季节用中药空气熏蒸、煎汤内服，预防疾病显示了独特优势。"非典"肆虐期间，即涌现出了大量的预防方剂。笔者针对心脑肾等易发高危人群，应用自制"延寿茶"（特制红曲、何首乌、灵芝、黄精、菊花、草决明、生山楂、丹参、绿茶等）泡服，并与阿司匹林、维生素E等内服作对照，进行了大样本、长疗程的远期疗效观察，结果动脉硬化、高血压、冠心病、中风、糖尿病及老年肾衰竭的发病率明显低于对照组。

二、既病早治，防微杜渐

既病早治，是张仲景处治疾病所遵从的原则，强调及早治疗已成之病，不但容易治愈，而且避免变化之端。《金匮要略》云："适中经络，未流传脏腑，即医治之。四肢才觉重滞，即导引、吐纳、针灸、膏摩，勿令九窍闭塞。"提示人们若一时不慎而感受外邪，必须在经络开始受邪尚未深入脏腑之时，四肢初觉重着不适，即用导引、吐纳、针灸、膏摩等方法及早治疗，防微杜渐，机体气血畅行，抗病能力增强，灭病邪于萌芽之时，防止病邪深入。《伤寒论》辨治六经疾病，就反复强调既病早治的重要性，如"病人脏无他病，时发热自汗出而不愈者，此卫气不和也，先其时发汗则愈，宜桂枝汤。"即明示笔者治疗太阳病或营卫不和之自汗症时，需于患者不热无汗之时，用桂枝汤取汗，使营卫和调即愈。所谓"先其时发汗则愈"，足见其治未病方法应用之巧妙。再如仲景的截汗、截疟等法，启示笔者在某些疾病尚未发作或加重之时，要抓住先机及早应用截断疗法，杜绝疾病的进一步发展。现代疾病预防学明确提出了三级预防的新概念。第一级预防是在发病前期，及时消除或阻断致病因素的作用和累积影响，防止疾病的发生，这是最积极、最有效的预防措施。第二级预防则是在发病期，及早、有效地进行治疗，减轻疾病的危害，阻止病情的进一步发展。第三级预防则是在发病后期采取有效的治疗措施，暂缓或避免疾病的恶化、致残或死亡，使机体逐步恢复健康。现代预防学的这一观点与张仲景未病先防、既病防变的思想是完全一致的。笔者临床治疗慢性肾脏病时，为防止病情发展，致成慢性肾衰竭，或在出现慢性肾衰竭时，为保护残存肾单位或修复硬化肾单位，延缓慢性肾衰竭病程的进展，笔者在疾病的早、中期，脾肾气尚未衰败时，依据"治未病"思想，按照"开鬼门，洁净府，去菀陈莝，平治于权衡"的原则，采用调补脾肾、清利湿热、活血化瘀、升清降浊为主的方法，自拟"延衰肾宝"系列方药，内服、外治相结合，以促使气化恢复、脾（胃）肾气健强，瘀浊祛、水道通畅，清升浊降，经临床和实验室研究达到预期效果，成果获得市科技进步二等奖。

三、已病防传，阻遏蔓延

已病防传是仲景治未病思想的重要组成部分。张仲景十分重视预防疾病的传变，指出在治疗疾病时应注意照顾未病的脏腑，阻断疾病的传变途径，防其蔓延为患，促使疾病向痊愈方面转化。在《金匮要略》中他依据脏腑病证的传变规律，以治肝实脾为例，预见性地认为"治未病者，见肝之病，知肝传脾，当先实脾"，提出了治肝补脾，防止传变的原则。并批评"中工见肝之病，不解实脾，惟治肝也"的教条局限思维，这是非常有见地的。仲景发挥《内经》的理论，揭示了脏腑之间互相联系与制约的辩证对立统一关系，充分体现了中医的整体观。《伤寒论》第277条"自利不渴者，属太阴，以其藏有寒故也，当温之，宜服四逆辈"，提示通常情况下，自利不渴当用理中汤，今治以四逆汤之类，则寓有补火生土之意，可防脾病及肾。辨治外感病，依六经传变规律，准确地提出预测疾病的"传与不传"及病情好转痊愈恶化的时间，如《伤寒论》第4条"伤寒一日，太阳受之，脉若静者，为不传；颇欲吐，若躁烦，脉数急者，为传也"；第5条"伤寒二三日，阳明、少阳证不见者，为不传也"；第8条"太阳病，头痛至七日以上自愈者，以行其经尽故也"皆是。同时还提出"若欲作再经者，针足阳明，使经不传则愈"，提示对太阳病日久，有传变征兆者，要采取积极的救治措施和进行针对性的预防治疗，先安未受邪之地，防止病情的逆变，阻止病势的发展。根据天人相应，"春夏养阳，秋冬养阴"四季养生的原则和脏腑病证的传变规律，笔者针对一些季节性发作或季节性加重的疾病，如慢性支气管炎、哮喘、过敏性鼻炎、慢性胃炎、泄泻和骨关节病等辨证施治，拟定相应的系列方药，煎服或膏方常服，或穴位贴敷进行冬病夏治，或夏病冬治，明显地减少了疾病的发作次数，缓解了病情或得以治愈。

四、病盛防危，谨防逆变

对已盛之病，应采取积极的救治措施，防其逆变。这是"治未病"思想的更深层次的体现。其指出所有急危重症，都有一个从量变到质变的过程，若能防患于未然，在关键的时刻及时救治，多可转危为安，并告诫人们"一逆尚引日，再逆促命期"。他在处理危重症中也体现了这一思想，如《伤寒论》第320、321、322条中少阴病出现口燥咽干，或自利清水、色纯青，腹痛拒按、或腹胀满不大便等症时，急予大承气汤的少阴病三急下证。在《金匮要略》中他以升麻鳖甲汤治疗阴阳毒，指出五日可治，七日不可治。其中治病的实质就是要迅速阻断已盛之邪毒，阻止病势的发展，使危重患者得到救治。这是仲景"病盛防危"思想的体现。笔者在救治流行性出血热重危证时，在热毒炽盛的发热期，重剂清热泻火，凉血解毒，注意急下存阴、少佐益肾滋脾，可有效地保护肾气，减轻肾损伤，缩短少尿、多尿期病程，促进了疾病的康复。这就是仲景"病盛防危，谨防逆变"思想的具体应用与发挥。

五、新愈防复，调养将息

疾病初愈，采取各种措施，防止疾病的复发，也是张仲景"治未病"思想的一个重要内容。疾病初愈，虽然症状消失，但此时邪气未尽，元气未复，气血未定，阴阳未平，必待调理方能渐趋康复。若不注意调养将息，或若适逢新感病邪，不但可以使病情重发，甚者可危及生命。《伤寒论》于六经病篇之后，设有"辨阴阳易差后劳复病脉证并治"，如 398 条"以病新瘥，人强与谷，脾胃气尚弱，不能消谷……"；原文 393 条"大病瘥后，劳复者……"等。指出伤寒新愈，若起居作劳，或饮食不节，就会发生劳复、食复、复感之变，教人应慎起居、节饮食、勿作劳，做好疾病后期的善后治疗与调理，方能巩固疗效，防止疾病复作，以收全功。所以，病后调摄，防病复作，亦不失为治未病内容的延伸，这一点笔者有着深刻的教训。1998 年底笔者接治一男性病例，31 岁，患慢性肾小球肾炎 6 年，近月来腰膝酸软，头晕乏力，面色萎黄，恶心呕吐，不思饮食，下肢浮肿，舌质淡胖边有齿印苔白腻，脉沉细弱。BP 164/96mmHg；血 Scr 757.6μmol/L，BUN 37.98mmol/L，CO_2-CP 16.43mmol/L；血常规 Hb 68g/L；尿常规 PRO（+++），BLD（+++）。诊以"肾劳""溺毒"，治以调补脾肾、清利湿热、活血化瘀、升清降浊，药用"延衰肾宝"系列方药为主，结合降压利尿降脂西药，治疗月余，症状好转，血 Scr 256.42μmol/L，BUN 11.75mmol/L，CO_2-CP 19.75mmol/L，Hb 108g/L，纳眠俱佳，病情缓解。因时值春节，患者出院与家人团聚，未遵医嘱，强行房事，兼之受凉感冒，致病情反复加重，终成不治，家人亲属为之痛惜。吾亦深感仲景反复强调重病瘥后，调养将息，防止复发之苦心矣。

治未病，是医学界和为医者所追求的最高境界，孙思邈教导我们要"消未起之患，治未病之病。医无事之前，不追于既逝之后"，强调"上医医未病，中医医欲起之病，下医医已病之病"（孙思邈《千金要方》卷二十七）；明·袁班认为"欲求最上之道，莫妙于治其未病"（《证治心传·证治总纲》）；朱丹溪在《丹溪心法·不治已病治未病》中指出："与其救疗于有疾之后，不若摄养于无疾之先。盖疾成而后药者，徒劳而已。是故已病而后治，所以为医家之法；未病而先治，所以明摄生之理。长此是则思患而预防之者，何患之有哉？此圣人不治已病治未病之意也。"张仲景的治未病思想对现代预防医学起到了承前启后的作用，在现代健康教育和临床实践中仍具有广泛的指导意义。

（陈权，辽宁中医杂志，2008 年第 5 期）

第四节　陈权从风毒论治过敏性紫癜经验

陈权为全国第四、五批老中医药专家学术经验继承工作指导老师，山东省名中医，从事临床工作近 40 年，对慢性肾脏病、外感病、脾胃病的治疗有丰富的临床经验。在多年临床工作中，陈老师摸索出了以"清解风毒"为主治疗过敏性紫癜的方法，取得良好的临床效果，总结如下。

一、病因病机

过敏性紫癜的发病与风邪密切相关。从症状来看，过敏性紫癜可以按照中医"肌衄""葡萄疫"等进行辨证治疗。历代医家的论述皆表明，本病发生与外感邪气尤其是风邪有密切的关系。如《外科正宗·葡萄疫》指出："葡萄疫……感受四时不正之气，郁于皮肤不散，结成大小青紫斑点，色若葡萄，发在遍体头面。"另外，本病初期多伴有轻度瘙痒，此亦符合"风盛则痒"的临床特点，如《诸病源候论》云："风瘙痒者，是体虚受风；风入腠理，与血气相搏，而俱往来于皮肤之间。"同时，过敏性紫癜常起病迅速，但大部分消退亦快，且具有频繁复发的特点，这些也都与风邪善行而数变的临床特点相符。

从临床观察上看，本病常继发于上呼吸道感染及药物、食物过敏等，其中发于上呼吸道感染者多见，陈老师认为，此乃风邪兼夹其他邪气自口鼻或皮毛外袭，侵及血分，灼伤脉络，血溢脉外所导致；若外邪不解，袭肺伤脾，损伤肾络，引起三焦气化失常，水道闭塞则发为肾炎。

1. 夹湿、热、毒邪为患，造成本病缠绵反复。风乃百病之长，常合并他邪共同为患。《临证指南医案》言"盖六气之中，惟风能全兼五气，如兼寒则曰风寒，兼暑则曰暑风，兼湿则曰风湿，兼燥则曰风燥，兼火则曰风火。盖因风能鼓荡此五气而伤人，故曰百疾之长也"，较明确指出风邪兼夹他邪发病的特点。《素问·风论》指出"风之伤人，其病各异，其名不同"，乃因风邪致病部位、夹杂邪气之不同所导致。陈老师认为，风邪善行数变，其发病较快，祛除也较为迅速，若为单纯性紫癜多仅为风邪所导致，治疗上也较为简单；但如风邪合并湿热毒邪为患，则危害较重，且病势亦将缠绵。

2. 风邪所兼的致病邪气不同，其临床表现也不尽相同。湿性趋下，过敏性紫癜初发多在双下肢，乃风邪夹湿为患；瘙痒或伴起风团乃风邪夹热发病；如若伴见水疱、血疱等皮疹，乃风夹湿毒之邪为患，病情经常较为严重；风湿毒邪流注关节，则表现为关节疼痛肿胀；若外邪入里，盘踞中焦，气机不利，升降失常，则腹痛频作，甚则湿热毒邪下迫，损伤肠络而为便血；"肾足少阴之脉，从肾上贯肝膈，入肺中，循喉咙，挟舌本"，如风邪夹湿热毒邪自口鼻或皮毛外袭，循经下迫于肾，损伤肾络则会引起肾脏损害而表现为血尿或蛋白尿等，这也是本病治疗的难点所在。

在临床实践中，运用祛风药物为主治疗过敏性紫癜及其肾炎取得的良好效果，进一步佐证了风毒之邪在本病发病中的地位。赵炳南老先生治疗本病时多以风邪为主立论，辨证多从血热挟风、血滞挟风、血虚脾弱等方面进行治疗。孙轶秋治疗本病也以祛风药为主，辨证运用疏风散邪、祛风除湿、益气御风固表、理血祛风、温肾祛风等手段，显著提高了临床疗效。其他如银翘散、消风散、玉屏风散等具有祛风作用的中药成方也被广泛应用于临床治疗，且部分被证实可以有效地纠正疾病免疫紊乱状态，防止疾病的复发。陈老师的经验方——风毒清解汤也早已经被证实对过敏性紫癜性肾炎有良好的治疗效果，且具有调节机体免疫，减轻肾脏免疫损伤作用。

二、治疗用药

陈老师根据本病风毒自口鼻或皮毛外袭，侵及血分，灼伤脉络，血溢脉外，或循经损伤肾络这一主要病机，确定了祛风为主，根据兼夹病邪之不同，结合泄热、化湿、解毒等治疗本病的方法，拟风毒清解汤临床应用多年，疗效显著。

风毒清解汤基本组成：金银花15g，连翘10g，重楼6g，防风10g，蝉蜕10g，僵蚕10g，炒栀子10g，生地黄12g，竹叶10g，甘草6g。其中，以金银花、连翘、重楼配防风、蝉蜕、僵蚕疏风散热达表；炒栀子、生地黄、竹叶凉血解毒、利湿泻热，使邪毒从下窍而出；甘草解毒清热，调和诸药。

1. 风热犯肤，血溢脉外　常见于单纯性紫癜，皮疹颜色较为鲜艳，发病时伴有发热、咽痛、口干等症状，舌质红苔薄黄，脉浮数。临证中在原方基础上可加重清热祛风药物如薄荷、苏叶，咽痛明显加牛蒡子、桔梗、北豆根，口干者加芦根。

2. 阴虚内热，复感外邪　患者多为素有阴虚，复感风邪或风热之邪，两邪相合所致。临床见皮疹色红，伴口干、五心烦热，舌质红苔少或剥脱或有裂纹，脉细数，原方加女贞子、旱莲草、茜草等；如伴腰膝酸软者加杜仲、续断；若皮疹色鲜红或绛红，伴口干渴、心烦，舌质红绛苔黄燥，脉数者，此乃外邪入于血分，迫血外出，原方中加水牛角、赤芍，重用生地黄以清热解毒凉血。

3. 风夹湿热，肾络受损　此多风邪夹湿热毒邪自口鼻或皮毛外袭，循经下迫于肾，损伤肾络所导致。患者除出现皮肤损害外，尿常规亦呈异常，如出现隐血、蛋白尿，在原方基础上加白茅根、茜草、积雪草、芡实、三七粉等以清热利湿，化瘀止血。对于少数患者，会出现病情反复至病久迁延，血尿、蛋白尿缠绵持续，乃邪气深入，变生他证，当随证治之，而不必拘泥于风毒而延误病情。至于晚期患者脾肾衰败成肾功能衰竭者，陈老师认为此多属脾肾两虚，湿浊瘀毒内结，当以调补脾肾，利湿解毒，活血通瘀为法贯穿治疗始终。

对于小儿患者尚应注意，小儿乃稚阴稚阳之体，不耐寒热。对于肾炎患儿，疗程较长，不宜过用或久用苦寒，以免伤阳、遏邪涩血，使恶血不去，新血不得归经，而血尿、蛋白尿难除；同时见血不得随意止血，当清湿热，化瘀滞，通水道，澄水源，以止血不留瘀为原则。

三、验案举隅

【病例1】李某，女，7岁，2014年8月15日来诊。主诉：双下肢瘀点瘀斑7天。患儿10天前受凉后出现发热，体温38℃，伴咽痛，静脉滴注头孢曲松等3天后热退，但于2天后于双小腿出现瘀点瘀斑，查血、尿常规均无异常，口服潘生丁、芦丁片、氯雷他定等5天，皮疹无明显消退。来诊时见：咽痛，无发热咳嗽，无腹痛及关节痛，二便调畅，双小腿见较密集的瘀点瘀斑。舌质红苔薄黄，脉数。西医诊断：过敏性紫癜。中医诊断：葡萄疫。证型诊断：风热伤络。治以疏散风热为主。处方：金银花15g，连翘10g，赤芍10g，重楼6g，防风10g，蝉蜕10g，僵蚕10g，桔梗10g，竹叶10g，茜草10g，甘草6g。5剂，水煎服，日1剂。2014年8月20日复诊：皮疹消退大半，咽痛去，无瘙痒，二便调畅，舌淡红苔薄黄，脉数。尿常规检查无异常。上方加姜黄5g，大黄3g。5剂，水煎服，日1剂。

2014 年 8 月 25 日三诊：皮疹全部消退，饮食正常，二便调，舌淡红苔薄黄，脉数。上方再用 5 剂巩固治疗。

按：本例为单纯性紫癜患者，发病前有外感史，结合舌脉等，考虑为外感风热，伤及血络致血溢脉外，处方以风毒清解汤加减治疗以祛风清热。由于本例存在风热伤络的因素，故而加茜草、赤芍以凉血清热，并防止风热伤及肾络而引发血尿。考虑到小儿稚阴稚阳之体的特征，不耐寒热，故苦寒药物不宜应用过久，以免伤阳而遏邪涩血，故而二诊时加姜黄，合僵蚕、蝉蜕等，合升降散意，以升清降浊，疏散风热。

【病例 2】宋某，男，12 岁，2014 年 1 月 6 日初诊。主诉：双下肢瘀点伴血尿 5 个月余。发病前有外感发热史，口服头孢氨苄等治疗症状消退后出现双下肢瘀点瘀斑，伴轻度瘙痒，小便呈浓茶色，以"过敏性紫癜"收入院，予糖皮质激素及抗过敏等治疗 10 天后皮疹尽退，但尿常规检查改善不大。来诊时见：双下肢散见数个瘀点，咽干不利，鼻塞，微咳，纳眠可，二便调畅，面潮红，舌红苔黄根部略腻，脉浮滑略数。激素已减量至 5mg/d。辅助检查：血常规 WBC 9.6×10^9/L，Hb 136g/L；尿常规 PRO（+），BLD（++++），RBC 满视野，WBC（++）。西医诊断：过敏性紫癜性肾炎。中医诊断：葡萄疫。证型诊断：风热湿毒，损伤肾络。治则治法：散风清热，利湿解毒。处方：麻黄 6g，连翘 10g，赤小豆 30g，金银花 10g，薄荷 10g，蝉蜕 10g，射干 10g，栀子炭 6g，茜草 10g，白茅根 20g，竹叶 6g，三七粉（冲服）3g，甘

草 3g，生姜 2 片，大枣 2 枚。7 剂，水煎服，日 1 剂。2014 年
1 月 13 日二诊：患者自行停用激素，双下肢皮疹消退，咽干，
小便正常，舌红苔薄黄脉浮数。上方加芦根 30g。14 剂，水煎服，
日 1 剂。2014 年 1 月 30 日三诊：患者无新发皮疹，无咽干咽痛，
二便调畅。复查尿常规：PRO（－），BLD（＋），RBC 68/μl。
上方去射干，白茅根用 30g。2014 年 2 月 28 日四诊：上方已加
减服用 30 余剂，患者无不适，二便调畅，舌淡红苔薄黄，脉浮数，
尿常规（－）。处方：金银花 6g，连翘 6g，白茅根 30g，益母草
10g，淡竹叶 6g，甘草 3g。30 剂，水煎代茶饮以善后。

按语：本例乃因外感风湿热毒循经伤及肾络的典型病例。
陈老师认为，对于风邪夹湿热邪毒的患者，以散风清热、利湿
解毒等方法取效较快，但对于顽固性血尿或蛋白尿，其疗程要
更长。《伤寒论》第 262 条曰："伤寒瘀热在里，身必发黄，
麻黄连翘赤小豆汤主之。"麻黄连翘赤小豆汤乃张仲景为风热
湿毒蕴郁血分之发黄而设。《医宗金鉴》注曰："伤寒表邪未解，
适遇其人阳明素有湿邪，热入里而与湿合，湿热蒸瘀，外薄肌表，
身必发黄也……故用麻黄连轺赤小豆汤，外发其表，内逐其湿
也。"本例患者乃卒感风热湿毒，蕴郁血分，注下伤肾，损及
血络，血溢脉外而成。虽尿血与发黄症状迥异，但病因病机相
贴合，方证相应，故而以麻黄连翘赤小豆汤合风毒清解方治疗，
也是贴合了从风毒治疗本病的意图。

（苗德光，中华中医药杂志，2016 年第 1 期）

第五节 陈权治疗脾胃病经验

吾师陈权主任医师系山东省名中医药专家、高层次临床人才学科带头人、临沂市人民医院首席中医专家。陈师临证 30 余载，博采众长，学验俱丰，工精中医内妇儿等多种疑难杂病，尤其擅长脾胃病的诊治，积累了丰富的临床经验。吾等有幸入陈师门下，受益匪浅，不揣愚拙，兹举陈师治疗脾胃病经验数则。

一、治法纲要，以斡旋中焦气机为本

陈师强调脾胃同居中焦，脾以升为健，胃以降为用，中焦为气机升降之枢纽，脏腑精气的升降敷布无不赖于中焦气机的畅达。脾胃病皆因气机失于调理，升降失职则现"滞"，纳化失常则不运，不论寒热虚实皆然。脾胃病中实证如脾胃气滞、湿热中阻导致中焦气机不畅，易于理解，而虚证何以调中焦气机？盖中气虚弱，无力发挥其调理气机升降出入之枢纽作用，也即影响气机的顺达，临床中因脾气虚弱导致气滞的病例并不鲜见。

因此，治疗中焦脾胃之病，辨证上宜细审脉证详察病机，辨别寒热虚实，但均旨在恢复脾升胃降的生理功能，其根本是在于调理中焦气机。因此，陈师重视健脾运脾药的同时，常稍佐升麻、柴胡等提升之品，并善用和胃降逆、理气通腑的半夏、枳实之类。

二、尤重调肝，疏木扶土，以和为期

《临证指南医案》中云："肝为起病之源，胃为传病之所。"陈师非常重视肝胆疏泄升发功能对脾胃病的作用。他从长期临床实践中亦得出，脾胃之病多从郁生，因肝而起者十之六七。肝与脾胃在生理上相互为用，如《素问·宝命全形论》云"土得木而达"，《医学求是》更指出少阳在半表半里之间，为中气之枢纽，枢轴运动，中气得以运行，肝主疏泄，调畅气机，肝气的升发调节着脾胃的升降，肝疏泄正常，则脾气能升，胃气得降，升降协调，完成饮食物的消化吸收。肝与脾胃在病理上亦互为因果，若情志不舒，肝郁气滞，横逆而犯胃，致胃气不和，通降失司，则出现胃脘胀痛，痛连两胁，遇烦恼则痛作或痛甚，泛酸，嗳气、矢气则舒等症状；肝气郁结日久，气郁化火，可见胃脘灼热、吞酸嘈杂；郁热伤阴，胃失濡养，则会出现胃痛隐隐、饥不欲食、干呕呃逆、口干咽燥、大便干结等症状；若肝气横逆而犯脾，而致脾失健运，则会出现腹痛肠鸣、纳呆便溏等肝郁脾虚等症状。

陈师认为，导致肝郁的病因很多，有因气致郁、因血致郁、因湿热致郁、因火致郁之别，在疾病的演变过程中，依其证候不同，虽有木盛乘土、木不疏土、土壅木郁、土虚木贼之别，在遣方用药时，应明确辨别孰轻孰重，当以开郁为先，疏肝理气之法亦应贯穿始终，肝脾胃三脏共调不分。具体而言，若以脾虚失运为主而兼滞者，以四君子汤为主，加用疏肝理气之品；

若以肝气郁滞为主而虚不甚者，以柴胡疏肝散为主加理气助运之味；肝郁兼有脾虚者，则以逍遥丸及痛泻要方来疏肝扶脾；肝郁化火，灼伤胃阴，投以一贯煎合左金丸来疏肝清肝、和胃降逆。

同时，陈师强调，肝为刚脏，喜清疏柔润之性，因此宜遵叶天士"忌刚用柔"之说，在疏肝的同时，喜加用白芍、当归等柔肝养肝之品，理气药亦避用辛温苦燥之类，治法方药处处以和为期。但有久痛入络者，宜从叶氏治法，加用活血之品，偏寒者用川芎、桃仁、红花、降香，偏热者用丹参、茜草、赤芍等。

三、寒热并调，辛开苦降，意在散痞和胃

陈师在临床中非常重视辨证论治，强调明辨虚实寒热的重要性，指出因忧郁气结、饮食不当日久或延治误治，脾胃病患者在就诊时并不全部表现为单纯的寒证或热证，其中很多病例则为寒热夹杂的复杂病变，如既有腹痛、便溏、四肢欠温，又有口臭口疮、胃脘灼热的上热下寒证型；又如既有胃脘冷痛、呕吐清涎，又兼见尿频、尿痛、大便滞而不爽、肛门灼热下坠的上寒下热证。因此，在诊治中应"谨守病机，各司其属"，不能顾此失彼。

治疗寒热错杂证之经方、验方繁多，陈师取最具代表性的半夏泻心汤的立方之意，寒热互用以和其阴阳，辛苦并进以调其升降，并通过多年的临床实践，融汇贯通，灵活运用。如泛呕清水明显改用生姜泻心汤；脾虚明显则加用白术、茯苓，重

用炙甘草；湿热盛者，适当重用黄芩、黄连，酌加车前子、滑石；胃热盛者，加蒲公英、竹茹、芦根；寒湿盛者，少用黄芩、黄连，重用干姜，加苍术、陈皮、厚朴、藿香梗；兼食积者加焦山楂、焦神曲、焦麦芽。如此可见，虽寒热并调，辛开苦降之旨不变，但不拘泥于一法一方，据本论治、证变法变、法易药改、药味药量各有不同，随证加减用于临床，效如桴鼓。

四、倡因人因时制宜，创轻清凉润大法

陈师认为，脾胃病的发生受社会因素影响较为明显，东垣作《脾胃论》主益气升阳，创补中益气汤、升阳益胃汤等方，与其时代背景有重大关系，时值连年战争、饥荒、衣食不足，民病虚寒劳伤者众多。然现代社会则为多醇酒肥甘厚腻之饮食，附加工作压力大、夜生活繁多的特点，因此，脾胃积热阴伤津少的病证更为多见。《伤寒论》对此型证治有竹叶石膏汤、竹茹橘皮饮，叶天士亦提出滋脾阴之说。

陈师在多年运用其先师名老中医姚子扬先生的经验方竹茹清胃饮的临床过程中，逐渐摸索体悟出"轻清凉润"为脾胃病的治疗大法的独到观点，广泛用于治疗急慢性胃炎、胃溃疡、肝胆病、肠易激惹症等多种疾病。

所谓"轻"，是指用药轻灵。在治疗时应注意调整枢机，重点强调一个"动"。在药物选用上，应以灵动调和之品，才能拨动气机，调理脾运。在处方用药原则上，他主张处方药味要精，用量宜轻，质宜薄，味宜淡，不用大方，少用金石类、

虫类及动物类药，认为这类药质重坠，气味浓烈怪异，往往不易为患者接受，且易伤脾胃而不利于脾胃病的治疗。

所谓"清"，包括清利、清化。"清利"即清火通利，适用于胃中湿热内蕴而以热为主者。叶天士云"胃为阳土""胃易燥"。陈师强调在清火的基础上，要保持大便的通利，以至气机通畅，邪有去路。"清化"即清胃热化脾湿，适用于证属脾虚湿滞或湿热中阻者。陈师临证必究舌苔，苔黄厚燥为热盛之象，苔厚腻为湿阻之象，临证须辨别湿与热孰轻孰重，选加或调整清热药与化湿药两者药味或药量的比重。如清热可加蒲公英，其药味苦性寒，《医林纂要》谓之"补脾和胃、泻火"，清不伤正；化湿可用藿香、扁豆衣，芳香化浊，醒脾祛湿，亦可加薏苡仁清热利湿健脾，《本草述》云："薏苡仁，除湿而不如二术助燥，清热而不如芩、连辈损阴，益气而不如参、术辈犹滋湿热，诚为益中气要药。"

所谓"凉"，一是指胃主受纳、腐熟水谷，性喜清凉滋润而恶燥热，化湿应慎用香燥助热之品，如苍术、厚朴、砂仁、草果、草蔻、荜茇之类，当中病即止。二是指在运用清利、清化治法时，不宜久用大寒苦燥涌泄之品，如黄连、大黄、芒硝之类，因其非但不能折其热清其火，克伐太过，反而易败胃气，损伤中土。可选用甘寒凉润之品如竹茹、芦根、蒲公英、薄荷和石膏来清胃热，凉燥土，如此才能邪去而正不伤。

所谓"润"，即清润、清养。由于慢性脾胃病病程较长，无论是气滞日久化热生火，还是湿热久羁，都可耗气伤阴，而致气阴两虚。"胃为阳明之土，非阴柔不肯协和"，因此予以清润清养之法，补气多用太子参、白术、茯苓、山药、扁豆、陈皮、佛手、焦六曲等平补之味及理气消导助运之品，取四君六君之意；滋阴润燥多选用沙参、麦冬、玉竹、石斛等甘凉濡润，滋而不腻之品，取益胃汤之意，慎用熟地黄类腻滞之品，以求补而不滞，滋而能通。

综述之，陈师的用药处方原则以和缓为准绳，时时顾护胃气。他时常强调"中焦如衡，非平不安"，整体制方不能过偏于寒热温燥之一端，处方不宜太大，用药要平和。在跟师过程中吾辈常折服于陈师的用药功夫，虽多为寻常之药，但临床疗效颇佳。

五、病案举例（轻清凉润法）

【病例】李某，男，56岁。胃脘胀满疼痛2年余，伴食欲不振，口干口苦，胃中嘈杂灼热感，进食后撑胀明显，嗳气不畅，时吐酸呕恶。舌暗红有裂纹，苔黄，脉左关弦右关弦细。平时嗜烟酒，喜食辛辣。曾服多种中西药治疗，效果不明显。后经胃镜检查，诊断为慢性萎缩性胃炎。辨证当属脾胃积热、脾阴受损，予竹茹清胃饮加减。处方：竹茹10g，半夏6g，石膏15g，蒲公英30g，石斛10g，芦根30g，柴胡10g，枳壳10g，陈皮10g，白芍12g，白术12g，茯苓15g，乌贼骨30g，甘草6g。上方治疗20天后临床症状基本消失，继以上方加减治疗3个月，胃镜复查见病变部位基本消失，胃黏膜固有腺体萎缩基本恢复，随访 1 年未复发。

（袁泉，山东中医杂志，2008 年 12 期）

第六节　陈权治疗尿路感染经验

尿路感染是临床常见病、多发病，好发于妇女、女婴及老年男性。其临床表现为尿频、尿痛、尿急、排尿困难，多伴有腰痛或下腹部不适等症状，甚至出现高热、恶心、呕吐、头痛、乏力、全身酸痛、食欲不振、肉眼血尿等。本病属于中医"淋证""腰痛"等范畴。陈权老师从脾肾着手以治本，祛除膀胱湿热而治标，标本同治，彻底清除体内湿热之邪，恢复机体脏腑正常的生理功能，疗效显著。现通过病例分析，将治疗体会总结如下。

一、病因病机

陈老师认为：尿路感染，多为下阴不洁，秽浊之邪侵袭下体，上犯膀胱；或小肠邪热、心经火热，下肢丹毒等，传入膀胱；或由饮食肥甘之品，嗜酒太过，脾胃运化失常，积湿生热，下注膀胱；或情志不遂，肝气郁结，气郁化火，气火郁于膀胱，各种病因，最终导致淋证，日久伤脾损肾，出现膀胱湿热，脾肾亏虚。初起病机为实，后转虚实夹杂，最终导致脾肾两虚。陈师紧抓病机，从脾肾着手以治本，兼以祛除膀胱湿热而治标，标本同治，彻底清除体内湿热之邪，恢复机体脏腑正常的生理功能。

二、典型病例分析

【病例1】刘某，女，45岁，尿频、尿急、尿黄赤10余年，加重1个月。患者1个月前出现尿急、尿黄、尿灼热，无尿痛，既往有尿路感染病史10余年，反复发作。舌暗红苔黄腻，脉弦涩。中医辨证为淋证，证属湿热下注之热淋，西医诊断为尿路感染。处方：苍术10g，黄柏10g，怀牛膝10g，赤芍15g，桃仁10g，土元6g，石韦30g，车前子30g，六月雪30g，扁蓄15g，瞿麦30g，竹叶10g。10剂，水煎服。后尊方意加减，服药20余剂，治愈，随访无复发。

分析：该患者尿急、尿黄、尿灼热，辨证应为湿热蕴结，下注膀胱，既往有尿路感染病史多年，日久致瘀，故舌暗红，脉弦涩。治宜清热除湿，活血化瘀，利尿通淋。处方三妙散加八正散加减。方中黄柏清热燥湿，善祛下焦湿热，清泻肾经相火、下焦及膀胱湿热，引诸药入肾、膀胱经；苍术苦温健脾燥湿，牛膝性平，味苦甘酸，入肝、肾经，具有活血通经、补肝肾、强筋骨、利水通淋、引火（血）下行的功效；牛膝善治淋痛，通利小便，苦平降泄，性善下行，既能活血祛瘀，又能利水通淋，以其下行之功，可导湿热从下焦而走，同时又能补益肝肾、强筋健骨，用于治疗淋证属劳淋者，效果显著；桃仁、红花、赤芍、土元活血化瘀，改善肾脏局部高凝。石韦、扁蓄、瞿麦、车前子、竹叶、六月雪清热利湿通淋。全方清热祛湿，活血化瘀，利尿通淋。故湿去热清，小便自畅。

【病例2】李某，女，25岁，尿频、尿急2个月。患者2个月前生气后出现尿频、尿急，西医治疗稍减，伴经前乳房胀痛，经量少，周期延后12天，色暗，有血块，胃胀，多梦，腰酸阴痒，烦躁易怒。舌红苔稍黄，脉弦细。中医辨证为淋证-气淋证，属肝郁化火；西医诊断为尿路感染。处方：柴胡10g，香附10g，川芎10g，茯苓15g，白术10g，枳壳15g，苦参6g，苍术10g，土茯苓30g，扁蓄15g，瞿麦10g，甘草6g。7剂，水煎服。

分析：女子以肝为本，七情内伤在脏腑中最先涉及肝，患者恼怒伤肝，肝气郁结，故乳房胀痛，烦躁易怒；气郁化火，郁于下焦，影响膀胱的气化，故见尿频、尿急；湿热下注，故见阴痒；湿热郁而上行，侵扰肾府，故可见腰酸腰痛；气滞血瘀，故见月经色暗，有血块。证属肝郁气滞之气淋，治宜疏肝理气，清热通淋。方中柴胡疏肝散疏肝理气，加用苍术、苦参、土茯苓清热燥湿，杀虫止痒；瞿麦、扁蓄利尿通淋。全方共奏疏肝解郁，清热利湿，活血通淋之功。

【病例3】姚某，女，37岁。患者于3年前产后突然出现尿频、尿急、尿痛，并发热，尿常规检查示有红细胞、白细胞、脓细胞、少量蛋白质，诊断为急性肾盂肾炎，抗感染补液治疗好转，后每年发作数次，均服消炎药而愈。1个月前因劳累发作，尿频、尿急，小便不爽，小便时小腹空痛，阴部坠胀欲脱，腰痛乏力，稍劳则尿液不自主渗出，苦不堪言，面容憔悴，晦暗，形体消瘦，语言无力。舌淡苔薄白，脉缓。诊断淋证，证属脾肾亏虚，中气下陷。处方：黄芪 20g，党参 15g，白术 15g，当归 10g，瞿麦 30g，柴胡 6g，升麻 6g，枳实 10g，陈皮 6g，山萸肉 10g，甘草 6g。14 剂，水煎服。二诊：服上药效佳，病机未变，效不更方，再服 14 剂而愈。

分析：本例淋证系反复迁延，久服抗菌消炎、利水通淋药物，消耗中气，脾胃气虚明显，如果此时再用清热利尿通淋之品，必将有虚虚之虞，故先以补中益气汤升阳举陷，补益中焦；山萸肉补肾固精，瞿麦清热利水通淋，以防补益太过，闭门留寇。二诊湿热逐渐祛除，唯余中气亏虚，故以补中益气丸对症长期调理。

三、讨论

通过陈老师对尿路感染的治疗，我们总结如下经验：

1. 辨病与辨证相结合，以清热利尿通淋为法　陈师根据该病特征及实验室检查结果，采取先辨病再辨证，辨病与辨证相结合的原则。以清热利湿通淋为先，然后根据不同证型，采取不同的治法，如疏肝解郁，或补脾益气，或健肾固精等。

2. 谨守病机，灵活用药　尿路感染临床分为急性期和缓解期。急性期常以下焦湿热为主，兼有湿毒，以疾病初期多见，治宜利湿通淋，清热解毒为法。多用八正散、通淋散等治疗；若见尿中带血，则加小蓟、三七、蒲黄、白茅根等凉血止血；若见湿重于热，则用猪苓、茯苓、泽泻、车前子等利尿渗湿。缓解期湿热之邪消退，病机以肾虚、脾虚、肝郁为主，故在利湿通淋的基础上，加用补脾、健肾、疏肝之品。补肾加用熟地、山萸肉、菟丝子；健脾加用黄芪、白术、党参等；疏肝用柴胡、香附、郁金等。临证不拘一格，但凡谨守病机，自可随证施之。

3. 活血化瘀贯穿始终　湿浊，属内源性污秽之物，这些污秽之物进入血液，与血相结，形成污秽之血，会损伤血脉，并附着于血脉壁上，使血行迟缓涩滞，形成瘀血。再者，尿路感染初期，多表现湿热蕴结下焦，膀胱气化不利，小便灼热刺痛。若膀胱湿热，灼伤血络，也可导致瘀血。缓解期脾肾不足，气不行血，也可导致瘀血。所谓"久病必瘀"，故治疗当以活血化瘀贯穿整个病程，常用红花、桃仁、赤芍、丹皮、鬼箭羽、益母草、泽兰等。

（张宝华，东方食疗与保健，2017 年 12 期）

第七节　陈权运用虫类药治疗慢性肾脏病经验

陈权是全国第四、五批老中医药专家师承工作指导老师，山东省名中医，从事中医工作近 40 余年，曾师从国医大师朱良春教授，在治疗慢性肾脏病方面有较深的造诣，形成了独特的用药经验。在虫类药的应用方面，陈权得朱老指点，颇有心得，现将其治疗慢性肾脏病之常用虫类药用药经验浅述如下。

虫类药物乃血肉有情之品，性攻逐走窜，可通经达络，搜剔疏利而无所不至。与草木及矿石药物相比，其与人体体质比较接近，容易被吸收及利用，故其效用可靠。慢性肾脏病缠绵不愈，非虫类药搜剔以攻逐邪结不可，到后期脾肾衰败，则非血肉有情之品不可，故而对久病入络的肾脏病有其独特的治疗效果。

（一）僵蚕

僵蚕，首载于《神农本草经》，别名白僵蚕、天虫，味辛、咸，性平，归肝、肺经，具有息风止痉、祛风止痛，解毒散结的功效。《本草求真》言"僵蚕，祛风散寒，燥湿化痰，温行血脉之品"，《本草纲目》提到其能治"瘰块，散风痰结核"，说明本品有软坚消瘰，化痰祛风之功，其味咸入肾。药理研究显示，僵蚕具有抗凝、降血糖等作用，因此对慢性肾脏病的治疗较为适宜。常用量每日 10～15g，水煎服。

（二）蝉蜕

蝉蜕，《神农本草经》名蚱蝉，性寒，味咸，具有疏风清热、明目退翳、透疹止痒、镇惊解痉、利咽消肿之功效。杨栗山认为其"轻清灵透，为治血病圣药"，可祛风胜湿，涤热解毒。张锡纯认为蝉蜕"尤善托瘾疹外出也"，故而对于过敏性紫癜等属于瘾疹者，用之尤佳。药理研究显示，其具有抗惊厥、解热镇痛、抗炎、抗氧化及免疫抑制等作用，还可以降低毛细血管通透性。陈老师认为，取蝉蜕宣散之功，对于急性肾炎水肿期之外受风湿热者，可透表而有利于外邪之疏散，可疏泄而有利于湿热毒邪之蠲除，对蛋白尿、血尿都有良好的治疗作用。常用量每日 10～15g，水煎服。

临床上，陈老师常将僵蚕和蝉蜕作为对药使用，两药均有散风泻热、止痉定惊的作用，蝉蜕不仅去外风，又息内风，散风透疹；僵蚕散风泻热，通经活络。陈老师认为，由外感所诱发的各种肾脏病如链球菌感染后肾炎、紫癜性肾炎等，或者对于各种急慢性肾炎合并急慢性扁桃体炎、咽峡部淋巴滤泡增生等疾病，乃由风邪单独或兼夹湿、热等邪气深入，损伤肾络所致，利用虫类药入络搜风，直达病所的作用，可达到彻底清除外感邪气之作用，具有控制上呼吸道感染及降低尿蛋白的双重功效，对急慢性肾炎发作期及巩固期的治疗都有良好作用。僵蚕、蝉蜕合用，可升清阳、祛风化痰，加姜黄、大黄，取升降散意，可达到升降相因，气机调和的目的，无论对于慢性肾脏病初期的外感症状还是对于后期脾肾亏虚，湿热瘀毒内阻，气机升降失常，浊邪上泛所致呕恶等，均可起到升清降浊、宣郁散热、化瘀通络的作用。实验研究证实，升降散能够降低慢性系膜增生性肾小球肾炎大鼠肾组织 CTGF 及 α-SMA 表达，减弱肾小球系膜区及肾间质中细胞与基质的增生，减轻肾纤维化的程度。

（三）地龙

地龙，味咸，性寒，归肝、肺经，可清热息风、清肺定喘、利尿通淋，能搜经络，通达气机。《医林纂要》言地龙"清肾去热，渗湿行水，去脾胃湿热，通大便水道……能通经活络，可治风痰入络，气血不调，下行而利尿"，《本经逢原》曰"蚯蚓……解湿热，疗黄疸，利小便，通经络"。研究证实，地龙能显著降低糖尿病肾病大鼠 24 小时尿微量白蛋白水平，减轻肾小球硬化及肾小管损伤的程度，减少肾脏Ⅳ型胶原蛋白的表达，对肾脏有一定的保护作用。

临床上，陈老师常以黄芪配合地龙应用，以黄芪补气利水，调理脾肺肾三脏功能，益气化瘀，促进全身血液循环；地龙化瘀通络利水，走窜通络，利尿降压。两药合用可益气利水，化瘀生新，对于慢性肾炎之本虚（肾气虚）标实（浮肿）证尤为贴合。在辨证中加入此对药，可以促使浮肿消退，血压降低，蛋白转阴。常用量黄芪每日 30～90g，地龙 10～15g。

（四）水蛭

水蛭，咸苦，性平偏凉，功擅破血通经，逐瘀消癥。《本经》明确记载水蛭"主逐恶血、瘀血、月闭，破血癥积聚，无子，利水道"。张仲景曾立抵当汤、大黄䗪虫丸破血逐瘀，治疗各种瘀血顽疾。张锡纯赞此药为"破瘀血而不伤新血，纯系水之精华生成，于气分丝毫无损，而血瘀默消于无形，真良药也。"水蛭主要有效药用成分为水蛭素，其具有抑制血小板凝集，直接溶解血栓，扩张毛细血管，改善微循环，增加肾脏血流量，降血脂等功效，可有效阻止 MC 增生及细胞外基质积聚，防止肾小球硬化。由于本品腥味较重，故陈老师常嘱患者研末装胶囊吞服，每日 3g，入煎剂每日 6～10g。

水蛭合大黄为陈老师临床常习用，两药相合，推陈致新之功倍增，亦有仿《金匮要略》大黄䗪虫丸治瘀血内积，干血成劳之意；用于慢性肾脏病肾功能不全者，可以改善患者血液流变学及脂质代谢异常，保护残存肾单位，延缓其病程进展。

（五）蛤蚧

蛤蚧，味咸，性平，归肺、肾经。李时珍《本草纲目》言其"主治久咳嗽，肺劳传尸，杀鬼物邪气，下淋沥，通水道。补肺气，益精血，定喘止嗽，疗肺痈消。昔人言补虚可去弱，人参羊肉之属。蛤蚧补肺气，定喘止渴，功同人参，益阴血，助精扶羸，功同羊肉。"《本草备要》谓其"补肺，润肾，益精，助阳……房术用之甚效。"叶天士认为其可"温中益肾，固精助阳"。现代药理研究证实，蛤蚧醇提取物可增强免疫，改善肺功能，有抗炎及抗衰老的功效。本品擅于温肾助阳，固摄下元，故对于慢性肾脏病晚期肾阳衰败之虚劳之证有较好效果，常作丸散使用，用量每日 2 ～ 3g。

（六）鹿茸

鹿茸，甘，咸，性温，归肾、肝经，为血肉有情之品，功善壮肾阳、益精血、调冲任、托疮毒。《景岳全书》认为其可"益元气，填真阴，扶衰羸瘦弱，善助精血，尤强筋骨，坚齿牙，益神志……补腰肾虚冷，脚膝无力，夜梦鬼交，遗精滑泄，小便频数，虚痢尿血，及妇人崩中漏血，赤白带下。"《本草崇原》："益气强志者，益肾脏之气，强肾藏之志也。"对于慢性肾脏病晚期脾肾衰败者，用之可以扶助肾阳、益气生血。

蛤蚧、鹿茸配对应用，温壮肾阳之功益甚，对于晚期慢性肾脏病患者之肾性贫血严重者，陈老师常用蛤蚧、鹿茸配合人参、黄芪、当归、制首乌、鸡血藤、阿胶珠补气养血之品以填精益髓，益气生血。但对于口干、舌红等虚热的患者不宜使用。

慢性肾脏病的进展是不可逆的过程，初期乃因各种原因导致肾气受损，渐至脾肾气衰，气化不行，水湿浊毒潴留，闭塞水道，血气瘀阻，清浊升降失宜。故陈老师认为应在其早、中期脾肾尚未衰败之时，通过健脾补肾、解毒利湿、化瘀泄浊等以恢复气化功能，使脾肾之生气得以激发，则水道通调而升降出入有序，气血水精生化有源而延缓病情进展。据此创立的延衰肾宝胶囊已被证实为治疗轻、中度慢性肾衰竭行之有效的药物，方中以具有搜剔作用的虫类药物为主，达到培补脾肾、通经达络的功效。主要组成：蛤蚧、鹿茸、肉苁蓉、菟丝子、熟地、黄芪、人参、白术、积雪草、黄柏、制大黄、川芎、水蛭、地龙、车前子。其中以蛤蚧、鹿茸血肉有情之品，配肉苁蓉、熟地黄、菟丝子温元阳，补先天，益精血，为方中主药，配合小量大黄，相辅相成，既可润肠通便，通腑泄浊，又能制大黄通泻而不伤正，苦寒而不伤阳，又无碍胃之弊；人参、黄芪、白术健脾胃，助运化，育后天，化水气，同为治本之法；川芎、地龙、水蛭活血通经、化瘀散结；黄柏、积雪草、车前子清热解毒，利湿行水。实验证实，延衰肾宝胶囊能降脂、抗凝、抗血小板聚集、扩张血管、增加肾血流量，可改善肾脏血循环，减轻肾脏高灌注、高代谢状态，有效地保护残存肾单位，延缓慢性肾衰竭病程进展。

（苗德光，中国中医药现代远程教育，2015 年 12 期）

第八节　陈权治疗慢性肾衰竭经验

陈权主任从事中医临床 30 余年，熟读经典，博采各家之长，尤其对肾脏病的治疗有独到的见解和经验。笔者有幸跟师学习，承蒙教诲，受益匪浅。现仅将陈权主任多年来治疗慢性肾功能衰竭的临床经验总结如下，以飨同道。

一、对慢性肾衰病因病机的认识

陈师从临床实践中观察发现，人体禀赋有差异性，慢性肾病患者多具有对肾病的易感性，加之后天失调，久病损脾及肾，或是妄投毒药食品，伤及脾肾而发病。脾肾虚损，五脏气机、水液、精气代谢紊乱，血气逆乱，湿热郁结，水道痹塞，肾络瘀阻，成癥成结，后期脾肾虚衰，气化不行，浊邪瘀滞，清气不升，浊气不降，终致关格癃闭，脾肾衰败，而生溺毒。

因此，陈师认为，脾肾两虚为慢性肾衰发病的病理基础，而湿浊瘀阻为贯穿于慢性肾脏病全病程的一个基本病理特点。

二、对慢性肾衰的辨治思路

1. 重视脾肾二脏，或调或补，注意阴阳偏颇　陈师认为慢性肾衰患者主要见于脾肾两虚，强调治疗在早、中期脾肾尚未衰败之时，应及早扶土健脾，培补肾元。但虚有在脾在肾不同，或分别有所侧重；虚有程度不同，并有阴阳气血之分。辨治自当审慎，或调或补，注意阴阳偏颇，方可提高疗效。陈师以正虚为主分为脾肾气（阳）虚、脾肾气阴两虚、肝肾阴虚和阴阳两虚四型。

2. 强调清利通瘀应贯穿始终，重在中、下二焦　陈师认为，湿热瘀毒既是脾肾虚衰的病理产物，又是病情进展及顽固难愈的病机关键，因此他强调慢性肾衰患者的治疗清利通瘀之法应贯穿始终。湿热蕴结的病变部位虽有蒙上、闭中、流下的不同，但主要在于湿热阻中，气机不调，或湿热下注，蕴瘀肾络，水道闭阻。因此，治疗重点在清化脾胃湿热和清利下焦湿热为主。

3. 扶正不忘祛邪，兼顾外感、蕴毒邪结病灶　由于慢性肾衰患者诸脏功能失调，机体免疫功能紊乱或低下，而致反复外感，或身存隐形病灶，藏邪纳浊，内外相因而作。因此，陈师指出，要重视表证或兼邪的处理，临床时务必细心询问和检查，及时发现感染灶并根据患者感邪轻重、感染部位的不同而对应处理。

三、自拟经验方

陈师在临证中根据慢性肾病脾肾失调，湿热瘀阻这一主要病机，详加辨证，虚实异治，寒热殊途，分阶段辨治，从不同的个体之中寻求共性，反复实践，不断认识，形成了几个较为固定的经验方剂，如延衰肾宝胶囊、消癥化瘀散、祛毒泄浊方等，临床上均具有良好的疗效。延衰肾宝胶囊是以健脾补肾、解毒利湿、化瘀泄浊为主效，具体组方为蛤蚧、鹿茸、蝉花、肉苁蓉、熟地、黄芪、人参、白术、积雪草、黄柏、制大黄、川芎、水蛭、炮山甲、车前子等。经近十年的临床科研证实，延衰肾宝胶囊可明显改善和减轻慢性肾衰患者的症状体征，具有良好的抗肾纤维化作用，从而延缓肾功能衰竭。消癥化瘀散主要组成为水蛭、参三七、炮山甲、土鳖虫等。以上诸药研磨成粉服用，长期服用祛瘀通络效果显著。祛毒泄浊方主要组成为熟附片、生大黄、六月雪、生牡蛎、蒲公英、爱西特等，水煎灌肠。通过中药灌肠，促进大便次数增多，使尿素氮、血肌酐，特别是肠道中的氨大量排出，从而降低尿素氮和血肌酐水平。

四、独到心得

1. 关于中西医结合的问题　陈师认为中西医治疗本病，各具特色，各有优势和长处，也各有不足或缺陷。如肾性高血压持续难降，单以中药降压乏效，应以西药降压为主，配合中药枸杞子、菊花、天麻、钩藤等滋水涵木，益肾平肝治本则效。肾性严重贫血，在应用促红细胞生成素的同时，可用蛤蚧、鹿茸、人参、黄芪、当归、制首乌、鸡血藤、阿胶珠等填精益髓，益气生血。

2. 时刻注意顾护脾胃　脾胃乃后天之本，气血生化之源。脾胃壮，生气旺，肾病易康。常曰"有胃气则生，无胃气则死"，慢性肾衰的治疗是一个系统工程，往往服药多，疗程长，甚至中西杂投。药物疗效的发挥依赖于脾胃的功能，脾胃功能健强与否至关重要。因此，处方遣药，时宜顾护脾胃，清利通瘀切勿过用苦寒攻伐，扶正培本切忌妄投阴柔滋腻或温补燥烈，或适当参以砂仁、陈皮、木香等醒脾和胃之品。所谓"留得一分胃气，便有一分生机"。

3. 坚持治疗，有方有守　慢性肾衰缠绵迁延，难见速效。治疗当谨守病机，持之以恒，做到有方有守，缓以图功。切勿朝方夕改，频繁调方，或更改治疗方案。了解坚持治疗的重要性，指导患者选择一个适合自己的医疗地点或医生及医疗方案，并使其明白朝三暮四、频繁更换医生和更改医疗方案是十分有害的。

五、验案举例

【**病例**】邵某，男，43岁，农民，2009年3月25日初诊。患者于10年前被诊为"慢性肾炎"，10年来治疗不规律，仅间断服用降血压药物，症状时轻时重。于2008年1月来本院查血 Scr 1500μmol/L，即被收入住院，并行血液透析治疗，每周3次。但由于家庭经济困难，特求诊于中医。刻下症：周身乏力酸软，嗜卧欲寐，不思饮食，恶心呕吐，饮水干呕，小便量少，日300ml左右，大便尚正常。查体：面色㿠白，双眼睑浮肿，睑结膜苍白，腹水征（＋），双下肢轻度浮肿，唇暗，舌胖边齿痕质淡，苔薄黄腻，脉沉缓而涩。辅助检查：血常规：Hb 57g/L；尿常规：BLD（＋）、PRO（＋）；血 Scr 1217.5μmol/L，BUN 28.5mmol/L，CO_2-CP 14.35mmol/L。西医诊断：慢性肾功能衰竭（尿毒症期）。中医诊断：肾劳溺毒；关格。证属脾肾衰败，湿毒瘀弥漫三焦。治以健脾助运，温阳泄浊，化瘀利湿，和胃降逆。处方"延衰肾宝"组成加减，水煎服，日1剂。

患者服用上方约3个月左右，病情较稳定，其间有外感1次，更换为发汗解表之剂，外感愈后，又复服用"延衰肾宝"处方。2009年7月2日就诊：诉3天前出现低热，尿频、尿灼痛感，呕恶加重，遂来就诊。舌淡胖边齿痕，苔黄腻，脉沉滑。即日尿常规：BLD（++），PRO（+），WBC（+）；镜下：脓白胞（+），RBC 15～20/HP。血 Scr 647.5μmol/L。陈师分析为素有水湿内蕴，下注膀胱，或秽浊之邪侵入膀胱，酿成湿热，瘀阻水道，气化失司，发而为淋。急则治标，予以清利湿热，活瘀通淋祛邪为主。处方：金银花 30g，蒲公英 30g，黄柏 12g，白花蛇舌草 30g，黄芪 30g，党参 12g，白术 12g，茯苓 30g，滑石 15g，车前子 30g，泽泻 30g，薏苡仁 30g，陈皮 12g，半夏 12g，苏叶 10g，竹叶 10g，大黄 10g，灯心草 1g，甘草 6g。水煎服，日 1 剂。2009 年 7 月 9 日就诊：药后低热、尿频及尿灼热感等症状悉除，但觉乏力明显，腰酸肢软，精神不振，纳呆恶心，小便量少，日 500ml 左右，大便欠畅。双下肢轻度浮肿，唇暗，舌胖边齿痕质淡，苔薄黄腻，脉沉缓。治疗以扶正祛邪并重，予培补脾肾、清利通瘀排毒。（1）初诊方加减。（2）灌肠剂：生大黄 30g，制附子 30g，生牡蛎 30g，六月雪 20g，蒲公英 30g，爱西特 4 片。日 1 剂。

2010 年 11 月 27 日就诊：患者血液透析次数在此过程中逐渐减少，见患者精神大振，病情稳定，陈师将汤剂更为中药散剂形式。处方：蛤蚧 3 对，鹿茸 15g，人参 30g，制鳖甲 50g，水蛭 120g，莪术 100g，炮山甲 60g，海龙 20g，川芎 120g，大黄 150g。诸药共研细末装入空心胶囊，每次 5 粒，日 3 次。此患者病情好转后，放弃血液透析坚持中药治疗至今。现每 3 个月左右来院复诊 1 次，已近 2 年余，病情平稳，血 Scr 水平稳中有降，Hb 水平平稳上升，于 2011 年 1 月复查：Scr 368μmol/L，

Hb 92g/L，患者一般状态良好，已能胜任轻体力农活。

　　按语：患者肾病日久，未进行正规治疗，当症状明显时，血 Scr 已达 1500μmol/L。病情进入此阶段，脾肾虚衰，气血阴阳俱损，而且以阳虚为多。肾阳既虚，气化无能，水气停留，湿浊泛滥，脾为湿困，又无肾阳的温煦，以致水停三焦，瘀血湿浊血毒内生，正虚而标实。正愈虚而邪愈实，邪愈实而使正愈虚，因此治疗从扶正祛邪、补脏通腑着手。本例患者正虚以脾肾阳气虚衰为主，益气助阳推动脏腑功能，旨在扶正；化瘀生新，清透血毒，通腑泻浊，重在清解血毒，使邪有出路。

　　在治疗过程中，出现外感六淫之邪或其他新症之时，病情会随即加重，应遵循《证治准绳·关格》提出的"治主当缓，治客当急"的原则，以祛除外邪为先，从而为进一步治疗本虚奠定基础。此新谓"安内"必先"攘外"，当外邪驱尽，就应再转为补脏通腑为主。

　　由于患者放弃血液透析治疗，为了加强治疗效果，同时还采用中药灌肠方法，宗"六腑以通为用"之旨，运用泄浊解毒散结之中药荡涤弥漫于胃肠的水毒浊邪。同时在患者病情稳定、治疗方案较为明确之时，可将中药研末作为胶囊剂使用，则增加了服药的便利性，有利于患者坚持长期治疗。虽未病愈，仍为正虚邪恋，但由于辨证准确，恰合病机，又采取中药多种治疗手段，从而使患者体内重新达到了一种新的平衡状态。

（袁泉，四川中医，2011 年 11 期）

第九节　虫类药治疗银屑病体会

国医大师朱良春擅长以虫类药物治疗疑难杂症，得"虫类药专家"之誉。笔者硕士生导师陈达灿教授及博士生导师陈权教授均为朱老高徒，深得朱老运用虫类药物治疗疑难及顽固性疾病的真谛，在临证中笔者亦尝试以虫类药物应用于临床，常收良效。兹总结以虫类药物治疗银屑病体会如下，以期抛砖引玉。

银屑病之发病，笔者认为无怪乎外感、内伤，且以外感为主。外感者，多以风、湿、热邪为主，且多相兼为病；日久，外邪稽留，或入络胶结不去成瘀，或内入血分，耗血伤血，血伤入络；如叶天士所云"初为气结在经，久则血伤入络""经年宿病，病必在络"。内伤者，多缘乎禀赋差异，往往存在脾虚或肾虚的不同，进而导致机体对外邪之易感性不同，从而招致内外合邪。在治疗上，对于初发者，以祛除外邪为主，采用祛风、清热、祛湿等的不同方法以治疗；对于久病者，以其久病入络，可遵叶氏"络以辛为泄""络以通为用"的观点治疗实证；对于虚者，遵叶氏"大凡络虚，通补最宜"的观点，以通补为主。

虫类药物如僵蚕、蝉蜕、全蝎、地龙等多有祛风通络之功效，其功效在于"藉虫蚁血中搜逐，以攻通邪结""每取虫蚁迅速飞走诸灵，俾飞者升，走者降，血无凝着，气可宣通，与攻积除坚，徒入脏腑者有间"。从性味看，虫类药药性大多偏辛咸，辛能通络、咸能软坚，因而其大多具有搜风剔络之功，尤其对于病久入络，伴有湿热瘀血，胶结难解者，治疗上非虫类药之搜剔以攻逐邪结不可；同时，久病加之常服寒凉，往往造成脾肾之亏虚，治疗上亦可以血肉有情之品以期进补。笔者临床常用虫类药物如下。

（一）僵蚕

僵蚕，首载于《神农本草经》，别名白僵蚕、天虫，味辛、咸，性平，归肝、肺经。《本草求真》言"僵蚕，祛风散寒，燥湿化痰，温行血脉之品"，《药性论》认为其"能入皮肤经络，发散诸邪热气"，《医学启源》言其可"去皮肤间诸风"，《本草纲目》提到其能"散风痰结核、瘰疬、头风、风虫齿痛，皮肤风疮，丹毒作痒……"，说明本品有祛风止痒，通络化痰之功。其味辛可散，咸可入肾。其宣散邪热之功，对于银屑病之初发或热甚者尤宜；通络行血之力，对于银屑病之久病入络，或久病及肾者均有良好的治疗效果。常用量每日 10 ～ 15g，水煎服。

（二）蝉蜕

蝉蜕，始载《神农本草经》，性凉，味甘咸。《本草纲目》言其"治头风眩晕，皮肤风热，痘疹作痒……"。杨栗山认为其"轻清灵透，为治血病圣药"，可祛风胜湿，涤热解毒。取蝉蜕轻灵宣透之功，对于银屑病之由于外邪所受者，可透表而有利于外邪之疏散，可疏泄而有利于湿热毒邪之蠲除，且病之新久皆可。常用量每日 10 ～ 15g，水煎服。

（三）地龙

地龙，味咸，性寒，归肝、肺经，可清热息风、清肺定喘、利尿通淋，能搜经络，通达气机，逐散痰火，渗利小水。《滇南本草》认为其可"祛风"；《医林纂要》言地龙"清肾去热，渗湿行水，去脾胃湿热，通大便水道……能通经活络，可治风痰入络，气血不调"；《本经逢原》曰"蚯蚓……利小便，通经络"。地龙通络力强，且可祛湿行瘀，对于久病湿热成瘀而致湿热胶结，或久病致虚而成瘀者均有较好的治疗效果。前者可配合化湿泄热之药物如苍术、薏苡仁、清半夏等同用，后者常配合黄芪以达到补气行瘀祛湿之效果。

（四）蜈蚣

蜈蚣，辛、温，有毒，归肝经，功效息风镇痉，攻毒散结，通络止痛。《医林纂要》言其"入肝祛风，入心散瘀，旁达经络，去毒杀虫"；张锡纯认为"蜈蚣，走窜之力最速，内而脏腑，外而经络，凡气血凝聚之处，皆能开之……凡一切疮疡诸毒皆能消之，其性尤善搜风"。朱老尚观察到本品具有益肾助阳之功，有增强体质之效果。临床上，对于银屑病久病之湿热胶结成瘀者，无论是否夹虚，皆可应用，取其解毒通络散瘀之力，且无伤正气。

（五）全蝎

全蝎，辛、平，有毒，归肝经，功效息风镇痉，攻毒散结，通络止痛。《开宝本草》谓其"疗诸风瘾疹"；《本草纲目》认为全蝎乃足厥阴经药，乃治风要药；张锡纯认为其可"消除一切疮疡"。笔者认为，在六气之主气中，初之气厥阴风木主气乃银屑病萌动加重的一段重要时间，风在其发病中有着重要作用，全蝎无论内风、外风均可祛除，且用其通络之力，搜风逐邪，切中病机。

【病例1】王某某，女，24岁。2012年2月17日初诊。头皮、躯干、四肢反复红斑、鳞屑5年，加重半个月。患者2007年寒假外感后于躯干、双上肢出现散在红斑、丘疹，我院皮肤科诊断为银屑病，口服氨肽素、甘草酸苷片等药物治疗，间断外用激素等，皮疹无明显改善，后于当地间断口服中药治疗，皮疹反复发作，入春加重。来诊时：头皮、躯干、四肢散见红斑、鳞屑，轻度瘙痒，舌红苔薄黄，脉数。辨证：风热血热。处方：忍冬藤15g，连翘10g，赤芍10g，防风10g，羌活10g，细辛5g，僵蚕10g，蝉蜕10g，炒槐米10g，竹叶10g，甘草6g。10剂，水煎服，日1剂。二诊：躯干部皮疹稍变淡，头皮脱屑明显，仍伴轻度瘙痒，舌红苔薄黄，脉数。上方加徐长卿10g，白花蛇舌草15g。10剂，水煎服，日1剂。三诊：躯干皮疹边缘萎缩，脱屑减轻，无明显瘙痒，舌脉同前，上方继用。

上方共加减调治4个月余，皮疹全部消退，随访至今未复发。

按语：本例考虑外感所诱发，风热外袭，日久不去，侵入血分而成痼疾，入春厥阴风木主气，外风引动而皮疹加重，治疗以搜风泄热为主，兼以凉血化瘀。以僵蚕、蝉蜕，取升降散之意，散风泄热，使清阳升而浊邪自散，同时合忍冬藤、细辛、羌活、赤芍搜剔络中风热邪气。

临床上，僵蚕和蝉蜕常作为对药使用，两药均有散风泻热、止痉定惊的作用，蝉蜕不仅去外风又息内风，可散风透疹；僵蚕则散风泄热，通经活络。临床上，对于由外感所诱发的银屑病，笔者认为其乃由风邪单独或兼夹湿、热等邪气侵入，伤于皮毛，郁结不去，致局部皮肤失养所导致，利用虫类药入络搜风，直达病所的作用，可达到彻底清除外感邪气之作用。僵蚕、蝉蜕合用，可升清阳、祛风化痰，加姜黄、大黄，则为升降散，可达到升降相因，气机调和的目的，无论对于新发或久病者，均可起到升清降浊、宣郁散热、化瘀通络的作用。

【病例2】宋某某，男，64岁。2011年9月7日初诊。全身反复红斑、鳞屑30余年，加重1个月。患者发病以来间断用药，包括多次应用偏方等。半年前因肺癌行化疗（具体方案不详），化疗时皮疹减轻，1个月前停止化疗后皮疹加重，渐遍及全身。来诊时见：全身弥漫性暗红斑、鳞屑，部分融合，舌暗红苔黄厚，脉滑数。辨证：湿热瘀阻，肌肤失养。处方：苍术10g，薏苡仁30g，清半夏10g，陈皮10g，茯苓30g，滑石30g，竹叶10g，地龙10g，僵蚕10g，蝉蜕10g，蜈蚣1条，甘草6g。7剂，水煎服，日1剂。二诊：脱屑减轻，舌苔亦变薄，口苦，纳差。上方加竹茹10g，芦根15g。14剂，水煎服，日1剂。三诊：皮疹明显减轻，脱屑减少，无瘙痒，舌暗红苔薄黄，脉数。处方：忍冬藤30g，连翘10g，赤芍10g，川芎10g，地龙10g，蜈蚣2条，僵蚕10g，蝉蜕10g，羌活10g，独活10g，白花蛇舌草30g，甘草10g。14剂，水煎服，日1剂。

上方加减治疗 2 个月余，皮疹基本消退，患者回东北老家暂停治疗。2013 年曾来电告知病情基本稳定。

按语：本例病史 30 余年之久，加之肺部肿瘤，结合舌脉，辨证湿热瘀阻无疑，处方以化湿清热祛瘀为主，其中以地龙清肺化痰，搜经达络，逐瘀散结；蜈蚣攻毒散结，通络祛瘀，尤其适宜于肿瘤之瘀结难解者，后期逐渐加量至 2 条，一则加强散结祛瘀之功效，更为肺部肿瘤而为；僵蚕、蝉蜕入络搜风，升清以降浊，使肌表浊气得散。虫类药物的确切疗效在本例患者得以真切的体现。

朱老认为，虫类药物乃血肉有情之品，性攻逐走窜，可通经达络，搜剔疏利而无所不至。与草木及矿石药物相比，虫类药与人体体质比较接近，容易被吸收及利用，故其效用可靠。银屑病多为陈年痼疾，日久入络，或成瘀，或致虚。瘀者在于湿热瘀血阻于络脉，虚者在于血虚，或脾肾亏虚，藉虫类药物搜剔之性以攻逐邪结，或借其血肉有情之性以补益亏虚，诚为本病治疗之有效途径。

（苗德光，中国中医药现代远程教育，2018 年 11 期）

第十节 姚子扬消化性溃疡从痈疡论治经验

姚子扬主任医师出身中医世家，临证五十余年，为全国首批老中医药专家学术经验继承工作指导老师，陈权主任即为其首批继承人。姚老治疗疑难杂病经验颇丰，每有独到之处。现整理姚老从痈疡论治消化性溃疡的经验介绍如下。

消化性溃疡，以上腹中脘部位疼痛为主要表现，属于中医学胃脘痛的范围，多从肝、脾、胃脏腑论治，治法有健脾和胃、疏肝理气、清热养阴、活血化瘀等。姚老认为本病临床表现及现代医学的病位、病理、胃镜检查所见红肿热痛、溃疡久不愈合的现象，与外科痈疡的病理特点极相吻合。《灵枢·痈疽》云："营气稽留于经脉之中，则血泣而不行，不行则卫气从之而不通，壅遏而不得行，故热。大热不止，热盛则肉腐，肉腐则为脓。"其明确指出痈疡的形成与气血瘀滞密切相关。气血不和，鼓动无力，血泣壅遏，郁久化热，热盛肉腐而成为痈疡。姚老根据消化性溃疡病形成与痈疡相类似的机理，认为肝郁脾滞，胃气不和，气血失调，郁滞化热，熏蒸肌肉，局部腐烂成疡，病久脾胃虚弱，热邪内积无力生肌敛疮，故溃疡面经久不得痊愈。外科治疗痈疡有消、托、补三法，而对于痈疡溃后久不愈合者，在托里透脓生肌内治法基础上采用中药粉剂局部治疗，常能有效。如溃疡性口腔炎用锡类散，下肢顽固性溃疡（臁疮）外敷溃疡散等。姚老根据疡科理论结合脾胃病特点提出，在本病稳定期加用化腐托毒、生肌敛疮药物直接敷布于疮面，使热去毒清，瘀血得除，气和血生，溃疡自然愈合。自制溃疡愈合粉装入胶囊，以黄芪汤冲服，效果良好。服用 2～3 周，溃疡面即能逐渐愈合，症状悉除。溃疡愈合粉方药组成：甘草粉、赤石脂、冰片、儿茶、三七粉、乌贼骨、煅石膏等，研为细粉，紫外线消毒，纳入胶囊，每次冲服 3～5 粒，每日 3 次。饭前用黄芪煎水 100ml 分 3 次即时冲服。忌酒及辛辣刺激性食物，勿恚怒。此法临床验证10余年，治愈消化性溃疡病人200余例，有效率80%以上。据现代药理研究，黄芪能扩张血管，改善微循环；黄芪、乌贼骨能抑制幽门螺杆菌的生长繁殖，抑制胃酸分泌；甘草补中缓急止痛，其提取物甘草次酸可促使溃疡愈合；赤石脂具有收涩止血、收口生肌、厚肠胃的功能；另儿茶、三七粉能去腐生肌，敛疮收口，对溃疡病的愈合皆有较好疗效。典型病例如下。

【病例】患者，男，39岁。反复上腹部疼痛1年余，加重2个月。夜间胃脘痛胀嘈杂，进食后症状减轻，胃脘部灼热感，恶心反酸，食欲不振，夜眠欠佳，大便干结，面色萎黄，周身乏力。舌淡暗苔白有裂纹，脉沉细关脉重按无力，大便潜血（+）；1年前钡餐透视示：胃小弯部椭圆形龛影；半个月前胃镜检查示：胃体下部小弯侧卵圆形溃疡，白苔及新鲜出血，其周围有充血及轻度黏膜集中，诊为胃溃疡。给予消炎抗溃疡等药物配合中药汤剂治疗，症状未见明显好转。姚老辨证审治为虚实夹杂，脾胃虚弱，气血不和，无力运化为本虚；郁热内生，胃气上逆为标实。急则治其标，以清热养阴制酸止痛为主，投以竹茹、芦根、蒲公英、玉竹、石斛、当归、儿茶、乌贼骨、三七粉、半夏、陈皮、炙甘草，5剂，水煎服。本方用药轻灵，量轻药少，不碍胃气。再诊：病情好转，自述恶心减轻，反酸不明显，仍有胃脘隐痛，饭前及夜间症状加重，纳呆乏力，形体消瘦，舌淡暗苔白，脉沉细无力。此为气血不足，脾胃无力运化之象。调方以益气和血、健脾生肌为主。予黄芪、当归、白芍、炒白术、山药、儿茶、乌贼骨、三七粉、玉竹、香附、半夏、炙甘草，5剂，水煎服。方中黄芪、炒白术、山药、当归益气和血调胃以固本，乌贼骨制酸和胃，儿茶、三七粉收涩止血、敛疮收口，香附理气化郁，使补而不腻。三诊：患者服药无明显不适，恶心反酸已消失，疼痛减轻次数减少，舌淡苔白脉无力。上方去乌贼骨、半夏，加柴胡以生发胃气，升提清阳之气，再服5剂。四诊：患者症状缓解，气力渐增，精神好转，舌淡苔白，脉较前有力。大便潜血（-）。病情好转，疼痛缓解，遂改为溃疡愈合粉黄芪煎汤冲服。药用儿茶、乌贼骨、赤石脂、当归、甘草等研成细粉，纳入胶囊，每日3次，每次5粒，服1个月后症状悉除，体重增加。胃镜检查溃疡面愈合良好，周围黏膜轻度充血，继服2个月巩固疗效，随访2年未复发。

（根据2017年李玲科室内讲座整理）

第十一节　疮疖痈疽皆是热毒？

苗德光：为什么提及这个话题？因为我们注意到了今年的痈疽发病率较之往年有明显的增高，尤其在今年夏天的时候，虽然治疗的病例不多，但似乎常用的清热解毒药物效果没有那么理想，所以复习了部分文献，对外科疮疡类疾病重新梳理一下。

提及疮疖痈疽等外科之阳证，我们的反应应该都是这样的，即"疮痈原是火毒生，经络阻隔气血凝……"，包括我们的教科书，也是以火毒而立论，所以清热解毒已经成为治疗本病的总的法则。

在传统的认识中，火针似乎是针对寒性疾病的，但对于属于阳热证的疮疡类疾病有很好的效果，似乎值得我们去深入挖掘一下其内在的原因。

在中医古文献中，疮、痈、疽、疖、疔、痤、皶等皆属于阳证范畴，可以放在一起总体讨论一下。

（一）各种因素所导致的热毒是本类疾病发生的病理基础

如《灵枢·痈疽》云："大热不止，热胜则肉腐，肉腐则为脓。"《内经》中另外的论述就是我们最耳熟能详的条文"高粱之变，足生大疔"了，其指的是饮食之变是疔疖产生的一个重要因素。除此，情志因素在本类疾病发病的地位《内经》中也有论述，如《灵枢·玉版》："病之生时，有喜怒不测，饮食不节，阴气不足，阳气有余，营气不行，乃发为痈疽。阴阳不通，两热相搏，乃化为脓。"

（二）寒邪在本类疾病的发病中有重要的地位

《生气通天论》曰："汗出见湿，乃生痤痱。劳汗当风，寒薄为皶，郁乃痤""阳气者，精则养神，柔则养筋。开阖不得，寒气从之，乃生大偻；陷脉为瘘，留连肉腠，俞气化薄，传为善畏，及为惊骇；营气不从，逆于肉理，乃生痈肿……。"在《灵枢·痈疽》中，则更加强调了寒邪在发病中的重要作用："夫血脉营卫，周流不休……寒邪客于经络之中则血泣，血泣则不通，不通则卫气归之，不得复反，故痈肿。寒气化为热，热胜则腐肉，肉腐则为脓。"

追溯病原症候学专著《诸病源候论》，其对于疮、痤、痈、疗等的论述更是强调寒邪的作用。如其对"面疱"的论述为"面上有风热气生疱，头如米大，亦如谷大，白色者"，"此由饮酒，热势冲面而遇冷风之气相搏所生，故令鼻面生齇，赤疱匝匝然也"。对于痈、疽，其认为"此由寒气客于经络，折于气血，血涩不通乃成"。"痤疖者，由风湿冷气搏于血，结聚所生也"。

（三）治疗的方法佐证了寒邪发病的地位

《外科精义》："夫疖与疮，初生并宜灸之"；"若疮肿初生，似有头者，宜急燎之，即当贴温热药。"目前，大量的文献也已经证实了火针在疮痈类疾病治疗中的确切疗效。

（四）运气的特征决定了寒邪在痈疽类疾病发病中的作用

《六元正纪大论》："凡此太阳司天之政，气化运行先天，天气肃，地气静。寒临太虚……寒政大举，泽无阳焰，则火发待时。""三之气，天政布，寒气行，雨乃降，民病寒，反热中，痈疽注下，心热瞀闷，不治者死。"

可见，痈疽疮疡等尽管表现为阳热之证，但寒邪在发病中确实起到了重要的作用。以2018年为例，疮疖的发病确实高，尤其三之气的时候，彼时客气正是太阳寒水。尽管2018年治疗的病例不多，但似乎发现普通清热解毒药物似乎效果没有那么理想，而以2018年运气主方静顺汤加减似乎效果更佳。《三因极一病症方论》论述静顺汤："治辰戌之岁，病身热头痛，呕吐，气郁中满，瞀闷少气，足痿，注下赤白，肌腠疮疡，发为痈疽。"这也是承《内经》对太阳四天之政治疗的延续："故岁宜苦以燥之温之，必折其郁气。"

但寒邪如何导致疮痈的，是火为寒郁？还是寒阻经络，气血壅滞？或者像古人论述的寒抟于内而发？希望得到大家的答案。

李玲：从大量的文献复习可以看得出来，寒邪的确在疮疡发病中起到了重要的作用，这也使我们对这一类疾病有了新的认识。我觉得寒邪致病的机理，可以从开阖枢中找到答案。寒邪自外而来，侵袭的是太阳经，导致太阳开的功能失职，太阳不开，整个气机运行受阻，太阴开的功能也会受到影响。肌肉为太阴所主，太阴不开，阳明不降，热邪在内，郁而化热，从而导致了疮痈等的发生。

袁泉：我从辨证角度理解应该还是寒邪侵袭，郁阻肌肤，郁而化热，进一步热盛肉腐，发生疮痈。《内经》云"火郁发之"，也是对这一类疾病治疗的一个总的指导原则。

苗德光：我在临床喜欢用麻杏苡甘汤治疗痤疮，效果很理想，其依据在于《内经》的"汗出见湿，乃生痤疿。劳汗当风，寒薄为皶，郁乃痤"。《金匮要略》云麻杏苡甘汤证"……此病伤于汗出当风，或久伤取冷所致，麻杏苡甘汤主之"。可见，麻杏苡甘汤所针对的乃汗出后风、寒相搏所导致的疾病，也算是对经方的发挥吧。

李玲：麻杏苡甘汤中，麻黄、杏仁走太阳，薏苡仁走太阴，都是针对"开"的，太阳、太阴一开，气机通调，风寒湿邪自然而解，借助开阖枢可以更好地理解这一组方的含义。

（2018-11-23科室内部交流）

第十二节　开阖枢理论指导
桂枝汤临床应用

三阴三阳是《黄帝内经》用来概括天地万物阴阳变化的名词，由于阴阳各有开阖枢三种不同状态，由此而决定了六经各自的属性和不同特点。把握住三阴三阳开阖枢这一要点，对于指导经方的临床运用大有帮助。

一、开阖枢与三阴三阳

《道德经》云："天地之间，其犹橐籥乎？"橐是古人理解天地间盛衰变化的工具，通过橐一开一合的运动，产生了开阖枢三种状态。因此，开阖枢其实质是气化运动的三种不同状态，阴阳通过开阖枢的运动而化生万物。如《素问·六节藏象论》云："其生五，其气三；三而成天，三而成地，三而成人。"其"三生万物"之"三"即开、阖、枢。阴阳各有开阖枢，并由此而产生了"六气"。因此开阖枢是古人在抽象思维指导下，对抽象的三阴三阳气化功用的直白、形象化阐述。

三阴三阳是《黄帝内经》用来概括天地万物阴阳变化的名词，是对自然界阴阳离合的六个时空段的划分，与五运六气理论密切相关。同时，三阴三阳有其空间的方位，如《素问·阴阳离合论》云："圣人面南而立，前曰广明，后曰太冲，太冲之地，名曰少阴，少阴之上，名曰太阳……广明之下，名曰太阴，太阴之前，名曰阳明……。是故三阳之离合也，太阳为开，阳明为阖，少阳为枢……三阴之离合也，太阴为开，厥阴为阖，少阴为枢。"
这种空间方位也是和时间周期相关的，如《史记》言"以至子
日当冬至，阴阳离合之道行焉"。如下图所示。

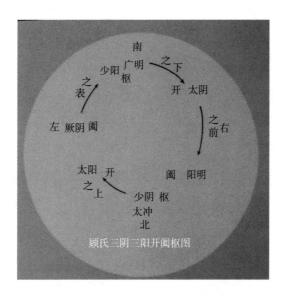

顾氏三阴三阳开阖枢图

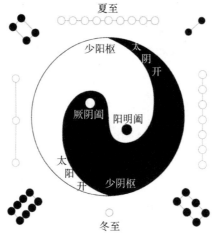

顾氏三阴三阳太极时相图

因此，三阴三阳的开阖枢，决定了六经各自的属性和不同特点，需要用五运六气在不同时空方位阴阳气的状态来理解三阴三阳。从上图中可以看出，太阳在东北方，冬至过后，正是阳气渐开之时，故为阳之开；阳明在西北方，阳气渐收，藏合于阴，故为阳之阖；少阳在东南方，夏至太阳回归，阴阳转枢于此，故为阳之枢。太阴在西南，夏至以后，阴气渐长，故为阴之"开"；厥阴居东向南，阴气渐消，并合于阳，故为阴之"阖"；少阴在正北方，冬至阴极而一阳生，故为阴之"枢"。

把周期缩小到一日之中亦是如此，子时之后，正是阳气渐开之时，故太阳为开；太阴阳明相表里，午后太阴渐开，而阳明始阖。这也正是生理状态下人体阳气每日运行规律的概括，晨起阳气渐开，生理机能旺盛；午后阳气始收，夜间阳明阖而寐。在病理状态下，受各种因素影响，晨起太阳当开不开，故阳主外的功能会受到影响，患者会出现一系列阳气功能低下的状态如乏力、困倦、头目不清，甚或畏寒肢冷等症状，或者太阳被外邪所郁而不得升发之恶寒发热等太阳证的典型表现；同时，太阳不升，进而也会影响少阳枢或阳明阖的状态，出现入睡困难、口干、心烦等种种表现。从气机的角度来讲，这也是全身气机运行的机理所在。因此人体开阖枢机正常，即气机升降出入之功能正常。

二、桂枝汤其功在"开"

桂枝汤出自《伤寒论》，为太阳病主方，被冠为"群方之魁"，其组成为桂枝三两、芍药三两、炙甘草二两、生姜三两和大枣十二枚。后世医家解释桂枝汤时，多从营卫失和的角度来进行阐述，固然无误，但若仅仅是一个调节营卫失和的方子，似乎又难当群方之魁的桂冠。《素问·生气通天论》："故阳气者，一日而主外。平旦人气生，日中阳气隆，日西而阳气已虚，气门乃闭。"桂枝汤为太阳病主方，其与《辅行诀脏腑用药法要》所描述小阳旦汤之组成及主治相似。且,《说文解字》释："明也，从日见一上，一，地也"；阳旦，意指东方太阳上升的状态，故而阳旦乃升阳之方，小阳旦则有缓缓升阳、徐徐图之之意。六经之中，太阳为开，为初生之阳气，具有明显的升发的特征，太阳升发正常，则有利于少阳枢及阳明阖的功能正常发挥。从顾氏三阴三阳开阖枢图中可见，太阳太阴相对，太阳开的功能正常，也有利于太阴开的功能的发挥，如是，少阴枢及厥阴阖的功能也正常。否则整个气机的运行皆会受到影响。

《本草崇原》载，桂"生发之机在于干枝"，"水中所生之木火也"，"主上气咳逆，结气，喉痹，吐吸，利关节，补中益气。久服通神，轻身不老"。芍药"春生红芽，禀厥阴木气而治肝。花开三四月间，禀少阴火气而治心。炎上作苦，得少阴君火之气化，故气味苦平"。甘草"调和脏腑，通贯阴阳，故治理脏腑阴阳之正气，以除寒热阴阳之邪气也"，"久服则土气有余"；生姜"宣达阳明胃土之气"；大枣"禀土气之专精，具五行之色性"，"养脾气，平胃气，通九窍，助十二经"。五药之中，其桂、芍者，皆禀木火之气，而助生发之机，甘草、生姜补中通阳，又得生姜宣达之助，共奏开太阳之力。

从桂枝汤开太阳而助阳气升发的角度来讲，桂枝汤在临床中的适用范围会得到很大的扩展。笔者在临床中将其大量应用于疲劳综合征、失眠、颈椎病、便秘、头痛、慢性支气管炎等多种杂病的治疗，取得了良好的临床效果。

三、验案举隅

【病案1】王某，女，60岁，2019年5月10日初诊。头晕、言语不清1个月。患者1个月前无明显诱因突然出现头晕、言语不清，到当地医院就诊，MRI显示双侧基底节多发梗死灶，予抗凝、调脂及对症治疗2周后好转出院。出院后仍有头晕、头目不清，周身乏力，入睡困难，晨起口干、咳吐浊唾。既往有颈椎病史、高脂血症史，便秘30余年，需要每日服用通便茶。舌红苔薄白，脉沉弦。处方：桂枝10g，赤白芍各15g，葛根20g，大枣10g，生姜10g。7剂，水煎服，日1剂。嘱其停用通便茶。

二诊（2019-05-17）：头晕减轻，便秘缓解，2日一行，乏力亦减轻，晨起仍咳吐浊唾，入睡困难，舌脉从前。上方加麦冬40g，玄参10g，降阳明以助太阳之升，再服7剂。

以上为基本方加减治疗3个月患者症状基本消失而自行停药。停药至今1个月余，随访患者无头晕，大便每日一行，晨起仍时有浊唾，但较前明显减轻。

按语：从舌脉看，太阳升发不利而头晕、乏力；阳明火旺，当降不降,故便秘,火气上炎而口干咳吐浊唾;病发5月,值阳气升发之季,当开太阳以降阳明,以桂枝汤开太阳为主,加麦冬、玄参降阳明之燥热故症自除。抓住三阴三阳开阖枢机之要领,恢复全身气机的升降,无活血化瘀及通便药物的应用,同样达到很好的治疗效果。

【病案2】曲某某,女,62岁,2019年7月1日初诊。咳嗽反复1年半。患者2018年春节后因肺炎住院治疗,先后静脉滴注头孢10天,后口服半个月,但咳嗽一直未去,每遇冷遇风即加剧,无明显咳痰。平素畏寒,自2018年肺炎后畏寒畏风加重,四肢冷,大便干。期间亦间断用中药治疗,效果不理想。半个月前吹空调后咳嗽加重,遂来诊。刻下症:咳嗽,无痰,遇风及遇冷加重,伴咽部不适,畏寒畏风,肢冷,大便干,舌淡苔薄白,脉沉细。处方:桂枝10g,赤芍10g,炒白芍15g,炙甘草6g,柴胡6g,大枣10g,生姜3片。5剂,水煎服,日1剂。

二诊(2019-07-06):咳嗽减轻,仍有咽痒,畏寒畏风,肢冷,大便转正常。上方加细辛5g,通草6g,麦冬30g,黄芪15g。5剂,水煎服,日一剂。

三诊(2019-07-11):咳嗽及咽痒咽痛去,畏寒畏风减轻,大便正常。上方加当归10g。7剂,水煎服,日一剂。

按语:值夏令时节,其脉沉细,阳气当旺不旺,伴见一派虚象,就诊在三之气,风木加临君火,如补阳可能有助火之弊端。从太阳着手,以桂枝汤合柴胡、葛根、黄芪助阳气之升,并合麦冬以降阳明,如是则清气得升,阳明以降,气机协调而诸症自除。

这两个病例均有便秘的病史，服用桂枝汤后大便均转正常。在运用桂枝汤的过程中，笔者发现大便平素正常者，十之八九会出现大便稀溏的表现，因此，笔者亦将其广泛应用于便秘患者的治疗，取得了明显的效果。至于其机理，笔者认为，还应该从开阖枢中找答案，如前图中所示，太阳太阴相对，太阳开的功能正常，有助于太阴开的功能的发挥，则阳明降的功能会得到很好的发挥。这其实也正是我们机体升清降浊功能的体现，病例1就是一个很好的体现，其病史达30年之久，但抓住了开阖枢之要领，使其清阳得升，则浊阴自降，多年之便秘亦随之而缓解。

尽管《伤寒论》无六经之说，但其所有立方辨证等都有六经之意。自宋代朱肱提倡"六经"起，后世开始以六经代指三阴三阳之六病。用三阴三阳开阖枢思想指导经方的应用是张仲景在理论上最大的贡献，抓住了"三阴三阳"，能提纲挈领，执简驭繁，不至于在临证中被复杂的病机所迷惑，从而更好地提高临床疗效。

（苗德光，2019 龙砂医学国际论坛会议交流）

第十三节　龙砂医学流派运气思想临床应用体会

五运六气学说是中医基础理论的重要组成部分，是《黄帝内经》理论的精髓，是阴阳、五行学说的基础，也是龙砂医学流派学术特色之一。参悟运气之变化规律，对于斡旋病机，提升临床思维，提高临床疗效，指导中医临床意义重大，龙砂医家特别重视五运六气的应用与传承。我们跻身于龙砂医学顾植山教授门下，数经恩师点悟，将龙砂学术流派运气思想广泛应用于临床，获益颇丰，初步整理汇报如下。

一、运气思想用于外感时疫

顾植山教授教导我们临证要"审察病机，无失气宜"。运气"时有常位，而气无必也"，习运气要知常位，更要达其变，要善于从纷繁复杂的天象、病象中抓先机，探寻病机，不止拘于辨证论治，更要"握机于病象之先"，要达到"踏雪寻春，一叶知秋"的境界，要遵照《黄帝内经》天人邪"三虚致疫"的理论，当辨天（五运六气）、辨人（个体差异）、辨病证，将三者有机结合起来，方能更全面地体现中医学天人相应的整体思想和三因制宜的灵活思路，以期达到更好的临床疗效。

（一）在流行性感冒中的应用

经临床观察，在不同的运气条件下，流行性感冒（流感）表现出不同的特点，其发病规模、病机特点，因年运、时令的变化迥异，治疗方法亦应随机而变。

1. 己丑年甲流感　按照中医五运六气理论，2009己丑年"太阴湿土司天，太阳寒水在泉"，"湿寒合德，……阴凝于上，寒积于下"，"阳光不治，杀气乃行"，顾老师在《2009年需加强对疫情警惕的补充意见》中预测2009年是疫情多发年。

2009 年冬季，国内外甲型 H1N1 流感暴发。我院收治甲型 H1N1 流感住院病例共 184 人，其中女性 130 人（孕妇 47 人），男性 54 人。轻症 78 例，重症 106 例；轻症孕妇 26 例，重症孕妇 21 人。年龄最小 4 岁，年龄最大 68 岁。

临床证候特点：发热，体温 37.5 ～ 38℃或 39℃不等，咽赤干痛，黏腻不爽，咳嗽少痰，痰中血丝，或痰黏难咳，憋闷短气，呼吸艰难等，舌质红、暗、绛，尖多芒刺；苔黄腻干，或苔白厚腻，或苔光剥多裂纹；脉多滑数或弦或沉，滑脉多见。肥胖患者及孕妇较多，临证寒、湿、热、燥胶结，错综复杂，其发病并不按照卫—气—营—血的温病传变规律。短时间从临床证候分析难以把握其病机，致重症患者增多，甚或死亡。临床辨证治疗，多有困惑，直至看到顾老师 2009 年运气分析，方豁然开朗。报告中：早期因"少阴不退位"，导致"伏阳在内，烦热生中"，可兼见"膈热、咽干、丹瘤疹疮疡"等症。致病因素有热、寒、湿、燥等。关于 2009 年疫病的中医病机和证候特征，应注重于湿、寒方面。正如清代著名温病学家薛生白说："凡大疫之年，多有难识之症，医者绝无把握，方药杂投，夭枉不少，要得其总诀，当就三年中司天在泉，推气候之相乖者在何处，再合本年之司天在泉求之，以此用药，虽不中，不远矣。"从运气角度把握病机不容忽视。

2. 壬辰年流感　从 2011 年末到 2012 年初，我院外感发热患者骤然增多，小儿科外感病日门诊量在 800 人次以上，其中约 80% 伴有发热。其症状与 2009 年流感不同，临床特点：发热、口干咽痛、鼻咽干燥、流涕或清或浊、干咳或咳嗽少痰、痰黏难咳，或伴有头痛、身痛乏力等。单纯输液，或用辛凉、辛温解表，清热解毒等治法难收速效，甚而有输液月余迁延不愈，变证丛生者。根据顾老师在 2011 年 3 月《五运六气理论对 2012 年春疫情的分析》："壬辰年太阳寒水司天，太阴湿土在泉，中见太角木运……""火客于寒，往往初起即可出现外寒里热，可考虑用张洁古的九味羌活汤、柴葛解肌汤等，表寒较著者，可用《千金》阳旦汤加味。"于是，我们转换思路，大力推广应用。

统计我院 2012 年 2 月份中医草药处方 7355 张，其中外感处方 3648 张，运用柴葛解肌汤、九味羌活汤化裁的有 2280 张，约占 65.7%，在龙砂医学传承门诊外感患者使用率达到 88.7%。遵照运气学分析调整辨治思路，实时把握时病病机，治疗外感收效神速，值得探讨。

3. 癸巳年流感 2013 年初流感再用九味羌活汤、柴葛解肌汤临床疗效已不明显。原因何在？结合 2013 年运气特点，顾老师的《2013 年疫情的预测报告》中分析：厥阴风木司天，少阳相火在泉，初之气阳明燥金，一之气基本上以风、燥、火为主。考虑到客气为阳明燥金的因素，证象兼燥时也可在小柴胡中加用葳蕤或选用千金葳蕤汤等。癸巳年总的运气条件较为平和，又没有"三年化疫"和"升降失常"等致疫因素，故预测 2013 年发生规模疫情的概率不高。二之气出现的运气失常也不属于非时之气，仅是当时之气的太过而引起的胜复变化。从以往对历史疫情的分析情况看，这样的运气失常产生的疫情大多是小疫。因此，从运气理论来推测，本次流感不会发展成 SARS 那样的大疫情。三之气时段是司天厥阴风木主令，主气少阴君火，若气候偏于风热是当位之气影响就小；若偏寒湿就对疫情不利了。四之气运气转为湿热，与发生 H7N9 流感的运气条件已不类，但需警惕湿热黄疸一类其他疫病的发生。目前，癸巳年已步入五之气，实际 H7N9 疫情的发病趋势与预测结论非常符合。

我们在临床采集了 1000 例流感证候调查，其主要证候：初期发热为主，热退后咳嗽缠绵难愈、痰少难咳、咽喉痒痛、口鼻干燥、纳呆、呕恶等，其发病因素有风、火、燥、湿等。其病机以风寒外侵，入里化热，燥湿相兼为特点，不是单纯的"寒包火"，故应用九味羌活汤、柴葛解肌汤效果不佳，然以小柴胡汤合《活人书》之葳蕤汤化裁，收效良好。

针对当前气候及流感的证候特点顾老师分析如下：引起当前疫情的运气因素，一是"风"气太过；二是风从火化之"火"；三是倒春寒之"寒"；四是《内经》所说"二之气寒不去，民病热于中"，即由寒入里所化之"热"。故这次流感的运气病机较为复杂，风、火、寒、里热等均有关系。风性"善行而数变"，前人有"风无常方"之说，我们在临床上也感觉到最近的感冒和肺炎证候各异，变化较多，需要更多地审机应变。

（二）在手足口病中的应用

1. 壬辰年手足口病发病特点　顾植山老师在《对 2012 壬辰年疫情的预测意见》中分析 2012 年 4 月份后出现手足口病高发，

课题组在 5 月初作了专题讨论，分析总结五运六气与手足口病的相关性，又撰写了《当前手足口病的五运六气分析》的研究报告。报告指出：按照中医学"火者疹之根，疹者火之苗"的认识，手足口病与五运六气中"火"的因素密切相关。课题组曾在"十一五"期间运用这一理论，于 2009 年 4 月 13 日《对2009 年疫情的预测预警意见》中成功预测了当时蔓延的手足口病"5 月后可望缓解，不必担心 5—7 月会出现高峰"。

当时令进入 2012 年二之气时，主气少阴君火，客气阳明燥金，属主客不相得的病气。从"少阳相火受窒"到"火气郁发"，我院手足口病 3 月暴发，由于我地市高温气候来得偏早，手足口病暴发较其他地市偏早。

根据 2012 年时病疫情的发病特点，我们对手足口病的证候特点进行临床调查和检测，收集临床资料 1800 份，初步得出2012 年手足口病暴发的时间、规模，跟年初老师运用五运六气理论预测的疫情的发展趋势非常吻合。即 4—5 月是手足口病高发期，8 月回落，立秋后临床发病例数已经很少（如下图）。

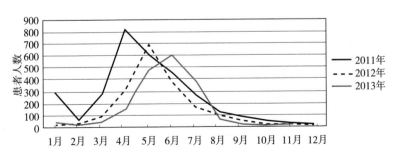

临沂市 2011—2013 手足口发病流行情况

2. 癸巳年手足口病发病特点 2013癸巳年为火运不及之年，总体五化均衡，不是手足口病的高发年，发病的数量较前有减少。顾老师的报告特别提醒，今年发病规模虽减，但要高度注意病势较重，要防范神经及循环系统损害。

2013年二之气虽然主气是少阴君火，但客气为太阳寒水，今年我院二之气时手足口病患者数量较以往明显减少，但在三之气数量增加，四之气患者较2012年明显增加，原因四之气客气是少阴君火。

（三）不同年份手足口病证候特点比较

2012年手足口病发热多伴有明显的疱疹，且水疱型疱疹多见，舌苔偏于厚腻，湿气较重，多伴有腹泻腹胀纳呆等症状，这与壬辰年太阳寒水司天，太阴湿土在泉运气特征相符。当时令进入四之气时，主气太阴湿土客气厥阴风木。手足口病的发病症候也有不同的前期证候出现，如头痛、头晕、恶心、呕吐纳呆伴有抽动等特点。

2013年手足口病患者的临床特点与2012年不同，发热多伴有红色丘疹，水疱较2012年减少，舌苔白厚干，临床症状惊厥多见。虽然发病率减少，但是病情较重，循环与神经系统损伤增多，上呼吸机的病例数增加，这与2013年的厥阴风木司天运气特征相符。时令进入二之气时客气是太阳寒水，我市气温较去年偏低，手足口病未见大规模暴发，进入三之气主气少阳相火，手足口病患者较二之气明显增多，但持续时间短。总之，2013年手足口病的总体发病率较2012年明显减少，但重症患者较

2012 年增多。

（四）手足口病原学监测情况

2012 年，我们采样 32 份，其中阳性 28 份，阳性率 87.5%。其中 EV71 型阳性 1 份，占 3.57%；Cox16 型 22 份，占 78.57%；其他 5 份，占 17.86%。

2013 年，我们采样 275 份，阳性结果 263 份，阳性率 95.63%。其中 EV71 型阳性 197 份，占 74.9%；Cox16 型 56 份，占 21.29%；其他 10 份，占 3.81%。2013 年的病毒以 EV71 阳性率高，2012 年以柯萨奇病毒阳性率高，这也从病原学上为 2013 年重症多于 2012 年提供了证据。可见，不同的运气条件，同一疾病病毒的菌种不同，产生疾病的证候特点亦不同，其发病规模、病因病机及证候特点均与运气条件相关，呈现高度的天人相应。

二、运气思想应用于内伤杂病

运气理论对时病指导可迅速把握病机，对杂病指导亦不容忽视，内伤杂病虽然病机各异，若在同一运气条件下，常可异病同治。

宋代陈无择的"三因司天方"系列，是比较成系统的基于运气学说的中医辨证方药体系，并不局限于时病的治疗，也可应用于各种杂病。应用于临床时，需要医者必须掌握运气理论基础及实际运气条件观察和判断的能力，以致曲高和寡，历来不为学界广泛重视。看其药味平平，临床应用效果却出奇的好，如我院据此制成的"壬辰年运气保健苓术散""运气保健敷和散"临床应用收效良好。目前经临床患者验证使用苓术散15580袋，敷和散10460袋，反馈良好。应用范围超过20多个病种，至2013年5月收集苓术散病例865例，静顺汤病例587例，乌梅丸病例328例，开具膏方142料。2013年运气方黄芪茯神汤171例，敷和汤149例。临床使用运气方的效果常超过期望值，让我们清醒地意识到临床患者的证候特点与气候的运气特点息息相关。举验案如下：

（一）壬辰年运气方苓术汤案

【病例1】邵某，男，27岁。初诊日期2012年11月13日。餐后腹胀加重1周来诊，伴有口气重，口苦纳呆，大便正常，查体未见异常，舌暗苔白齿痕，脉弦细关弱。属肝脾不和，治当柔肝健脾，苓术汤加味：炒白术15g，云茯苓30g，宣木瓜15g，炙甘草10g，广木香6g，大腹皮6g，辛豆蔻6g，炮干姜6g，炮附子3g，川厚朴10g，槟榔10g，赤芍15g，陈皮6g，青皮6g，蒲公英30g。7剂，水煎服，日1剂。

2012年11月22日服药后症状明显改善，腹胀已去，自觉左侧面部肌肉麻木不适，脉弦细苔白。上方加僵蚕10g，蒺藜10g。14剂，水煎服，日1剂。

2012年12月7日诸症悉除，予运气保健苓术散善后。

【病例2】王某，男，10岁。初诊日期2012年11月6日。湿疹1年余，全身皮肤瘙痒，夜间尤甚，四肢皮肤破溃，渗出，全身散在抓痕，多方治疗不效，大便常稀，舌淡苔白，脉沉细。予苓术散合定风丹加味：生白术 30g，云茯苓 30g，广木香 6g，大腹皮 6g，生地黄 30g，紫草根 10g，炒当归 10g，土茯苓 10g，制何首乌 10g，桑白皮 10g，荆芥炭 10g，桃仁泥 10g，大川芎 10g，赤芍药 15g，刺蒺藜 10g，地肤子 15g，西防风 10g，乌蛇肉 10g，粉甘草 10g。7 剂，水煎服，每日 1 剂。

另：运气保健苓术散代茶饮。

2012 年 11 月 16 日疱疹好转，夜间痒减轻，大便转干，舌淡苔白脉沉细。处方：炒白术 30g，茯苓 30g，生地 30g，紫草 10g，当归 10g，制何首乌 10g，荆芥炭 10g，桃仁 10g，土茯苓 10g，地肤子 12g，防风 10g，白扁豆 18g，薏苡仁 30g，白鲜皮 12g。7 剂，水煎服，日 1 剂。

2012 年 11 月 22 日疱疹明显好转，瘙痒已去，夜痒亦消，大便已正常，自感多汗，余无不适，舌淡苔白脉沉细。上方加黄芪 15g，水煎服，14 剂。

苓术散见于陈无择《三因司天方》："岁木太过，风气流行，脾土受邪，民病飧泄，食减体重，烦冤肠鸣，腹支满；甚则忽忽善怒，眩冒癫疾。为金所复，则反胁痛而吐，甚则冲阳绝者死"。

缪问曰：是方治发生之纪，风气流行，脾土受邪之剂也。民病飧泄食减，体重烦冤，肠鸣腹满，甚则忽忽善怒。肝木乘脾极矣，是当用肝病实脾法，以为根本之地。夫风淫所胜，治以苦甘。白术、甘草，一苦一甘，以补脾之土，佐以草果、厚朴，辛香消滞，以宣脾之用，健运不怠，脏腑交赖矣。然土又恶湿，补之而不去其害，究非法程。臣以茯苓、半夏通利阳明，驱无形之邪，导之从小便下达，坤土资辛淡之品，而湿乃行，治痹之法尽乎此矣。但风淫所胜，宜稍犯之。青皮之酸，甘草之甘，所谓以酸泻之，以甘缓之是也。不涉血分，顾虑藏阴，合之炮姜，焦苦醒脾，且以制金之来复。复则胁痛而吐，泄之缓之，已具备于诸药之中。姜、枣调营益卫，治中所需。信乎，丝丝入扣之方也。

（二）壬辰年运气方静顺汤案

【病例 1】 宋某，女，60 岁。全身肌肉疼痛 6～7 年，肩背疼痛加重 1 个月余，活动受限，四肢麻木，下肢沉重，周身乏力，纳食尚好，大便日一行，舌淡胖苔白厚，脉弦滑尺弱。自服佳乐定疼痛时有缓解。予静顺汤加味。拟方：木瓜 20g，川牛膝 15g，茯苓 30g，草豆蔻 6g，炮姜 10g，附子 10g（先煎），诃子 10g，防风 10g，桂枝 10g，羌活 10g，骨碎补 30g，补骨脂 30g，仙灵脾 10g，甘草 10g。7 剂，水煎服，日一剂。

二诊：全身肌肉疼痛消失，麻木减轻，乏力好转，予运气保健苓术散代茶饮。

【病例 2】 聂某，女，41 岁。2008 年乳腺癌术后，畏寒肢冷，周身酸痛，乏力，月经不规律，经期提前，经量少色淡质稀，双目干涩，纳眠一般，舌暗苔白脉沉。予木瓜 30g，川牛膝 15g，怀牛膝 15g，茯苓 30g，炙甘草 12g，炮姜 10g，附子 10g（先煎），诃子 10g。

另：运气保健苓术散加阿胶 6g（烊化）。

2012 年 11 月 26 日，服药后乏力、畏寒症状减轻，仍腰背冷透风感，醒后出汗，月经不规律，多梦易醒，舌淡红苔白，脉沉无力。上方加当归 10g，鸡血藤 30g，桂枝 10g，羌活 10g。10 剂，水煎服，日 1 剂。

静顺汤见于陈无择《三因司天方》："辰戌之岁，太阳司天，太阴在泉，气化运行先天……，民病身热，头痛，呕吐，气郁，中满，瞀闷，足痿，少气，注下赤白，肌腠疮疡，发痈疽，宜静顺汤。"白茯苓、木瓜各一钱二分半，附子炮、牛膝各一钱，防风、诃子、干姜炮、甘草炙各七分半。

缪问曰：太阳司天之岁，寒临太虚，阳气不令，正民病寒湿之会也。防风通行十二经，合附子以逐表里之寒湿，即以温太阳之经。木瓜酸可入脾之血分，合炮姜以煦太阴之阳。茯苓、牛膝，导附子专达下焦。甘草、防风，引炮姜上行脾土。复以诃子之酸温，醒胃助脾之运，且赖敛摄肺金，恐辛热上刑金也。

2012 年临床运用苓术散、静顺汤收效良好。针对壬辰年太阳寒水膀胱经气不利特点，适当使用麻黄、桂枝、附子、羌活等，可加强疗效，大小青龙汤的使用率亦有增加。往年到了长夏季节也有脾胃病增加，但没有 2012 年这么典型，不懂运气的时候根据症状辨证用药像是被疾病牵着鼻子走，对运气学稍有了解在临床上就有先入为主的优势。

（三）癸巳年运气方黄芪茯神汤案

【病例 1】张某，男，43 岁。腰痛 3 年余，伴有纳呆乏力，胃中嘈杂，失眠多梦，少气懒言，近日头晕目涩，甚则起身困难，影响劳动，多方调治不效，信心殆尽，经人推荐，抱着试一试的态度来诊。诊见舌暗苔黄厚，脉沉细无力，左尺不应，春气不应之象。予2013年运气方黄芪茯神汤加味：黄芪30g，茯苓神各15g，炙远志10g，酸枣仁30g，紫河车10g，当归10g，杜仲10g，川断10g，寄生10g，黄连6g，肉桂1g，枳实10g，蒲公英15g，炙甘草10g。7剂，水煎服。

另：运气保健敷和散代茶饮。

2013年3月7日，服药后效佳，再诊时连连感谢，述腰痛乏力消失，头晕减轻，治病信心大增，近两天盗汗，目涩，舌体胖，脉较前有力。上方继服7剂。另予夜间服方：乌梅30g，附子5g，桂枝6g，花椒4g，炮姜3g，细辛3g，黄连6g，黄柏6g，党参30g，当归10g。7剂，水煎服。

2013年3月14日，服乌梅丸三剂盗汗消失，头晕偶发，仍目涩，耳鸣。加强养血安神。上方加鸡血藤30g，夜交藤30g，菊花10g。7剂，水煎服。

【病例2】常某，女，65岁。初诊日期2013年5月2日。高血压1年，160/90mmHg左右，耳鸣脑鸣，心悸足肿，面色晦暗，大便干，咳嗽时遗尿。甲状腺肿大，腰椎间盘突出病史，舌质紫暗苔白，脉滑弱。处方：黄芪30g，茯苓15g，茯神15g，炙远志6g，紫河车6g，当归10g，生地15g，熟地15g，菟丝子30g，山萸肉15g，桃仁10g，川芎15g，附子10g（先煎），丹参12g，地龙10g，酸枣仁15g，半夏10g，枳实10g。7剂，水煎服。

2013年5月9日，服药3剂后血压下降，140/80 mmHg左右，足肿已消，咳嗽减弱，遗尿减轻，周身轻松，舌暗苔黄，脉滑。上方黄芪增至60g，加入乌药10g，益智仁10g，桑螵蛸10g。7剂，水煎服。

黄芪茯神汤见于陈无择《三因司天方》：岁火不及，寒乃大行。民病胸中痛，胁支满，两胁痛，膺背肩胛间及两臂内痛，郁冒蒙昧，心痛暴瘖，胸腹大，胁下与腰背相引而痛，甚则屈不能伸，髋髀如别……复则病骛溏，腹满，食饮不下，寒中肠鸣，泄注腹痛，暴挛痿痹，足不任身。

缪问曰：按六癸之火，其藏为心，其发为痛。揆厥病情，无一非心血不足见端，盖心为生血之脏，血足则荣养百骸，不足则病多傍见，如胸胁肩臂腰背诸痛，甚则屈不能伸是也。再按肩臂之络，青灵、少海诸穴，咸系于心。方用河车，甘咸之品，以有情者，大补其心之血；茯神甘淡之品，急益其心之气；更侍远志，辛能达下，挈离入坎，以育心之神，药物无多简而赅，切而当矣。然土气来复，是亦妨心之一大劲敌也。

传曰：将欲取之，必先与之。黄芪、薏米甘淡悦脾。而黄芪走表，犹有止痛之功，薏米舒筋，大有治痿之效，是与之为彼用者，反借之以自庇也。要之气交之病，多属脏气凌犯，非如六腑之可泻，即或稍犯，亦不可太过。天干十方，具本此义，特为拈出，可为世之操刃者，顶门下一针矣。

三、运气思想用于危重症

将运气理论用于危重症救治，及时对预后作出评估，将三因司天方辨治应用，通过三腔管空肠注入，可明显提高救治率，为中医药在危重症救治中开辟新的思路。举验案如下：

【病例】夏某，女，23岁。孕7个月余外感后发热，出现黄疸，迅速加重，来院时已有胸闷呼吸不畅，经检查发现急性肝坏死，腹中一对男婴已死亡，急予剖宫产取出死胎，送往重症监护室抢救。病情进展迅速，经呼吸机、人工肝、血液滤过等一系列抢救措施，病情未能控制，生命指征仍不稳定，邀请中医会诊，寻求救治思路。会诊时见患者神志不清，全身皮肤巩膜黄染色鲜明如橘，呼吸机维持呼吸，行床边血液滤过，急性肝衰、呼衰、肾衰。突遭厄运，家人坚决不放弃治疗，医护人员均同情其遭遇，全力抢救，然十余日仍不见转机。舌未见，脉沉细无力。思虑半日决定从中焦入手，救肝扶脾，疏通气机，恢复中焦气化功能，兼以清热化瘀退黄，以2013年运气方敷和散、大柴胡汤化裁：半夏30g，茯苓30g，枳实15g，诃子10g，干姜12g，五味子10g，大枣15g，生枣仁30g，陈皮12g，柴胡15g，黄芩10g，槟榔10g，大黄10g，厚朴10g，茵陈30g，赤芍15g，桃仁10g，白术15g，山萸肉15g，桂枝12g，人参12g，麦冬30g，焦山楂15g，龙牡各30g。上方3剂浓煎，过滤，经三腔管空肠注入。

2013年2月19日再会诊：神志已转清，刚做完血液滤过，全身黄染色鲜明，大便已通畅，中焦气化初步复苏，舌暗苔黄厚腻脉沉细无力。静心思量，心中窃惊，恢复中焦气化是关键，运气方应天时，家人、西医全力救治占人和，或许有希望，予以鼓励，冀其配合。在上述思路基础上，加以清利湿热，譬犹清除垃圾，恢复内存。处方：半夏 15g，茯苓 15g，枳实 10g，诃子 10g，干姜 6g，陈皮 10g，远志 10g，白术 15g，苍术 10g，黄柏 6g，黄连 6g，栀子 6g，槟榔 10g，厚朴 10g，大黄 6g，桃杏仁各 10g，当归 10g，桂枝 10g，茵陈 30g，红参 12g，炙甘草 10g。3 剂依前法注入。

患者服药后，病情继续好转，生命指征稳定，黄疸减轻，经中西医悉心救治 20 余天，撤除呼吸机，保住性命，转肝病科继续调治。患者家人非常满意。中医对危重症的救治虽然不占优势，但是很好地配合西医救治还是有用武之地，正如 ICU 主任所说：请中医在关键的时机拉一把，还有扭转乾坤的机遇，会有奇迹出现。此例患者救治成功，有个重要的原因是应用了运气方得天助，天人相应，勿伐天和，更增强我们临证应用运气方的信心。

经过 1 年多对运气理论临床实践验证，我们感到五运六气理论涉及临床各个方面，对临床极具指导意义，尤其对提升临床医生的中医思辨模式从"辨证论治"到"握机于病象之先"是质的飞跃！是中医思维的精华所在！《素问·六节藏象论篇第九》："五运相袭，而皆治之，终期之日，周而复始，时立气布，如环无端，候亦同法。故曰：不知年之所加，气之盛衰，虚实之所起，不可以为工矣。"能成为龙砂医学后备传承人非常幸运，特别感谢龙砂医学代表性传承人顾植山老师的悉心传授及临症救治时的精心指导，使我们面临危重疑难问题时不再畏惧，信心倍增。

（李玲，2013 年内部交流）

第十四节　从五运六气看银屑病
病因认识的演变

　　银屑病是一种以红斑、鳞屑为主要表现的慢性炎性皮肤病，从临床表现来看，其类似于中医之"白疕""顽癣""干癣""疕风""白壳疮"等。对于其病因的认识，历代医家经历了风湿、寒湿、血燥、风燥到现阶段血热、血瘀等的不同认识。由于对其病因的认识不一，造成了现在对本病辨证治疗思路的多样性，难以形成对本病治疗的共识，最终影响了临床疗效的发挥。

　　顾植山教授认为，五运六气是探讨自然变化的周期性规律的理论，这种周期性是宇宙间的普遍规律，一切气象、物候、疾病等的变化无不受其支配及影响。从本病病情变化规律看，存在着特定的时间及空间的节律，如发病北高南低的地域性、冬春重及夏秋减轻的时间节律性问题，其与中医之天人相应的思想是相吻合的。笔者自跟从顾植山教授学习以后，开始尝试将五运六气的思想运用于银屑病的治疗中，大大增强了临床疗效，进而开始考虑如何运用五运六气思想，从病因病机演变的角度进一步加深对银屑病发病的认识。

一、五运六气与银屑病发病的时空节律的关系

　　银屑病的发病有一定的季节性特点，如多在冬春加重，夏秋缓解。从顾氏三阴三阳开阖枢图中可以看出，本病的这个发展规律其实是和一年中阳气的消长规律相吻合的，从冬至日始，

太阳开，阳气生发，而这个时期正是气候最为寒冷的时候，升发的阳气容易受到外邪的影响，郁于肌表而化热，从而出现疾病加重的趋势；尤其到冬春交界之时，此乃初之气厥阴风木主气之时，容易出现风从火化的情况，也是一年之中本病病情最为严重之时；春分之后，二之气少阴君火为主气，寒气渐消，阳气得以顺利升发，病情渐趋减轻。夏至日之后，阳气开始阖于阳明，皮疹表现最为轻浅。这是银屑病病情变化在时间节律上的一个大致体现。当然，随着每年运气变化的不同，其具体的发病特点及疾病轻重也会有所不同，当根据患者具体表现及当年的运气特点而随证治之。

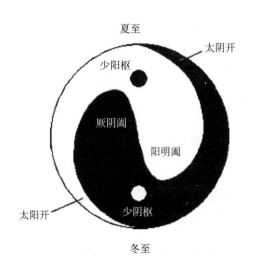

《素问·阴阳离合论》："圣人面南而立，前曰广明，后曰太冲，太冲之地，名为少阴……"在空间节律上，根据全国

流行病学调查显示，本病国内发病率最高的地域仍为我国东北地区。从上图可以看出，东北地区正处在太阳开的部位，阳气生发，而其相对寒凉的气候特征容易郁闭阳气，造成肌表郁热出现红斑等临床表现，与本病春季加重的机理是一致的。至若南方，处于阳气开始收藏的位置，其发病率则呈现下降之趋势。

二、从五运六气角度看待历代医家对银屑病病因的认知

历代医家对银屑病病因的认识是不同的，经历了从隋唐宋时期"风湿""寒湿"到明清时期"血燥""风毒"，直到现代"血热""血瘀"等认识的不同。之所以产生这种认识的差异，与医家自身对本病的独特认识有关，但更多的还是受到当时的运气等条件的影响。中医学发展到金元时期出现了流派纷呈的局面，甚至形成门户之见。明清时期的一些医家开始关注疾病、医家学说与大周期的关系。清初费启泰发现疾病有按照三阴三阳（六气各主 60 年）的结构性周期变化，以此可以解释历代主流医家不同的学术主张，称之为大运，杨璿、王丙、陆懋修等人发展完备，陆懋修将其更名为六气大司天理论。这一理论为后世认识、评价中医各家学说，继承前代医家经验提供了很有价值的启示。古人的很多论述，如陆懋修"以三百六十年为一大运，六十年为一大气……遂以知古人之用寒用温，即各随其所值之大司天以为治"；"古人之用寒用温，即各随其所值之大司天以为治。而在其人，道与时合。往往有不自知者，其人

而当湿土寒水、寒水湿土之运，则以温散温补而为治也，非偏矣。其人而当风火火风，燥火火燥之运，则以清泻清滋为治也，非偏矣"等。这些都证实了其用药与当时的运气特点是密切相关的。

自巢元方提出本病寒湿致病的论述以来，唐宋时期基本皆沿袭了这一观点，直到明清时期对本病的认识开始出现转变，对于其论述也更加丰富。成书于1390年的《普济方》从寒湿的角度来认识本病，按照陆九芝六气大司天理论推算，这个时代为第69甲子，值太阴湿土司天，太阳寒水在泉；《医学入门》认为本病乃"血分热燥，以致风毒客于皮肤"，作者李梴所处时代乃明嘉靖至万历年间，正值第71甲子，阳明燥金司天，少阴君火在泉，故而产生了本病"血分燥热"的病机认识。另外，根据竺可桢的考证，明代除云南而外，旱灾多于雨灾，16世纪的旱灾之数为各世纪之冠。可见，当时的气候特点和运气环境是基本符合的。和李梴风毒血燥的观点不同，《外科启玄》认为本病乃风湿所导致："白壳疮者，即癣也……皆因毛孔受风湿之邪所生。"作者申斗垣生卒不详，但其学术思想应产生于本书成书的1604年之前，正值第72甲子（1564—1623年），太阳寒水司天，太阴湿土在泉，也和其对本病的病机认识基本吻合。清代《外科大成》认为本病乃"风邪客于皮肤，血燥不能荣养"所致，作者祁坤处第73甲子（1624—1683年），厥阴风木司天，少阳相火在泉；《医宗金鉴》认为"白疕之形如疹疥，色白而痒多不快，固由风邪客皮肤，亦由血燥难荣外"，本书成书于1742年，处第74甲子，少阴君火司天，阳明燥金在泉。

两书对本病病机的认识与所处的大司天环境也基本符合。

当然，六气大司天理论也有其局限性，其局限性在于其机械的推理，没有考虑常与变的辩证关系。按照这个理论推理，隋代巢元方之时代，乃厥阴风木司天，少阳相火在泉，但巢氏却认为本病"风湿邪气，客于腠理，复值寒湿与气血相搏所生"，似乎巢氏对于病因的认识与运气相悖，但若将巢氏所认为的病因放到当时的真正气候环境去考量，似乎更可以反映巢元方对于本病病机的精确认识。根据竺可桢《中国五千年气候变迁史》记载推论，6世纪上半叶山东、河南气候比现在冷，中国的气候直到7世纪中期才开始变暖。那个时代气候的寒冷从另一个侧面佐证了巢氏对本病寒湿病机的准确认识。宋代是我国历史上医学非常发达的一个朝代，但由于其处于中国历史上的一个寒冷期，因而，宋代医家更多地从风湿或寒湿与气血相搏的角度来认识本病，这也间接反映了当时的气候特征。史书记载，公元1111年，太湖结冰可以通车；1131—1260年，杭州每年均降雪。《圣济总录》"……其病得之风湿客于腠理。搏于气血，气血痞涩，久则因风湿而变化生虫，故风多于湿，则为干癣。"

对于任何一种疾病的认识都有一个不断完善的过程，期间会受到医家认识水平、当时的社会和气候等因素多方面的影响，都需要我们综合作出考量，以一种辩证的、发展的眼光来看待。运气大司天理论固然有其不足的地方，但它让我们从另一个角度来对古代医家的学术思想进行认识、评价，也可以让我们从"天人合一"的角度加深对疾病的认识，如杨栗山在《伤寒瘟疫条辨》

之卷一即为治病须知大运辨，也强调了运气对疾病的影响。后世有医家批判宋代温燥成性的时候，其也是没有看到宋代处于我国历史上一个长时间低温的这一个气候因素的影响。所谓"古方今病不相能也"，并非古代的方子现在就不可以用，而是两个阶段的运气背景的改变，导致疾病的病因病机发生了改变所导致。当我们以这种观点来看待银屑病的发病病机时，更容易窥视历代医家对于本病病机的精确认知，从而更好地指导我们对于本病的辨证治疗。

参考文献

[1] 柯资能，孙明 . 明清医家对医学思想流变的大周期理论的探索 . 广西民族大学学报（自然科学版），2015，21（03）：13-17.

[2] 吴新明，宾炜，老膺荣，等 . 六气大司天理论和中医学术流派相关性初步探讨 . 中国中医基础医学杂志，2014，20（02）：185-186.